THE ECHO HANDBOOK

MYOCARDIAL and PERICARDIAL DISEASE

心エコーハンドブック

心筋・心膜疾患

編集

竹中 克
日本大学板橋病院循環器内科
東京大学医学部附属病院検査部

戸出浩之
群馬県立心臓血管センター技術部

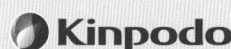

心エコーハンドブック
心筋・心膜疾患

執筆者一覧

● **編集**

竹中　　克	日本大学板橋病院循環器内科・東京大学医学部附属病院検査部
戸出　浩之	群馬県立心臓血管センター技術部

● **執筆者**（執筆順）

山田　　聡	北海道大学大学院医学研究院循環病態内科学
村井　大輔	北海道大学大学院医学研究院循環病態内科学
村田　光繁	慶應義塾大学医学部臨床検査医学
西野　雅巳	大阪労災病院循環器内科
高橋　秀一	済生会中和病院医療技術部
岡庭　裕貴	群馬県立心臓血管センター技術部
小山　　潤	信州大学医学部循環器内科
梅田ひろみ	小倉記念病院検査技師部
竹田　泰治	大阪警察病院循環器内科
坂田　泰史	大阪大学大学院医学系研究科循環器内科学
小板橋俊美	北里大学医学部循環器内科学
宇野　漢成	東京大学医学部附属病院コンピュータ画像診断学／予防医学講座
森　　一博	徳島県立中央病院小児科
木佐貫　彰	鹿児島大学医学部保健学科
大石　　充	鹿児島大学大学院心臓血管・高血圧内科学
竹中　俊宏	垂水市立医療センター垂水中央病院
古賀　靖敏	久留米大学医学部小児科
工藤　嘉公	久留米大学医学部小児科
神谷千津子	国立循環器病研究センター周産期・婦人科
向井　幹夫	大阪国際がんセンター腫瘍循環器科
塩山　　渉	大阪国際がんセンター腫瘍循環器科
勝木　桂子	大阪大学医学部附属病院医療技術部
西蔭　朋子	大阪みなと中央病院検査室
別府慎太郎	大阪みなと中央病院内科
岩倉　克臣	桜橋渡辺病院循環器内科
戸出　浩之	群馬県立心臓血管センター技術部
福西　雅俊	帯広協会病院臨床検査科
湯田　　聡	手稲渓仁会病院循環器内科
赤石　　誠	東海大学医学部付属東京病院循環器内科

心エコーハンドブック
シリーズ発刊の言葉

　病院ではいろいろな検査が行われます．血液尿検査，胸のレントゲン，心電図，CT，などなどですが，その中で検査施行時に「職人芸」を要する検査はいくつあるでしょうか？　心エコー検査は，「職人芸」を要するという意味で極めて特殊でやりがいのある検査と言えます．昨今のEBM（根拠に基づく医療）の風潮により，熟達者の「経験」や「技能」は意図的に軽視されていますが，これには肯ける部分もあります．「経験」や「職人芸」は，後進への伝達が難しく，再現性や客観性にも問題がありえるからです．しかし，個人の真摯な努力により達成された「技能」はとても尊く，軽視すべきではありません．「検査技能」の中には，検査時に「考えながら記録を進める」という行為も含まれます．考える葦，です．人間を裸で荒野に放り出しては「経験」「技能」「思考力」はその身につきません．突きつめて言うと，この世は荒野で，学問は荒野における事象の整理（帰納と演繹）です．必要な基礎事項が整然と整理された上で，はじめて「修行」が可能となります．

　本書は，ハンドブックとして，必要な基礎事項を整理して提供し，個人が「職人芸」を習得する手助けとなることを目的としています．決して，本書の内容がすべてではなく，単に必要事項を整理・掲載した出発点でしかないことを理解し，「修行」の一助としていただければ大変うれしいです．

"Do not leave home without this echo handbook！"

東京大学医学部附属病院検査部
竹中　克

心エコーハンドブック 心筋・心膜疾患 | 発刊にあたって

　この度，心エコーハンドブック『心筋・心膜疾患』を発刊することになりました．本書は，『基礎と撮り方』『心臓弁膜症』『心臓聴診エッセンシャルズ』『先天性心疾患』『冠動脈疾患』に続く，心エコーハンドブックシリーズの6冊目になります．

　心エコー検査を簡潔に説明すると，"心臓の形態を観察し，壁や弁の動態と血行動態から心機能や弁機能を評価する検査法"ということになります．左室の形態異常として拡大と肥大がありますが，左室拡大の代表は拡張型心筋症であり，左室肥大の代表が肥大型心筋症です．また，心機能異常として，収縮能低下の代表は拡張型心筋症であり，拡張能低下の代表が肥大型心筋症です．すなわち，心エコーに携わるものにとって拡張型心筋症や肥大型心筋症はとても馴染みのある疾患ですが，両者以外の心筋症はもう少し複雑で，日常業務の中ではその他の希有とされる心筋症に出会うことも決して稀ではありません．これらの多くの疾患は，心エコーで最終診断を下すことはほぼ困難ですが，各疾患の特徴を知っており，鑑別疾患のひとつとして挙げることは，心エコー担当者の重要な役割です．

　心エコー検査で，検者は壁や弁の形態や動態，心腔内の構造物や血流などは詳しく観察しますが，画像に見えていて見ていないのが心膜です．そのため収縮性心膜炎は心エコーで見落しの多い疾患のひとつです．症状や経過などからこの疾患を疑って検査に臨むことが重要です．同じ心膜疾患でも，心膜液の貯留は心エコーの得意とするところで見落とすことはないと思いますが，両疾患ともに血行動態の破綻を正確に診断するのには苦労します．だからこそ検者の腕の見せ所でもあり，起こりうる現象を十分に理解し，その結果として表われる心エコー所見で証明することが重要です．

　本書は，総論として心筋症分類の変遷や現在の日本の分類法，心筋・心膜疾患における心エコー検査の役割を概説した後，各疾患についてエキスパートの先生方に丁寧でわかりやすく解説していただきました．また，本症に関連する知識として，閉塞性肥大型心筋症の治療法，心膜液穿刺排液法についてもトピックスとして章立てしました．

　本書に掲載されている心エコー症例のほとんどは，いつでもインターネットで（スマートフォンやタブレットからも）鮮明な動画をご覧いただけます．心エコーは動画を確認いただいてこそ，真にご理解いただけるものと思います．本書が心エコー検査に携わる多くの方々のお役に立てることを願っております．

　最後になりましたが，本書の主旨をご理解いただき頻回の校正にも快くご協力くださったご執筆の先生方に厚く御礼を申し上げます．

平成26年12月

群馬県立心臓血管センター技術部　　戸出　浩之

心エコーハンドブック
心筋・心膜疾患 | 目次

1	**introduction** 心筋・心膜疾患とは 山田 聡・村井大輔	1	はじめに
		1	心筋症
			1　心筋症の定義と分類
			4　日本における心筋症の定義と分類
			4　心筋症の形態評価における心エコー法の役割
			4　心機能と血行動態の評価における心エコー法の役割
			5　心筋症における心機能評価の意義
		6	心筋炎
		6	心膜疾患
8	**1** 肥大型心筋症 村田光繁	8	病態生理／身体所見／心電図／胸部レントゲン／治療法
		12	心エコー所見
			12　肥大部位の同定
			13　左室内腔閉塞の評価
			17　左室拡張機能評価
			17　右室の評価
		18	検査の進め方
19	**topics** 閉塞性肥大型心筋症の治療法 西野雅巳	19	肥大型心筋症の病態と治療
		19	HOCMの治療
			19　HOCMの治療の原則
			20　HOCMの薬物療法
			20　HOCMの非薬物療法
25	**2** 拡張型心筋症 高橋秀一	25	病態生理／身体所見／心電図／胸部レントゲン／治療法
		27	心エコー所見
			27　心形態の評価
			27　左室径
			28　左室収縮能の評価
			30　左室拡張能の評価
			32　左室拡張能の評価
			32　収縮期右室圧の推定
			33　心腔内血栓の検索
		34	検査の進め方
35	**3** 不整脈原性右室心筋症 岡庭裕貴	35	病態生理／胸部レントゲン／身体所見／心電図／MRI／治療法
		37	心エコー所見
			37　右室拡大，壁運動低下の観察
			38　三尖弁逆流
			38　心腔内血栓
			39　右室拡大の評価
			40　右室収縮能の評価
			41　右室拡張能の評価
		42	検査の進め方
44	**4** 心アミロイドーシス 〜拘束型心筋症 小山 潤	44	拘束型心筋症の病因／アミロイドーシスの原因／症状／鑑別診断／ 病態生理／身体所見／胸部レントゲン／心電図／心臓カテーテル検査／ 治療法
		48	心エコー所見
		53	検査の進め方

●アイコンについて

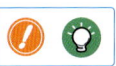 左のアイコンの箇所では，注意点やポイントを記載しています．

➡基礎と撮り方　➡心臓弁膜症　➡先天性心疾患　➡冠動脈疾患

本シリーズの『基礎と撮り方』『心臓弁膜症』『先天性心疾患』『冠動脈疾患』で関連のあるページの番号です．

 掲載している図に対応・関連した動画を本書の特設サイトにて公開しています．詳しくはvi頁をご覧ください．

iii

54	**5 虚血性心筋症** 梅田ひろみ	54	病態生理／症状／身体所見／心電図／胸部レントゲン／治療法		
		58	心エコー所見	58	壁運動評価
				59	心拡大の程度評価（左室リモデリングの評価）
				59	心機能評価
				59	虚血性僧帽弁逆流評価
				62	肺高血圧の程度評価
				63	運動負荷エコーによる僧帽弁逆流，肺高血圧の重症度変化
				63	左室内血栓の有無
				64	ドブタミン負荷エコーによるバイアビリティ評価
		65	検査の進め方		
66	**6 高血圧性心筋症** 竹田泰治・坂田泰史	66	病態生理／心電図／身体所見／胸部レントゲン／治療法		
		68	心エコー所見	68	高血圧に対する心臓リモデリングの検出
				69	左室駆出率の評価
				70	左室充満圧指標の評価
		72	検査の進め方		
73	**7 心サルコイドーシス** 小板橋俊美	73	概念／サルコイドーシスの診断基準と診断の手引き／病態生理／身体所見／胸部レントゲン／心電図／その他の検査所見／治療法		
		78	心エコー所見	78	形態異常
				80	機能異常
				80	心不全病態評価
		81	検査の進め方		
82	**8 脚気心** 宇野漢成	82	概念／病因／病態生理／症状／身体所見／心電図と胸部レントゲン所見／鑑別診断／治療法／診断法		
		85	心エコー所見		
		86	検査の進め方		
87	**9 筋ジストロフィーに伴う心筋疾患** 森 一博	87	Duchenne型筋ジストロフィー		
			87	病態／身体所見，検査／心電図／胸部レントゲン／治療法	
			89	心エコー所見	89	左室
					90	左房
					91	その他の左心機能
		92	その他の筋ジストロフィー		
		93	検査の進め方		
94	**10 Fabry病** 木佐貫彰・大石 充・竹中俊宏	94	病態生理／身体所見／心電図／治療法		
		96	心エコー所見	96	さまざまな左室肥大
				97	左室後壁基部の壁運動異常と菲薄化
				98	拡張相肥大型心筋症様所見
		99	検査の進め方		
100	**11 ミトコンドリア心筋症・心合併症** 古賀靖敏・工藤嘉公	100	病型分類／病態生理／身体所見／心電図／胸部レントゲン／治療法／診断アルゴリズム		
		104	心エコー所見		
		105	検査の進め方		
106	**12 産褥（周産期）心筋症** 神谷千津子	106	疾患概要と病態生理／身体所見／心電図／胸部レントゲン／治療法		
		108	心エコー所見		
		111	検査の進め方		
112	**13 薬剤誘発性心筋症** 向井幹夫・塩山 渉	112	病態生理／身体所見／心電図／CTCAE／胸部レントゲン／治療法		
		116	心エコー所見		
		118	検査の進め方		

心筋疾患

心筋疾患	119	**14** 心筋炎 小板橋俊美	119	病態生理／症状／身体所見／胸部レントゲン／心電図／その他の検査所見／治療法		
			125	心エコー所見	125	急性心筋炎の診断
					125	慢性心筋炎の診断
					126	血行動態および合併病態の評価
			127	検査の進め方		
心膜疾患	128	**15** 心膜炎 勝木桂子	128	病態／身体所見／心電図／胸部レントゲン／治療法		
			130	心エコー所見		
			132	検査の進め方		
	133	**16** 心タンポナーデ 西蔭朋子・別府慎太郎	133	病態生理／身体所見／心電図／胸部レントゲン／治療法		
			136	心エコー所見	136	心膜液の貯留
					136	虚脱（collapse）所見の検出
					138	血行動態の呼吸性変動
					140	下大静脈
					140	コアグラタンポナーデのエコー所見
			141	検査の進め方		
	142	topics **心膜液穿刺排液法** 岩倉克臣	142	心エコーによる心膜液貯留の評価		
			142	心嚢穿刺の適応		
			143	心嚢穿刺における心エコー法		
			143	心嚢穿刺の準備		
			144	心嚢穿刺のためのエコー装置の準備		
			144	エコーガイド下心嚢穿刺の実際		
			146	心嚢穿刺におけるコントラストエコー		
	147	**17** 収縮性心膜炎 戸出浩之	147	病態生理／身体所見／心電図／胸部レントゲンなど／治療法		
			149	心エコー所見	149	直接所見
					152	dip and plateau に起因する所見
					152	胸腔内圧と心腔内圧の解離および心室間相互依存性に起因する所見
					154	その他の所見
					154	浸出性収縮性心膜炎
			155	検査の進め方		
	156	**18** 心膜欠損症 福西雅俊	156	病型／病態／症状／身体所見／心電図／鑑別疾患／胸部レントゲン／MRI，CT／治療法，手術適応		
			158	心エコー所見	158	直接所見
					159	間接所見
					160	右側臥位での記録
			162	検査の進め方		
その他の疾患	163	**19** レフラー心内膜炎 湯田 聡	163	病態生理／病期分類／身体所見／胸部レントゲン／心電図／治療法		
			165	心エコー所見		
			167	検査の進め方		
	168	**20** 悪性リンパ腫／ 白血病 赤石 誠	168	頻度／白血病と心臓浸潤／基礎知識／臨床症状／診断／心電図／胸部レントゲン／血液学的所見／ガリウムシンチグラム／生検／治療法		
			172	心エコー所見	172	長軸像
					173	短軸像
					175	四腔像
					175	心膜液貯留
			176	検査の進め方		

177	索引

本書で掲載している図の動画をインターネットで閲覧できます！

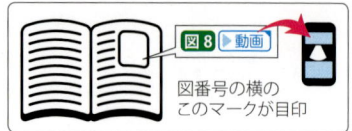

図番号の横のこのマークが目印

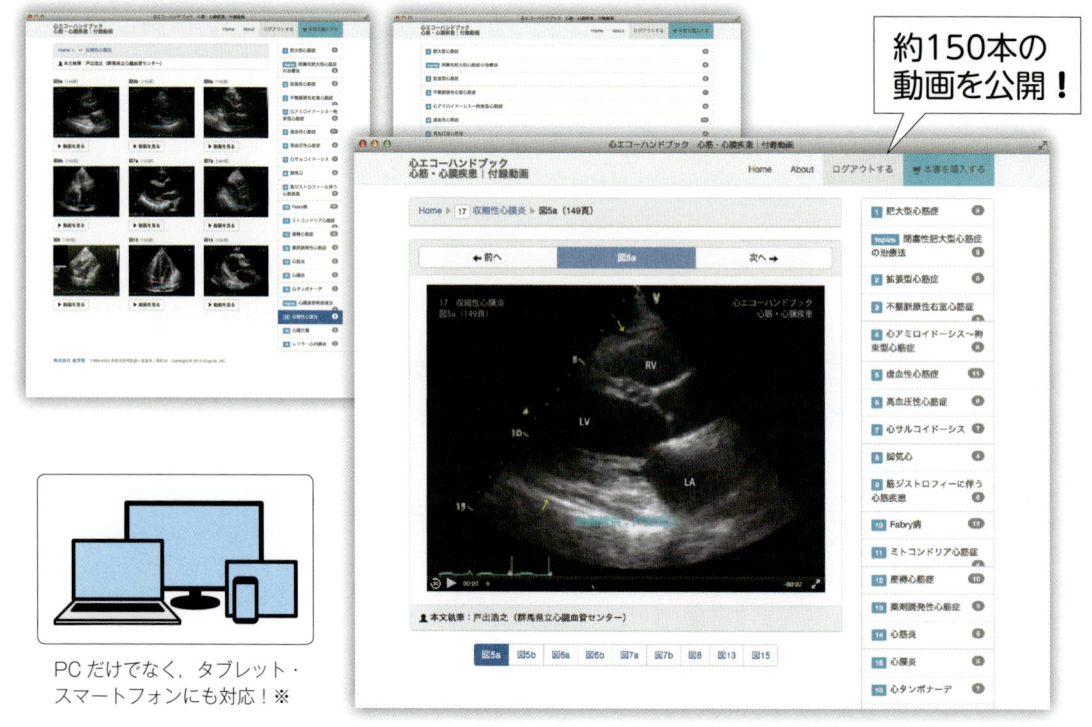

約150本の動画を公開！

PCだけでなく，タブレット・スマートフォンにも対応！※

ウェブサイトの画面見本（PCにて閲覧，本書発行時のもの）

図番号の横に ▶動画 マークがついている図については，対応・関連した動画を本書の特設サイトにて公開しております．以下の方法にてご覧いただけます．

① 下記の URL にアクセスしてください．
（右の QR コードもしくは弊社ウェブサイトからでもアクセスできます）

　　http://www.kinpodo-pub.co.jp/echo/

② 画面の表記にしたがって，本書「心エコーハンドブック 心筋・心膜疾患」の付録動画サイトにお進みください．ID とパスワードは以下になります．

　　ID：e16mp22d4　　　パスワード：ch1m62pd24

今後パスワードが変更になる可能性もございます．その際は上記のサイトにて告知いたしますので，あらかじめご了承ください．

※閲覧環境について（2014 年 11 月現在）
以下の環境での閲覧を確認しておりますが，お使いの端末・環境によっては閲覧できない可能性もございます．
また，インターネットへの接続環境によっては画面が乱れる場合がございますので，あらかじめご了承ください．

OS	version	ウェブブラウザ（基本的には <video> タグをサポートしているウェブブラウザにて閲覧できます）
Windows	XP 以降	Internet Explorer 10（それ以前のバージョンでは Flash player の version 11 以降をインストールする必要があります），Chrome，Firefox
Mac	10.5.8 以降	Safari, Chrome, Firefox
Android	4.2 以降	Chrome
iOS	5.1 以降	Safari

ブラウザは最新のバージョンにアップデートしてください．

> ▶ introduction

心筋・心膜疾患とは

はじめに

- 心臓は，心筋の働きにより全身に血液を送るポンプの役割を果たしている．心筋細胞はアクチンとミオシンからなるサルコメアにより構成され（図1），細胞内カルシウムイオンの濃度変化により制御される収縮と弛緩が駆動力となり，血液を全身に駆出している．心筋に何らかの構造的および機能的異常が生じると，最終的にはポンプ機能不全から血液循環を保つことができなくなり，心不全に至る．
- また，心臓は心膜という支持組織に包まれることにより，その機能を円滑に発揮することができる．外層の線維性心膜と内層の漿膜性心膜の2層から成り，さらに漿膜性心膜は臓側心膜と壁側心膜に分けられ，その間には心膜液を含む心膜腔が存在する（図2）．心膜の役割は，心臓の支持や過伸展の防止，心内圧や流量変化に対する緩衝作用である．
- 心筋や心膜を病変の首座とする疾患は数多く，代表的なものとして，心筋疾患では心筋症と心筋炎，心膜疾患では急性心膜炎や収縮性心膜炎，種々の疾患による心膜液貯留が挙げられる．

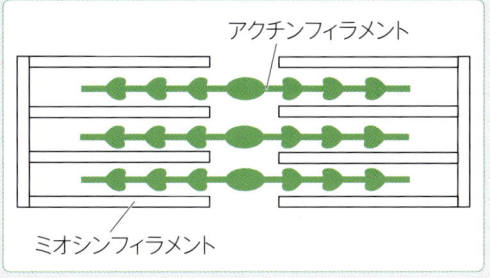

図1 心筋サルコメアの構造

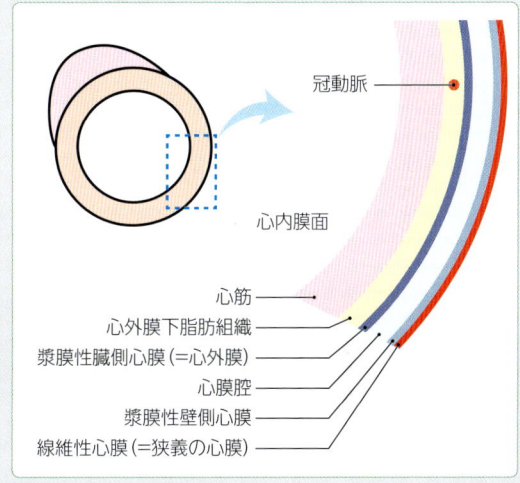

図2 心膜の構造

心筋症

心筋症の定義と分類

- 世界保健機関／国際心臓学会（WHO/ISFC）合同委員会により，1980年に初めて心筋症が定義・分類された[1]．心筋症は「未知の原因による心筋疾患」と定義され，
    - 拡張型心筋症
      （dilated cardiomyopathy, DCM）
    - 肥大型心筋症
      （hypertrophic cardiomyopathy, HCM）
    - 拘束型心筋症
      （restrictive cardiomyopathy, RCM）
    - 分類不能型

に分類された．しかし，その後，DCMやHCMなどの一部でサルコメア関連遺伝子を中心として病因遺伝子異常が同定されるに至り，「原因不明」という表現がふさわしくなくなってきた．
- そのため，1995年にWHO/ISFC合同委員会に

introduction

表1 1995年のWHO/ISFC勧告による心筋症の分類

病型分類	拡張型心筋症（DCM）		
	肥大型心筋症（HCM）		
	拘束型心筋症（RCM）		
	不整脈原性右室心筋症（ARVC）		
	分類不能型心筋症		
特定心筋症	虚血性心筋疾患		
	弁膜症性心筋疾患		
	高血圧性心筋疾患		
	炎症性心筋疾患（心筋炎など）		
	代謝性心筋疾患	内分泌性	甲状腺機能亢進症，甲状腺機能低下症，末端肥大症，糖原病など
		蓄積性	ヘモクロマトーシス，グリコーゲン蓄積症（Hurler病，Hunter病），Refsum病，Niemann-Pick病，Hand-Schüller-Christian病，Fabry病，Morquio-Ullrich病など
		欠乏性	カリウム欠乏，マグネシウム欠乏，栄養失調（貧血，脚気，セレニウム欠乏），家族性地中海熱など
	全身性心筋疾患	膠原病，サルコイドーシス，白血病，肺性心など	
	筋ジストロフィ	Duchenne型，Becker型，筋強直性ジストロフィ	
	神経・筋疾患	Friedreich失調症，Noonan症候群など	
	過敏性，中毒性	アルコール性，薬剤性，放射性など	
	産褥性心筋症		

より定義と分類が改訂され，「心機能障害を伴う心筋疾患」と定義され，「原因不明」という表現が取り除かれた（表1）[2]．また，DCM, HCM, RCM に不整脈原性右室心筋症（arrhythmogenic right ventricular cardiomyopathy, ARVC）が加えられた．さらに，高血圧や冠動脈疾患，弁膜疾患，あるいは種々の全身性疾患を有する患者のうち，それらの疾患によるものとしては説明不可能な高度の心筋障害を呈し，心筋症類似の病態を呈する場合は特定心筋症（specific cardiomyopathy）と呼ぶことが提案された．この勧告が，現在に至るまで定義と分類の基本となっている．

- その後，2006年に米国心臓協会（AHA），2008年に欧州心臓病学会（ESC）が新しい分類を発表した．2006年のAHA分類では，疾患を
  - 病変の首座が心臓にある一次性心筋症※（primary cardiomyopathy）
  - 全身疾患の心筋病変である二次性心筋症（secondary cardiomyopathy）

  に大別し，さらに一次性心筋症を，
  - 遺伝性
  - 混合性（遺伝＋非遺伝性）
  - 後天性

  に分類した（図3）[3]．
- AHA分類の特徴は，それまで臨床病型によって分類されてきた心筋症を，病因に基づいて分類した点にある．このため，左室心筋緻密化障害やQT延長症候群，Brugada症候群などのイオンチャンネル障害に伴う疾患が心筋症に含有された．AHA分類は，心筋症の病因・病態に関する近年の知見を集約し，病因から心筋症に迫ろうとする挑戦的な分類である．しかし，その分，実際の臨床の場では使用しにくい側面がある．
- 一方，2008年に発表されたESC分類では，AHA分類とは異なり，実臨床では鑑別しにくい一次性心筋症と二次性心筋症を区別しない分類法を提唱している（図4）[4]．このため，WHO/ISFの分類と同様に，主に形態的・機能的特徴に基づ

※ primary cardiomyopathy の訳について：
　AHA（2006）の定義する primary cardiomyopathy は，原因が何であれ，（全身疾患の一環としての心筋病変ではなく）心臓に病変の首座がある疾患を意味しており，例えば「心筋炎」や「産褥心筋症」はこれに含まれる．一方，厚生省（2005）の特発性心筋症は「高血圧や冠動脈疾患などの明らかな原因を有さず，心筋に病変のある一連の疾患」であり，「心筋炎」や「産褥心筋症」は含まれない．
　primary の訳を「原発性」とする文献もあるが，「原発性」という語は「特発性」とやや類似し混乱を招く恐れがあるため，本章では primary cardiomyopathy を「一次性心筋症」と訳した．

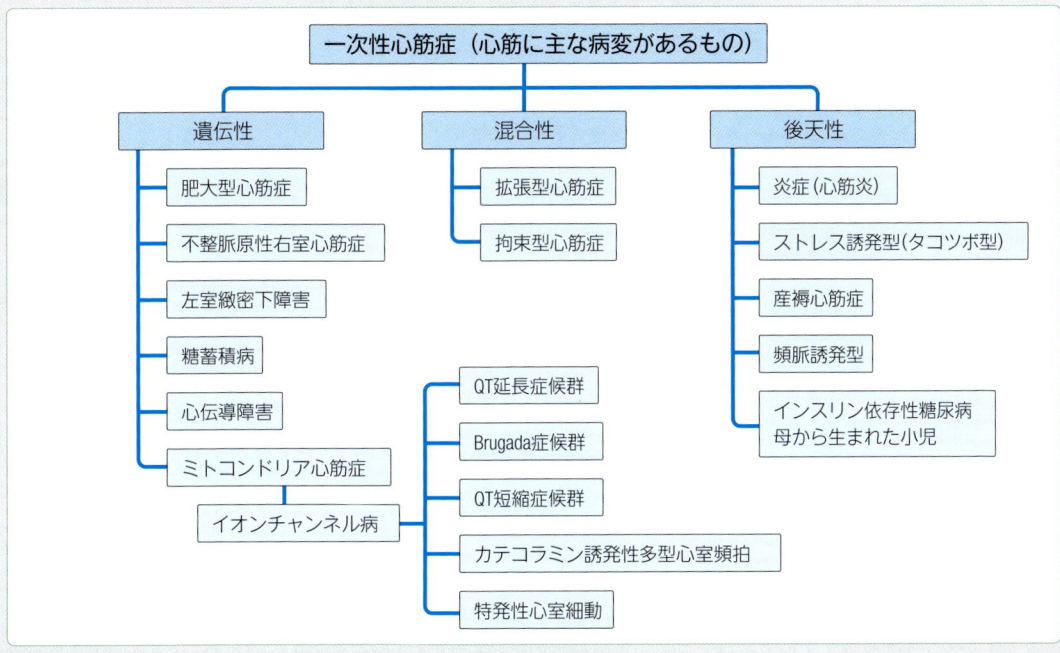

図3 2006年のアメリカ心臓協会（AHA）による定義と分類（文献3より引用改変）

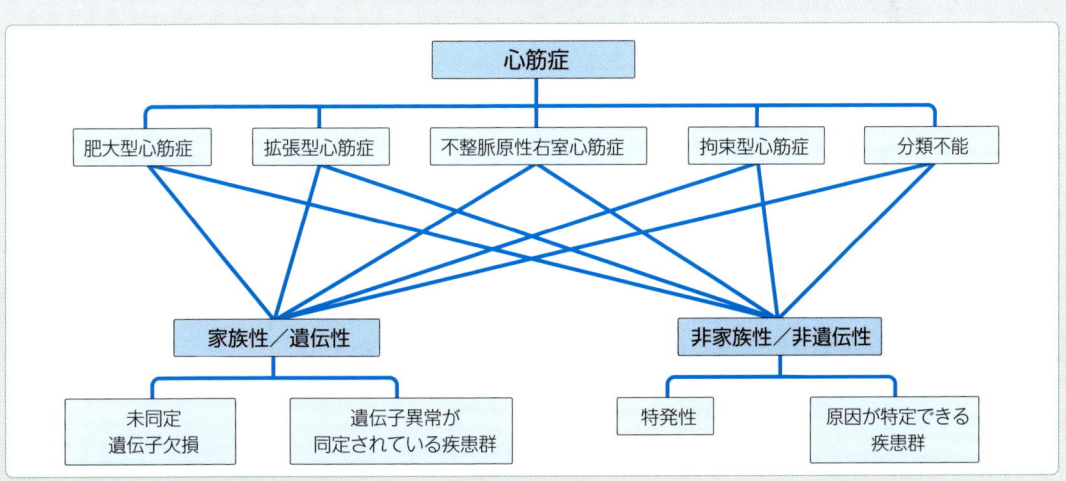

図4 2008年の欧州心臓病学会（ESC）の分類（文献4より引用改変）

き,
- 拡張型心筋症（DCM）
- 肥大型心筋症（HCM）
- 拘束型心筋症（RCM）
- 不整脈原性右室心筋症（ARVC）
- 分類不能型

の5型に分類し，それぞれを
- 家族性・遺伝性
- 非家族性・非遺伝性

に分けている．従来行われてきた除外診断を廃し，単純に形態的・機能的な観点から分類した上で，臨床的に家族性・非家族性の分類を行う.

- HCMを例にとると，例えばFabry病や家族性アミロイドーシスは「家族性のHCM」に，スポーツ心臓は「非家族性のHCM」に分類される．すなわち，従来の狭義のHCMとは異なり，肥大を呈するすべての心筋疾患を広義のHCMととらえる点が特徴である．AHA分類に比べ，ESC分類の方が臨床に則していると思われるが，こちらも分類がやや細かく，日常診療で必ずしも使用しやすい分類法ではない.

introduction

日本における心筋症の定義と分類

- わが国においては，1974年に組織された厚生省特定疾患特発性心筋症調査研究班が中心となり研究が進められ，2005年に『心筋症，診断の手引きとその解説』が作成された[5]．その中で，「特発性心筋症」は，「高血圧や冠動脈疾患などの明らかな原因を有さず，心筋に病変のある一連の疾患」と定義された．1995年のWHO/ISFC分類に準じた分類が用いられているが，その他に家族性突然死症候群，ミトコンドリア心筋症，心Fabry病，たこつぼ型心筋症に関して記載されている点が特長である．後に作成された日本循環器学会の「肥大型心筋症の診療に関するガイドライン（2007年作成，2012年改訂）」[6]，「拡張型心筋症ならびに関連する二次性心筋症の診療に関するガイドライン（2011年作成）」[7]でも，『心筋症，診断の手引きとその解説』の定義と分類が踏襲されている．
- したがって，わが国においては，DCMやHCMなどの特発性心筋症と診断するためには，必ず特定心筋症（日常的には同義語として「二次性心筋症」も使用されている）を除外する必要性がある．このことと関連して，DCMに関する上記ガイドラインでも，DCMに類似する15疾患が特に挙げられている．現時点での日本における心筋症の分類では，遺伝性（家族性）の概念は取り入れられていない．

心筋症の形態評価における心エコー法の役割

- 心筋症の診断において，断層心エコー法では心内腔の大きさや壁厚，壁運動の評価，ドプラ法では血行動態の評価や弁逆流の検出などが可能であり，心エコー法はきわめて有用である．
- 断層心エコー法において，左室あるいは両室の内腔拡大を伴うびまん性壁運動低下，収縮機能障害を認めた場合はDCMを疑う．特定心筋症（冠動脈疾患，心サルコイドーシス，心アミロイドーシス，内分泌疾患，膠原病など）でも同様の形態をとりうるため，鑑別が必要である．また，拡張相肥大型心筋症もDCM様の形態をとるため，鑑別には心エコー所見の経過が重要である．壁運動の低下や左室拡大に伴いtetheringによる二次性僧帽弁逆流が多くみられるため，tetheringの評価，ならびに僧帽弁逆流の重症度評価にも留意する．
- 不均一な左室肥大を認めた場合はHCMを疑う．心室中隔がより強く肥厚することが多いが，多彩な肥大形態をとり，日本では心尖部のみに肥大を呈する症例も多い[8]．形態上，HCMが疑われる場合は，左室流出路狭窄の有無，心室中部での狭窄の有無を評価することが重要である．びまん性に近い心肥大形態をとるものもあり，その場合は高血圧性心疾患，弁膜疾患などの特定心筋症との鑑別が必要である．形態的に一見正常な場合にも，心筋症を呈している可能性がある．明らかな心室の肥大や拡大がなく，収縮障害を有さない症例で，高度の拡張機能障害を認めればRCMを疑う．収縮性心膜炎などが鑑別疾患として挙げられる．また，左室が正常な形態を呈していても，右室拡大や右室壁運動異常を認めた場合には，ARVCの可能性も考慮して診断を行う．

心機能と血行動態の評価における心エコー法の役割

- 心エコー法は，心臓の形態評価のみならず，心機能評価に有用である．ここでいう広い意味での心機能には，心臓固有の「心機能」と，時間とともに変化する「血行動態」の両者が含まれる（図5）．
- 左室固有の収縮機能を正確に表す非侵襲的指標は存在しないが，代理指標として左室駆出率（left ventricular ejection fraction, LVEF）が用いられる．一方，血行動態としての左室拍出量は，パルスドプラ法で算出可能であり，低拍出状態を推定

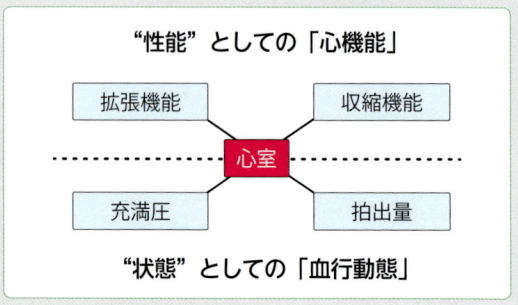

図5 広義の心室機能評価

することができる．収縮性の低下した左室であっても，内腔が拡大して拍出量が保たれることがある．その場合に，拡張末期容積が増大して1回拍出量が保たれるので，LVEFは低下する．このように，LVEFは左室の収縮性低下をある程度反映して変化し，血行動態としての拍出量とは必ずしも連動しない．

- 左室に固有の拡張機能には，
  - 等容弛緩期の左室圧の下降速度に関連する「弛緩能」
  - 左室全体の「腔の硬さ（chamber stiffness）」

の2大要素が含まれるが，これらを正確に反映する非侵襲的指標は存在しない．左室拡張機能が低下した症例では，時と場合により，平均左房圧（左室充満圧）が上昇し，肺うっ血をきたす．したがって，これらの拡張機能と左室充満圧をできるだけ分離して評価することが望まれる．しかし，多くの心エコー指標がこれら両者の影響を受けて変化する．

- 拡張機能と充満圧の評価には，血流ドプラ法による左室流入血流や肺静脈血流の観察が基本となる．左室流入血流速波形は，①正常型，②弛緩障害型，③偽正常型，④拘束型に分類される．拡張早期波（E）高と心房収縮期波（A）高の比（E/A）は左室弛緩能と充満圧の両方の影響を受け，二相性に変化する．E波の減速時間（DcT）も同様に二相性に変化する．したがって，これらを用いて拡張機能と充満圧の両者を区別して評価することはできない．ただし，LVEFが低下した症例では，流入パターンは弛緩障害型か偽正常型，拘束型に限られ，E/Aの増大とDcTの短縮は充満圧上昇を意味すると考えてよい．
- 肺静脈血流の収縮期順行波（S）と拡張期順行波（D）のピーク流速比（S/D）も，左室弛緩と充満圧の両方の影響を受けて二相性に変化する．収縮不全心においてはS/D＜1が充満圧上昇を示唆する．さらに，組織ドプラ法による僧帽弁輪移動速度がルーチン検査に広く用いられている．拡張早期の最大運動速度（E'）は左室弛緩能を反映し，偽正常化をきたしにくいといわれている．左室流入血流のEが弛緩能のみならず左室充満圧の影響を受けることから，EをE'で除したE/E'が左室充満圧の指標として用いられる．E/E'による左室充満圧の推定には，広い境界域が存在し，定量性に乏しいことなどの問題も指摘されている．

- 以上のように，単一の方法で固有の拡張機能や左室充満圧を正確に評価することは困難であり，複数の指標を組み合わせて総合的に判断することが重要である．

心筋症における心機能評価の意義

- 心不全の診断では，間接的な左室収縮機能や拡張機能障害の証明，さらに，より直接的な心室充満圧上昇や拍出量低下の証明が有用である．一方，器質的心疾患を有するが心不全歴や心不全徴候を認めないstage Bの慢性心不全患者は，心不全歴を有する患者の約4倍存在するといわれる[9]．左室拡大と収縮障害を認めればACE阻害薬やβ遮断薬が予後改善に有効である．したがって，治療介入の判断のためには，血行動態評価ではなく，むしろ左室形態や収縮機能の評価が重要である．さらに，左室の逆リモデリング効果を有するβ遮断薬治療や心臓再同期療法を行った患者では，治療効果の判定のために，心室サイズと収縮機能の評価を行うべきである．以上のような場面では，血行動態の評価よりも，心臓固有の心機能，特に収縮機能の評価が重要視される．
- 心不全発症のリスクや生命予後を予測する上で，左室サイズやLVEFと並んで，パルスドプラ法による左室流入血流指標や右室の収縮機能指標が重要である．このような予後予測の目的には，血行動態の指標よりも心臓固有の心機能指標の方がより有用である．なぜなら，患者の予後は容易には変化しないので，刻々と変化する血行動態の指標は予後予測には不適切であるからである．たとえば，左室流入血流パターンのように血行動態によっても変化する指標については，「拘束型パターンが治療により改善しない場合」などのように，経時変化を考慮することで初めて予後との関連が強くなる．
- 心不全患者の中にはLVEFが正常に保たれた心不全（heart failure with preserved ejection fraction, HFPEF）が半数近く存在する．このHFPEFとLVEFが低下した心不全患者の間で予後に差がないことから，LVEFのみでは心不全患者の予

▶ **introduction**

後予測は不十分であることがわかる．HFPEFでは，LVEFが保たれているにもかかわらず，組織ドプラ法で検出される長軸方向の左室収縮が低下している．そして，組織ドプラ法による収縮期や拡張早期の僧帽弁輪運動速度は種々の疾患で予後と強く関連する．さらに，スペックルトラッキングエコー法による左室全体の心筋ストレインが予後と強く関連することがわかってきた．これらの指標は，LVEFとも意味合いが異なり，左室の心筋機能を反映するため，予後と強く関連するものと思われる．

心筋炎

- 心筋炎は，何らかの原因で心筋組織に炎症病変が惹起された病態の総称であり，病因による分類，組織学的な分類，臨床病型による分類がそれぞれ可能である[10]．原因は，ウイルスや細菌感染に伴うものが大部分を占めるが，薬物性や自己免疫性，アレルギー性，膠原病関連のものなど多岐にわたる．組織学的には，リンパ球性，巨細胞性，好酸球性，肉芽腫性に分かれ，リンパ球性心筋炎はウイルス感染によるもの，巨細胞性心筋炎や好酸球性心筋炎，肉芽腫性心筋炎は薬物性や自己免疫性，アレルギー性によるものが多い．
- 臨床病型からは，急性心筋炎と慢性心筋炎に分けられる．

▶ **急性心筋炎**
- 急性心筋炎は，主にウイルスや細菌などの感染により発症し，典型例では，感冒症状や消化器症状を前駆症状として認めた後に，胸痛や動悸，心不全症状などの心筋炎に伴う症状が出現する．炎症が局所心筋にとどまれば急性心筋梗塞様，心膜側に限局すれば心膜炎様の病態を呈し，刺激伝導系心筋に炎症が波及すれば房室ブロックなどの伝導障害をきたす．また，広範な炎症では，ポンプ失調をきたし心不全に陥る．
- 診断には，血液検査における心筋構成蛋白の検出，心電図検査，心エコー検査が有用である．心エコー検査においては，典型例では炎症の部位に一致した局所的，あるいはびまん性の間質性浮腫による壁肥厚や壁運動異常がみられ，内腔の狭小化や心膜液貯留を伴う[11]．胸痛を訴え，局所壁運動異常を呈している場合は，急性心筋梗塞との鑑別が必要となり，確定診断は冠動脈造影検査による心筋梗塞の除外，および心筋生検による組織診断で行われる．
- 心筋炎の一部の症例では，ポンプ失調による低心拍出量症候群や致死的不整脈により，血行動態の急激な破綻をきたし，劇症型心筋炎と呼称される．数時間単位でショックから心肺停止状態になることもあり，救命には機械的循環補助の導入が必要となる．

▶ **慢性心筋炎**
- 慢性心筋炎は数カ月以上持続する心筋炎と定義され，DCMに類似した病態をとる．急性心筋炎として発症し炎症が遷延化した「遷延性心筋炎」と，心不全や不整脈を契機にDCMが疑われた中で，心筋生検や心筋シンチグラフィなどにより活動性の炎症が確認されて，初めて慢性心筋炎と診断される「不顕性心筋炎」の2つの型があるが，多くは不顕性心筋炎である．

心膜疾患

- 心膜の疾患に起因する病態として日常診療で最も多く遭遇するのは，心膜液貯留である．心膜液は，断層法で臓側心膜と壁側心膜の間にエコーフリースペースとして認められる．心膜液貯留の原因は多岐にわたり，悪性腫瘍，心膜炎，甲状腺機能低下症，膠原病に伴うもの，心アミロイドーシスなどが挙げられる．また，急性に進行するものとしては，動脈解離や外傷などに伴う出血の可能性も

考慮する．多くは無症候であるが，心膜腔内圧が上昇し，右房圧，右室拡張期圧を凌駕すると，心室への還流障害と心室からの拍出障害をきたし**心タンポナーデ**の状態となる．

- 心膜腔内圧の上昇には，心膜液の絶対量の増大とともに，心膜液貯留の速度ならびに心膜の硬さが影響する．このため，時間をかけて心膜液が貯留する場合には心膜が徐々に伸展されるため比較的多量に貯留しても心膜腔内圧の上昇をきたさないことがあるが，**急速に貯留する場合には，少量でも心タンポナーデをきたしうる**．心エコー検査で，**右室の虚脱をきたす時期に一致して臨床的な心タンポナーデが出現する**ことが多いとされている．血行動態が破綻した例では心嚢穿刺が必要であり，この際に，心エコー法は穿刺のガイド法として役立つ．

- 胸痛や発熱などの臨床症状を伴う心膜液貯留を認めた場合は，**急性心膜炎**を考える．急性心膜炎の多くはウイルス感染によって生じる．自然軽快する場合が多いが，心タンポナーデを呈することもあり心エコー検査による経過観察が必要である．

- 心膜を首座とする疾患として，**収縮性心膜炎**も重要である．心膜の肥厚，癒着，石灰化により伸展性が失われ，それにより心腔の拡張機能障害をきたす病態である．以前は結核に伴うものが多かったが，現在では特発性や開心術後，放射線治療後が多い．心エコー検査の所見としては，高度の心室拡張障害とともに，両心室を取り囲む心膜腔の容積が一定であることに起因して心室間の相互作用が強調されて生じる所見が重要である．類似した病態を呈する疾患としてRCMが挙げられるが，心室流入血流速波形の呼吸性変動の違いや，組織ドプラ法によるE'が鑑別に有効である[12]．

文献

1) Report of the WHO/ISFC task force on the definition and classification of cardiomyopathies. Br Heart J 44: 672-673, 1980
2) Richardson P, et al: Report of the 1995 World Health Organization/International Society and Federation of Cardiology task force on the definition and classification of cardiomyopathies. Circulation 93: 841-842, 1996
3) Maron BJ, et al: Contemporary definitions and classification of the cardiomyopathies: an American Heart Association Scientific Statement from the Council on Clinical Cardiology, Heart Failure and Transplantation Committee; Quality of Care and Outcomes Research and Functional Genomics and Translational Biology Interdisciplinary Working Groups; and Council on Epidemiology and Prevention. Circulation 113: 1807-1816, 2006
4) Elliott P, et al: Classification of the cardiomyopathies: a position statement from the European Society Of Cardiology Working Group on Myocardial and Pericardial Diseases. Eur Heart J 29: 270-276, 2008
5) 北畠 顕，他(編)：厚生労働省難治性疾患克服研究事業 特発性心筋症調査研究班．診断の手引きとその解説．2005
6) 日本循環器学会：循環器病の診断と治療に関するガイドライン(2011年度合同研究班報告)．肥大型心筋症の診療に関するガイドライン(2012年改訂版)．http://www.j-circ.or.jp/guideline/pdf/JCS2012_doi_h.pdf
7) 日本循環器学会：循環器病の診断と治療に関するガイドライン2011(2009-2010年度合同研究班報告)．拡張型心筋症ならびに関連する二次性心筋症の診療に関するガイドライン．
8) Maron BJ, et al: Patterns and significance of distribution of left ventricular hypertrophy in hypertrophic cardiomyopathy. A wide angle, two dimensional echocardiographic study of 125 patients. Am J Cardiol 48: 418-428, 1981
9) Goldberg LR, et al: Stage B heart failure: management of asymptomatic left ventricular systolic dysfunction. Circulation 113: 2851-2860, 2006
10) 日本循環器学会：循環器病の診断と治療に関するガイドライン(2008年度合同研究班報告)．急性および慢性心筋炎の診断・治療に関するガイドライン(2009年改訂版)．http://www.j-circ.or.jp/guideline/pdf/JCS2009_izumi_h.pdf
11) Skouri HN, et al: Noninvasive imaging in myocarditis. J Am Coll Cardiol 48 : 2085-2093, 2006
12) Garcia MJ, et al: Differentiation of constrictive pericarditis from restrictive cardiomyopathy: assessment of left ventricular diastolic velocities in longitudinal axis by Doppler tissue imaging. J Am Coll Cardiol 27: 108-114, 1996

1 肥大型心筋症
hypertrophic cardiomyopathy

- 明らかな心肥大をきたす原因なく左室ないし右室心筋の心肥大をきたす疾患である．本態は心筋の不均等肥大であり，約 25 %の症例で左室流出路を代表とする左室内狭窄を合併し，特に閉塞性肥大型心筋症（hypertrophic obstructive cardiomyopathy, HOCM）と呼ばれる．原因不明の心筋障害であるが，約半数で常染色体優性遺伝の家族内発症がみられる．

病態生理

- 基本病態は，左室弛緩能および伸展性低下による拡張障害である．
- 収縮能は一般に保たれるが，経過中に肥大部位の菲薄化と左室内腔拡張を認め，拡張型心筋症様病態を呈することがあり拡張相肥大型心筋症と呼ぶ．
- 左室拡張障害は，安静・負荷にかかわらず，また，左室内狭窄の有無，症状や肥大心筋の分布や程度とは無関係である．
- 左室収縮や左室径が正常でも，左室充満圧上昇をきたす．
- 約 25 %に左室流出路狭窄をきたす．心室中隔の肥大と僧帽弁収縮期前方運動（systolic anterior motion, SAM）が主因であるが，収縮力，前負荷および後負荷の影響により程度（流出路圧較差）が変化する．

身体所見

❶ 視診・触診

- 心尖拍動は外側に偏位し，左室コンプライアンス低下に伴う強い左房収縮を触知する．
- 特に HOCM では，左室拍動とともに double apical impulse として触知する．

❷ 聴診所見

- 左室弛緩障害により拡張期急速流入障害をきたすため，心房収縮は亢進し第Ⅳ音を聴取する．第Ⅲ音もしばしば聴取する（図1）．
- 左室流出路狭窄に起因する収縮期雑音を聴取する．駆出性雑音であり，胸骨左縁第 3〜4 肋間から心尖部にかけて最強点を認め頸部への放散はないかあっても弱い．雑音の程度は流出路圧較差の程度に依存するため，収縮性の増強，前負荷の減少，後負荷の減少などをきたしうるさまざまな因子や薬物により変化する（表1）[1]．
- SAM が存在する場合は，僧帽弁前尖と心室中隔の接触音である収縮早期過剰心音を聴取する．

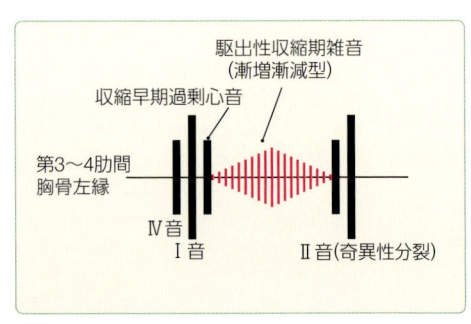

図1 心音図

表1 収縮期駆出性雑音の増減因子

圧較差および雑音を増強・減弱させる因子		収縮性	前負荷	後負荷
増強させる因子	Valsalva手技	−	↓	↓
	立位	−	↓	−
	期外収縮後	↑	↑	−
	β刺激薬	↑	↓	↓
	ジギタリス製剤	↑	↓	−
	硝酸薬	−	↓	↓
	労作	↑	↑	↑
	頻脈	↑	↓	−
	脱水	↑	↓	↓
減弱させる因子	Muller手技	−	↑	↑
	蹲踞（そんきょ：うずくまり）	−	↑	↑
	α刺激薬	−	−	↑
	β遮断薬	↓	↑	−
	全身麻酔	↓	−	−
	ハンドグリップ手技	−	−	↑

❸ 頸動脈波形

- 駆出早期に急峻に立ち上がるspike状の波を形成した後，急速に駆出中期の陥没に至り，駆出後期にドーム状波形を呈する二峰性のspike & dome波形を形成する（図2）．

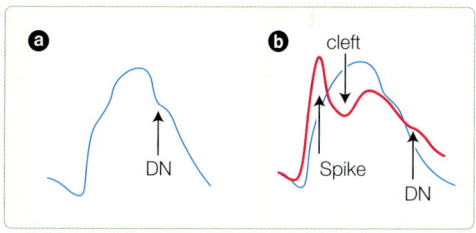

図2 頸動脈波形
a：正常，b：閉塞性肥大型心筋症（HOCM）．
閉塞性肥大型心筋症の頸動脈波形は，駆出早期に急峻に立ち上がるspike状の波を形成した後，急速に駆出中期の陥没に至り，駆出後期にドーム状波形を形成する二峰性のspike & dome波形を形成する．
DN：dicrotic notch

心電図

- 無症候例の多くは心電図異常が契機となり診断されるが、所見は多様性であり心電図所見のみからHCMの診断はできない.
- **ST低下**と**陰性T波**を70〜95％に認める（図3）.
- 中隔の不均等な肥大および心筋変性により幅の狭い深いQ波が形成される（図4）.
- 左室肥大所見は、肥大が中隔に限局するより、自由壁までびまん性に広がる例や心尖部肥大型で出現する頻度が高い.

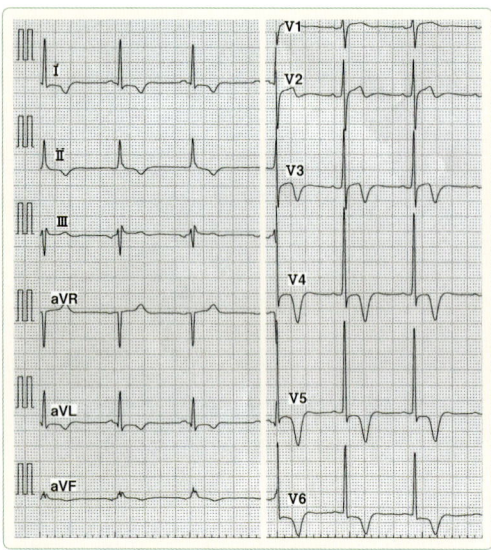

図3 心尖部肥大型心筋症の心電図
左室肥大. V3〜6にST低下と著明な陰性T波を認める.

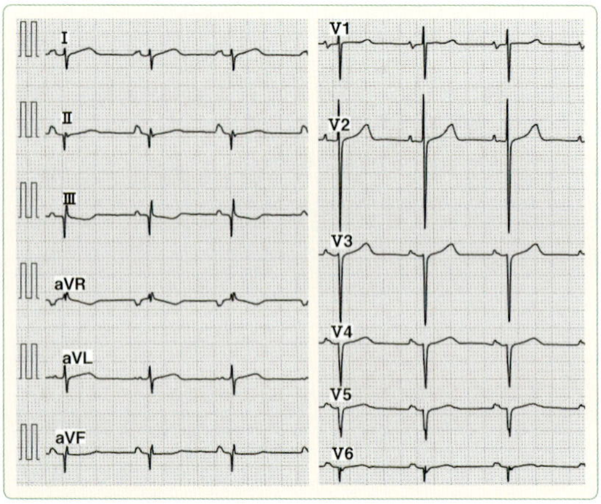

図4 拡張相肥大型心筋症
右軸偏位、Ⅱ、Ⅲ、aVFのQ波および胸部誘導のR波減高を認め、心筋変性が示唆される.

胸部レントゲン

- 心房拡大のある場合、心陰影（心胸郭比）は拡大する（図5）.

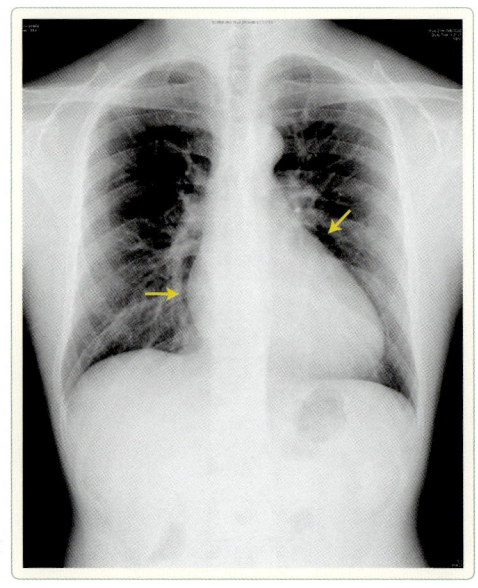

図5 肥大型心筋症の胸部レントゲン
右第2弓拡大、左第3弓拡大を認め、両心房拡大を示唆する. 左第4弓もやや突出している.

治療法

- 日常生活の管理と薬物療法が主な治療法であるが，これらに難治性の HOCM では非薬物療法が考慮される（図6）[1].

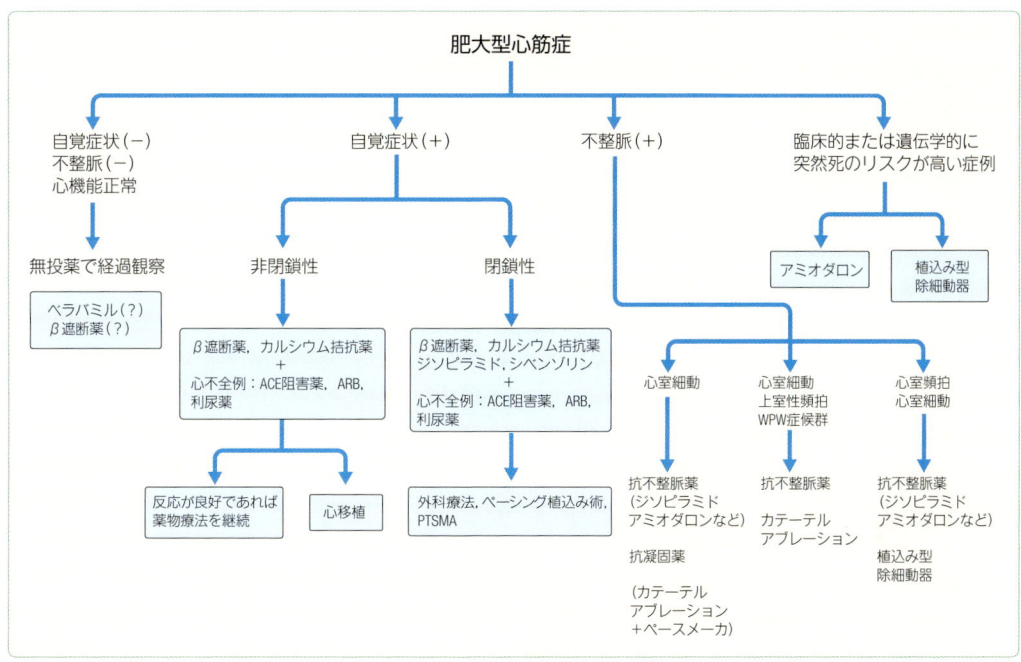

図6　治療方針

❶ 生活習慣の改善

- 運動
  - 競技スポーツは一部の軽いスポーツを除き禁止する．失神の既往や突然死の家族歴を有する場合は特に厳重に注意する．
- 感染予防
  - 閉塞性の場合は感染性心内膜炎の高リスクであるため，抗生剤の予防投与が必要．
- 妊娠
  - 妊娠・出産により血行動態が変化するため潜在的なリスクを有する．
- 塞栓症の予防
  - 心房細動合併例では抗凝固療法や抗血小板薬投与を行う．

❷ 薬物療法

- HCM の予後を改善する薬物はいまだ明らかではない．
- 左室内閉塞（自覚症状）改善
  - 陰性変力作用を有するβ遮断薬，カルシウム拮抗薬，Ⅰ群抗不整脈薬を投与する．
- 不整脈治療
  - 心房細動および心室性不整脈に対し，β遮断薬，カルシウム拮抗薬，Ⅰ群抗不整脈薬，アミオダロンを投与する．

❸ 非薬物療法

- 薬物療法抵抗例，突然死の高リスク例で考慮する．
- ペースメーカー植え込み術，植え込み型除細動器植え込み術
- 中隔心筋切除術（surgical myectomy）
- 経皮的中隔心筋焼灼術（percutaneous transluminal septal myocardial ablation, PTSMA）

心エコー所見

- 断層心エコー図法による肥大様式の形態評価，ドプラ法による左室流出路狭窄などの左室あるいは右室閉塞の評価，左室拡張能および僧帽弁逆流などの合併症の評価を行う．HCMの特徴的な肥大様式は圧負荷などで説明のつかない不均一で非対称性の心筋肥大であり，心エコー図所見は asymmetric left ventricular hypertrophy である．

肥大部位の同定

- 僧帽弁レベル胸骨左縁左室短軸像で，
  ①前部中隔に限局する肥厚（I型）
  ②中隔全体の肥厚（II型）
  ③中隔から左室前壁や側壁を含む肥厚（III型）
  ④前部中隔以外の部位の肥厚（IV型）
  の4つに分類した Maron 分類に加えて[2]，
  ⑤心室中部（乳頭筋付近）から心尖部にかけて急激に増大した肥厚（V型）
  を加えた分類が用いられる（図7）．
  ▶ 対称性肥大をきたす場合は，二次性心筋症を疑う．

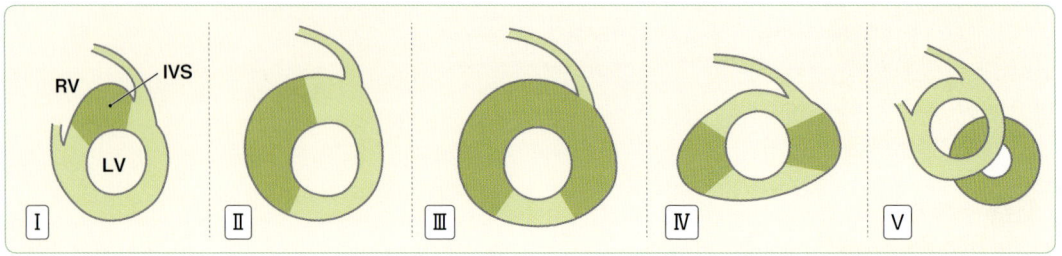

図7 肥大型心筋症の分類　　　　　　　　　　　　　　　IVS：中隔，LV：左室，RV：右室

- 非対称性中隔肥大（asymmetric septal hypertrophy, ASH）
  ▶ 心室中隔壁厚／後壁壁厚 ≧ 1.3 を非対称性中隔肥大と呼びMモードが中心であった時代の重要所見であった（図8）．ただし上記IV型のように心室中隔に肥大を認めない場合があり非対称性中隔肥大を呈さない形態が存在することに注意が必要である．

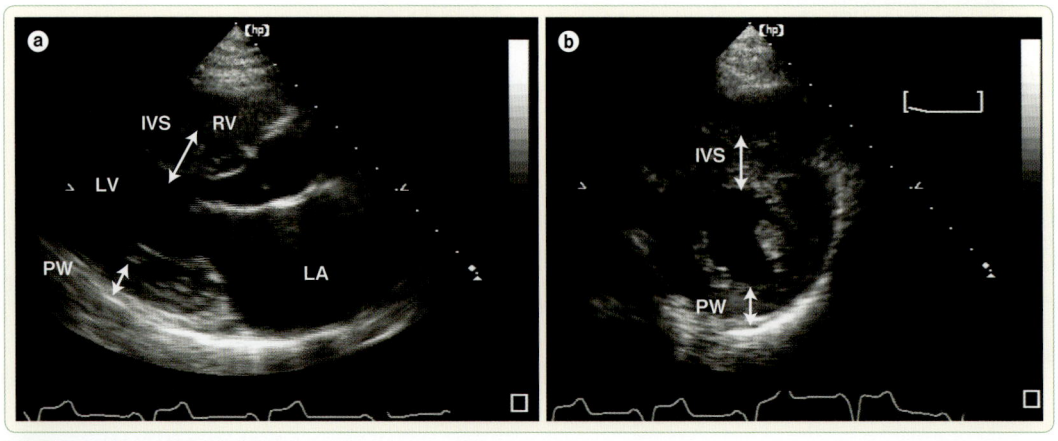

図8 ▶動画 非対称性中隔肥大　　　　　　　　　　　　LA：左房，LV：左室，RV：右室
a：胸骨左縁左室長軸断面，b：胸骨左縁左室短軸断面．
胸骨左縁左室断面では心室中隔の著明な肥厚を認め，心室中隔壁厚(IVS)／後壁壁厚(PW) > 1.3 と非対称性中隔肥大を認める．

左室内腔閉塞の評価

▶ ① 左室流出路狭窄

- 心室中隔左室面と僧帽弁前尖の間に生じる機能的狭窄である．これは心室中隔の肥厚により狭窄した流出路を血液が高速で通過して生じる陰圧（Venturi効果）により僧帽弁が中隔側に引っ張られて生じるSAMに加えて，僧帽弁の拡大と伸長および乳頭筋付着部の異常（乳頭筋の前方偏位）と各乳頭筋間の狭小化などが関与している．
- 左室流出路に収縮期モザイク血流を観察する（図9d）．
- 傍胸骨像，心尖部像，MモードでSAMを観察する（図9a 図9b 図9c）．Mモードでは腱索の運動がSAM様に見えることがあるため必ず断層像で確認する必要がある（図9b）．

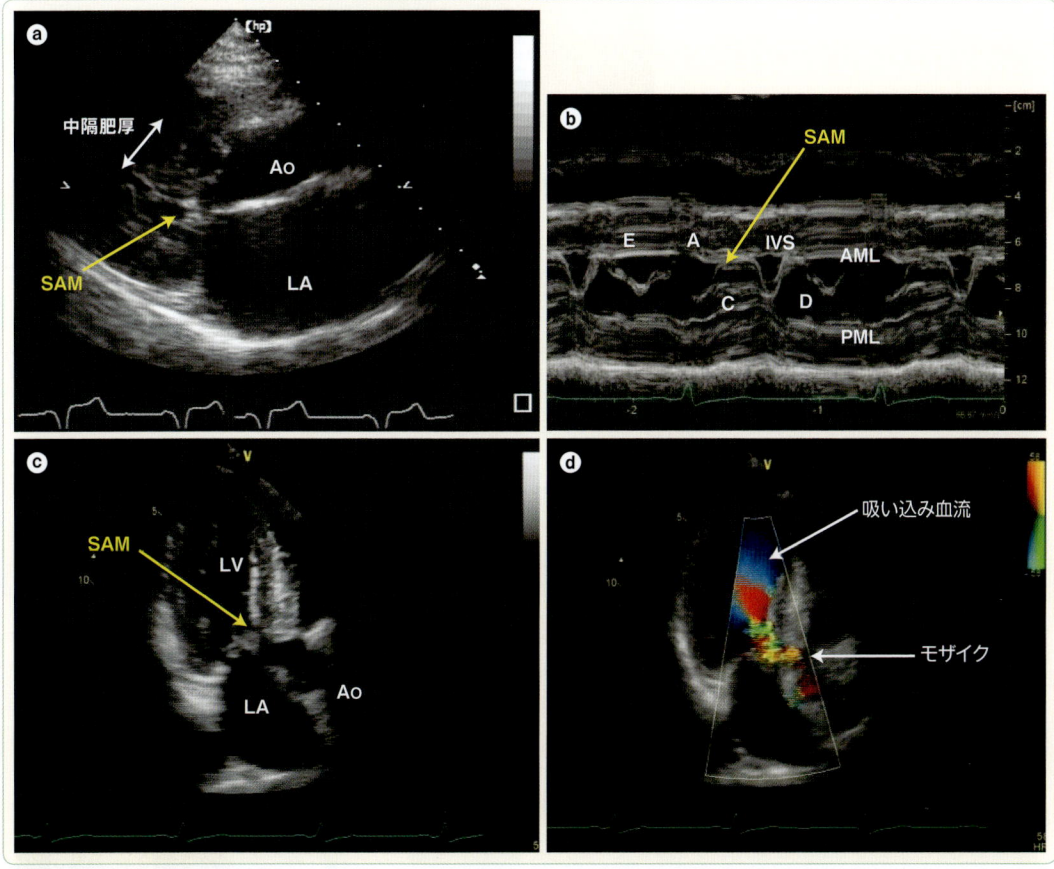

図9 ▶動画 僧帽弁収縮期前方運動の検出
胸骨左縁左室長軸断面(a)，Mモード(b)，心尖部三腔断面(c)で僧帽弁収縮期前方運動(SAM，黄矢印)を認める．カラードプラ(d)での流出路モザイク血流も流出路狭窄を示唆する．
AML：僧帽弁前尖，Ao：大動脈，IVS：中隔，LA：左房，LV：左室，PML：僧帽弁後尖

- Mモードで大動脈弁収縮中期半閉鎖を観察する．これは流出路狭窄によって大動脈弁直下の内圧が低下するため大動脈弁開口が一時的に維持できなくなることで起こる（図10）．

図10　大動脈弁収縮中期半閉鎖
胸骨左縁左室短軸断面大動脈弁レベルで大動脈弁（右冠尖）収縮中期半閉鎖が観察される．
AV：大動脈弁，LA：左房

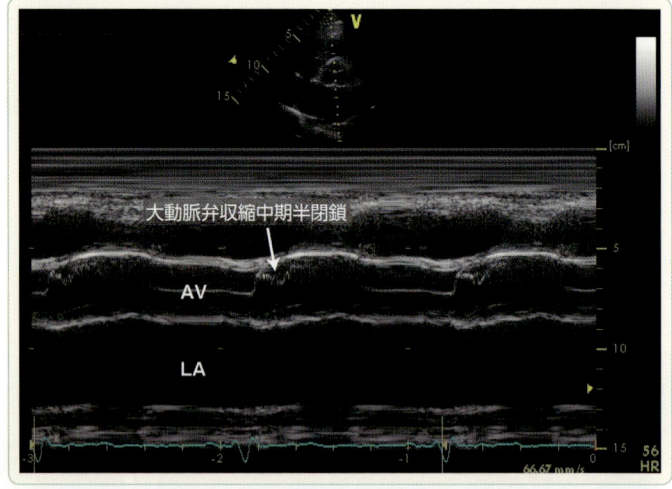

- 連続波ドプラ（CW）で圧較差を測定する．左室流出路狭窄のCW波形は収縮後期にピークをもつdaggerナイフ状を呈する（図11）．最大圧較差が30 mmHg以上の場合を閉塞性とする．心尖部像での計測では僧帽弁逆流波形が混在する可能性があり注意が必要であるが，僧帽弁逆流のCW波形はほぼ対称な形状となることが鑑別に有用である．さらに，右側臥位傍胸骨アプローチあるいは高位肋間アプローチで測定すると，僧帽弁逆流を完全に分離することが可能である（図11）．

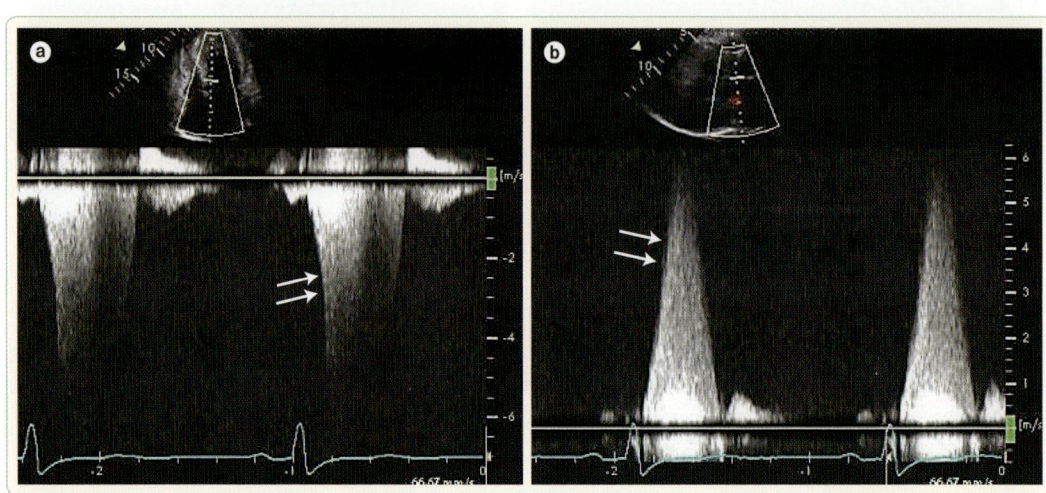

図11　左室流出路狭窄の連続波ドプラ波形
a：心尖部断面，b：右側臥位傍胸骨断面．
左室流出路の連続波ドプラ波形をいくつかの異なる部位から観察する．aでは収縮後期にピークを有するdagger shape波形（矢印）を認める．bでもdagger shape波形を観察できる．このviewでは，流出路血流は上向き，僧帽弁逆流血流は下向きとなるため僧帽弁逆流の混在を否定できる．

- 収縮期に接合した僧帽弁前尖を Venturi 効果によって後尖から引き離すため僧帽弁逆流を伴うことが多い（図12）.

図12 ▶動画 僧帽弁逆流（MR）
SAM を認める症例では，僧帽弁前尖が心室中隔側に引っ張られるため，高い位置（中隔寄り）から MR jet を認める.
Ao：大動脈，LA：左房，LV：左室

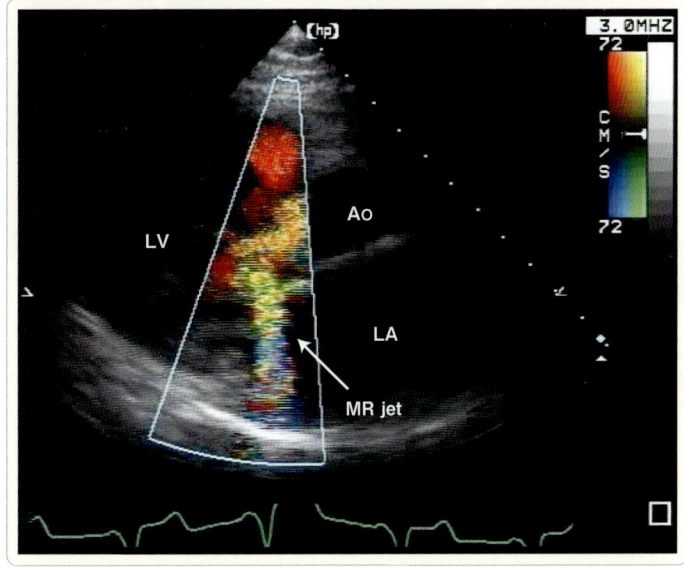

▶ ② 左室中部狭窄
- 左室中部および乳頭筋に肥厚があり，収縮期に左室中部が閉塞する（mid-ventricular obstruction, MVO）.
- 心尖部は時に菲薄化および壁運動異常を認め心尖部心室瘤が観察される（図13）.
- 左室中部狭窄の連続波ドプラ波形は，収縮後期および等容弛緩期から拡張早期にかけて2つのピークを持つ二峰性となる[3]（図14）.

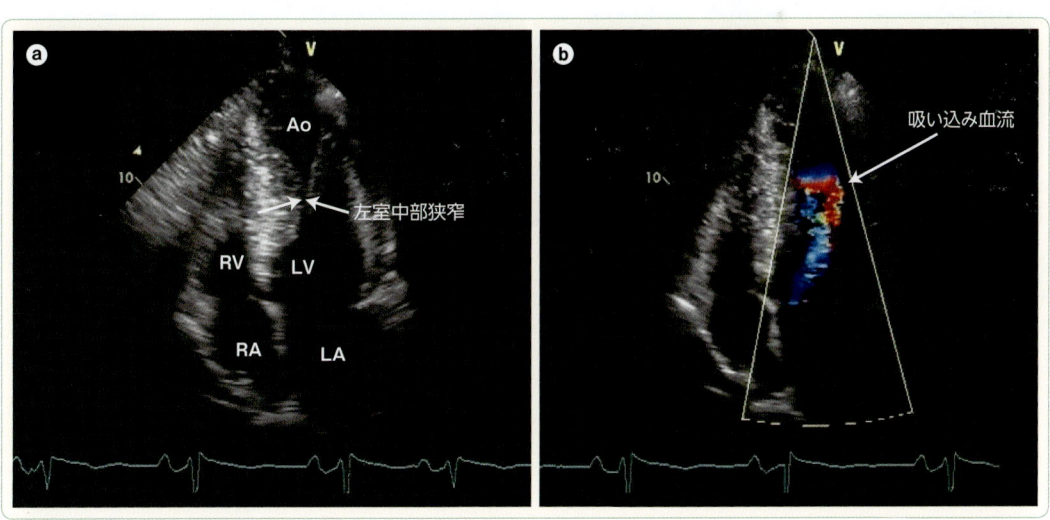

図13 ▶動画 左室中部狭窄
a：心尖部四腔断面，左室中部狭窄を認める(矢印). b：カラードプラ.
左室中部および乳頭筋に肥厚があり，収縮期に左室中部が閉塞する(mid-ventricular obstruction).
心尖部は肥厚や壁運動異常を認めないが，時に菲薄化および壁運動異常を認め心尖部心室瘤となっている症例がある. 左前下行枝末梢の心尖部心筋梗塞を発症した心尖部肥大型心筋症を鑑別する必要がある.
Ao：大動脈，LA：左房，LV：左室，RA：右房，RV：右室

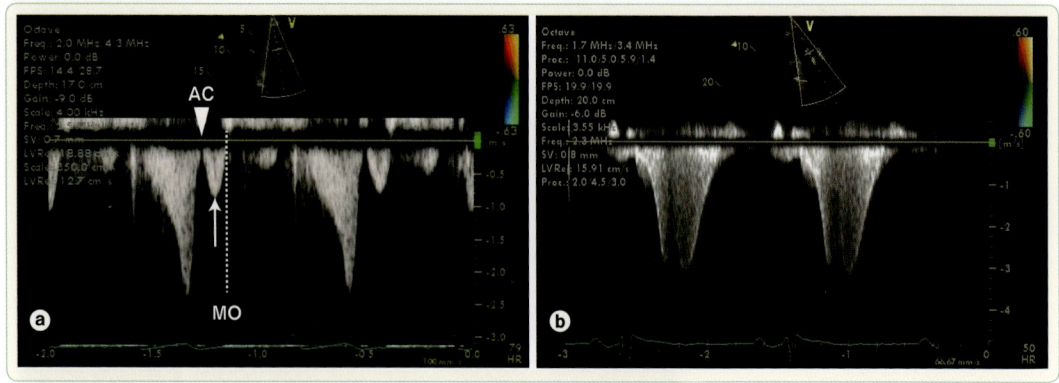

図14 左室中部狭窄のドプラ波形
左室中部狭窄では等容弛緩期および拡張早期にも左室心尖部は圧が高く基部との圧較差が生じる．このため心尖部から基部への血流は二峰性となる．
等容弛緩期のみに血流がある比較的圧較差が低い場合（a, 矢印）と拡張早期まで血流が持続する場合（b）がある．
AC：大動脈弁閉鎖，MO：僧帽弁解放．

③ 心尖部肥大型心筋症

- 心尖部を中心とする壁肥厚を認め，収縮期に心尖部内腔が閉塞する（図15）．左室腔はスペード型を呈する．

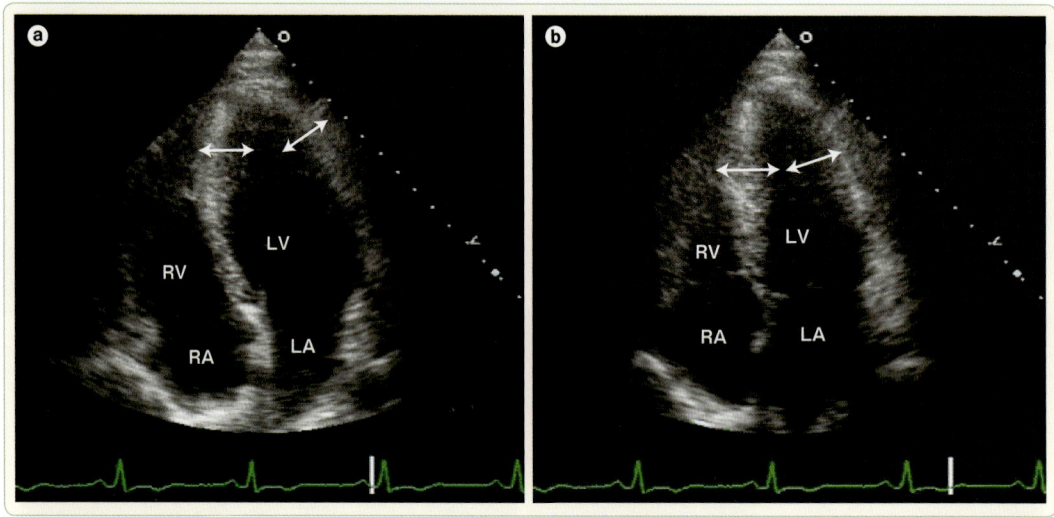

図15 ▶動画 心尖部肥大型心筋症
a：心尖部四腔断面．拡張期に心尖部は全周性に肥大を認める（矢印は壁厚を示す）．
b：心尖部四腔断面．収縮期に左室心尖部は閉塞し，スリット状のわずかな隙間を認めるのみである．右室も心尖部から中部にかけて閉塞し内腔が確認できない．
LA：左房，LV：左室，RA：右房，RV：右室

| 左室拡張機能評価 | - 左室拡張機能低下を反映し，左室流入血流速度波形は拡張早期波（E波）が低下，心房収縮期波（A波）が増高，E波減速時間（DcT）が延長する弛緩障害パターン（E/A＜1）を呈する（図16）．さらに拡張障害が進行すれば偽正常化パターン（E/A＞1），拘束型パターン（E/A＞2，DcT＜150 ms）となる．
- HCMではE/E'は左室充満圧を反映しないので要注意．
- 左室弛緩障害が高度となり左室充満圧が上昇すると緩徐流入期に拡張中期波（L波）を認める． |

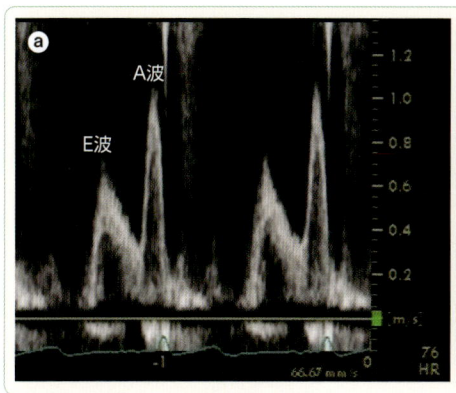 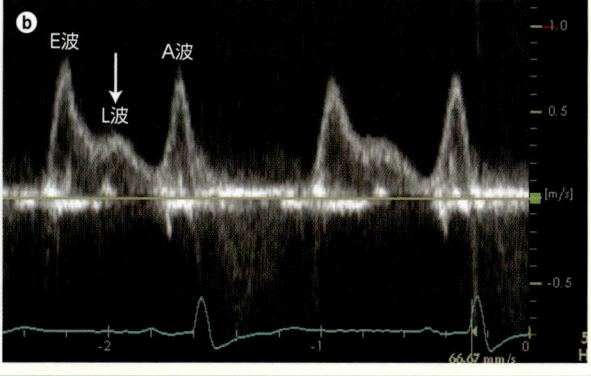

図16 左室流入血流速度波形
a：左室流入血流波形は左室弛緩障害を反映しE/A＜1，DcTは延長する．
b：左室拡張障害が進行すると偽正常化を認める．さらに左室弛緩の高度障害および左室充満圧上昇に伴い緩徐流入期にL波（矢印）を認める．

| 右室の評価 | - 右室は左室より肉柱構造が発達しており評価が難しいが，右室流出路狭窄や，心尖部肥大型心筋症における心尖部内腔閉塞を見落とさないように注意する．
- 左室中部閉塞型肥大型心筋症で右室肥大を合併する頻度が高いとの報告がある[4]．
- 右室に限局した肥大型心筋症も存在する． |

検査の進め方

	Bモード法 ➡基礎と撮り方 P14, 27, 86	Mモード法 ➡基礎と撮り方 P32, 78	ドプラ法 ➡基礎と撮り方 P36, 96 カラー	パルス	連続波
胸骨左縁左室長軸断面	□左室肥大 □左房拡大 □非対称性中隔肥大 □僧帽弁収縮期前方運動	□心室中隔壁厚 □後壁壁厚 □大動脈弁収縮中期半閉鎖 □僧帽弁収縮期前方運動	□左室流出路加速血流 □僧帽弁逆流		
胸骨左縁左室短軸断面	□左室肥大 □左房拡大 □非対称性中隔肥大 □僧帽弁収縮期前方運動	□心室中隔壁厚 □後壁壁厚 □大動脈弁収縮中期半閉鎖 □僧帽弁収縮期前方運動	□僧帽弁逆流 □三尖弁逆流 □右室流出路加速血流		□三尖弁逆流速度
右室流入路断面			□三尖弁逆流		□三尖弁逆流速度
右側臥位傍胸骨断面			□左室流出路加速血流		□左室流出路圧較差
心尖部四腔断面	□左室肥大 □右室肥大		□左室内加速血流 □僧帽弁逆流 □三尖弁逆流	□左室流入血流速度波形 □僧帽弁輪速度波形	□左室内圧較差 □三尖弁逆流速度
心尖部二腔断面	□左室肥大		□左室内加速血流 □僧帽弁逆流		□左室内圧較差
心尖部長軸断面	□左室肥大		□僧帽弁逆流 □左室流出路加速血流	□左室流入血流速度波形	□左室流出路圧較差
心窩部下大静脈	□下大静脈径・呼吸性変動				

下線：計測項目
僧帽弁逆流 ➡心臓弁膜症 P60
三尖弁逆流 ➡心臓弁膜症 P72

文献
1) 日本循環器学会：循環器病の診断と治療に関するガイドライン（2011年度合同研究班報告）．肥大型心筋症の診療に関するガイドライン（2012年改訂版）．
http://www.j-circ.or.jp/guideline/pdf/JCS2012_doi_h.pdf
2) Maron BJ, et al: Patterns and significance of distribution of left ventricular hypertrophy in hypertrophic cardiomyopathy: a wide angle, two-dimensional echocardiographic study of 125 patients. Am J Cardiol 48: 418-428, 1981
3) Oh JK, et al: Hypertrophic cardiomyopathy. The Echo Manual, 3rd edition. pp256-265
4) Lin CT, et al: Hypertrophic cardiomyopathy associated with midventricular obstruction and apical aneurysm. Acta Cardiol Sin 24: 221-225, 2008

▶ topics

閉塞性肥大型心筋症の治療法

肥大型心筋症の病態と治療

- 肥大型心筋症（hypertrophic cardiomyopathy, HCM）の診断には心エコーが非常に有用で心エコーを軸として次の3つの病態把握，すなわち心肥大・拡張機能低下，左室流出路狭窄および不整脈に留意することが重要である．HCM には閉塞性肥大型心筋症（hypertrophic obstructive cardiomyopathy, HOCM）および非閉塞性肥大型心筋症（hypertrophic non-obstructive cardiomyopathy, HNCM）があるが，この章では HOCM の治療について概説するので HCM 全体の治療については他を参照いただきたい．
- しかし，最も大事な点の一つは 表1 に示すハイリスク群[1]を見逃さないことである．これは HOCM であろうが HNCM であろうが同様なので最初に解説するが，臨床的または遺伝的に突然死の高いハイリスク症例は埋め込み型除細動器（implantable cardioverter defibrillator, ICD）などの積極的適応となる場合もあるので十分注意する必要がある．

表1 HCM 突然死に関する危険因子

主要な因子
・心停止（心室細動）
・自然発症の持続性心室頻拍
・突然死の家族歴
・原因不明の失神
・著しい左室肥大（左室壁厚≧30 mm）
・ホルター心電図による非持続性心室頻拍
・運動に伴う血圧反応異常
可能性のある因子
・拡張相肥大型心筋症
・左室心尖部心室瘤
・左室流出路狭窄
・MRI による広範な遅延造影像
・心房細動
・危険度の高い遺伝子変異
修飾可能な因子
・激しい身体運動（競技）
・冠動脈疾患

文献 1 より引用．

HOCM の治療

HOCM の治療の原則

- HOCM では，肥大した中隔心筋が左室流出路（心臓の出口）に突出するため血液の流れが妨げられる．このため心臓から血液が出にくくなり，心不全症状（心拍出量低下）・狭心痛（冠血流低下）・めまい（血圧低下）などの自覚症状をきたす．左室流出路狭窄のためこの部分を通過する血液の速度は加速し，そのため陰圧で僧帽弁の前尖が流出路方向へ引っ張られる僧帽弁収縮期前方運動（systolic anterior movement, SAM）と表現される現象が生じる．SAM の結果さらに流出路が狭小化する．また SAM によって僧帽弁の閉鎖不全を生じるため僧帽弁逆流もきたしうる．

- くわしくは他章にゆずるが，このように HOCM では左室流出路狭窄により左室圧較差が生じ不整脈などさまざまな合併症を起こしえ，時には突然死の原因にもなりうる．したがって HOCM の治療についてはこの左室流出路の圧較差を減少または消失させることが目的となる．原則的には無症状では経過観察でよいが，自覚症状のある場合が治療対象となる．図1 にわが国のガイドライン上[1]の HCM の治療のフローチャートを示す．自覚症状のある HOCM の場合に治療には薬物療法

topics

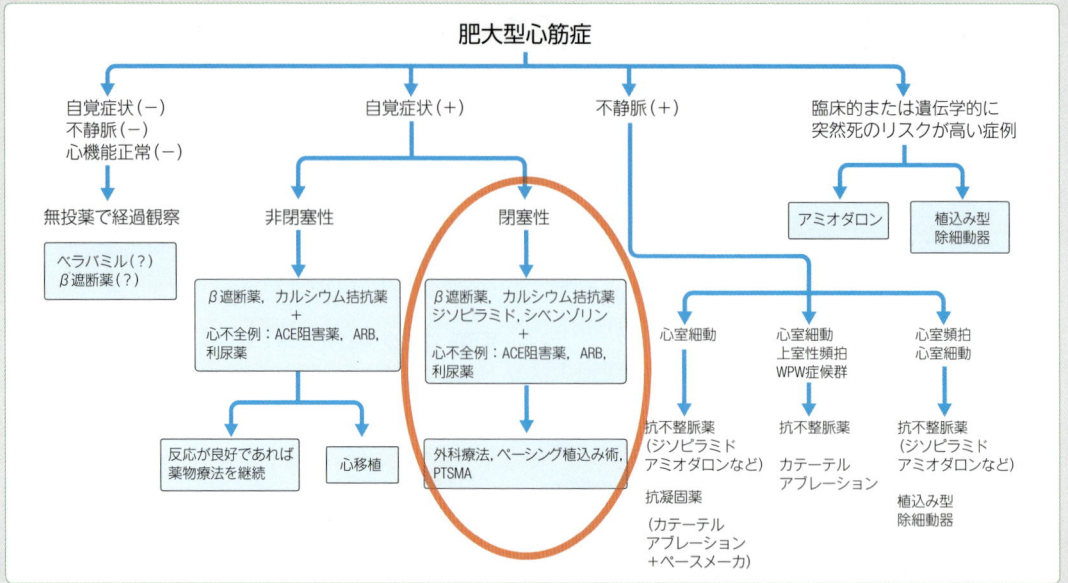

図1 HCM の治療のフローチャート
赤丸で囲われたところが HOCM の治療のフローチャート.
文献 1 より引用.

と非薬物療法がある．原則，まず前者を施行し，それでも軽快しない場合は非薬物療法を考慮することとなる．

HOCM の薬物療法

- 図1 に示すごとく薬物療法については β 遮断薬，陰性変力作用を有するカルシウム拮抗薬（ベラパミル，ジルチアゼム），Ia 群の抗不整脈薬（ジソピラミド，シベンゾリン）が用いられる．しかし，カルシウム拮抗薬は末梢血管拡張作用により，左室流出路圧較差を増大させるため，使用には注意が必要である．また高度の圧較差を伴う心不全例などでは β 遮断薬やナトリウムチャンネル遮断薬を用い，アンジオテンシン変換酵素阻害薬，アンジオテンシン受容体拮抗薬はむしろ禁忌である．薬物療法に抵抗性の場合には，非薬物療法を考慮する．

HOCM の非薬物療法

- 非薬物療法は 図1 に示すごとく，外科治療，ペースメーカー植え込み術および経皮的中隔心筋焼灼術（percutaneuos transluminal septal myocardial ablation，PTSMA）がある．

表2 閉塞性肥大型心筋症の外科的治療の適応

クラス I
1. NYHA III 度以上の症状を有し，薬剤抵抗性で，安静時に 50 mmHg 以上の左室流出路圧較差を認める HOCM
2. 意識消失発作から回復し，安静時ないし薬物負荷時に 50 mmHg 以上の左室流出路圧較差を認め，薬物抵抗性の HOCM

クラス II
1. 心症状は軽度ないし認めないが，薬剤抵抗性の，安静時に 50 mmHg 以上の左室流出路圧較差を認める HOCM

クラス III
1. 無症状ないし薬物療法にてコントロール可能な HOCM
2. 症状はあるが運動あるいは薬物負荷試験にても左室流出路圧較差のない HCM

文献 1 より引用．

① 外科的心筋切除術

- 外科的心筋切除術は有効であるが最も侵襲度が高く，限られた施設でしか施行されていないのが現状である．表2 にわが国のガイドラインによる HOCM の外科的治療法の適応基準を示す[1]．外科的心筋切除術の長期予後はおおむね良好で 70～90% の症状改善や運動耐容能の改善が認められると報告されている[2,3]．

② ペースメーカー治療

- ①の外科的心筋切除術に比し，残り二者の非薬物療法は比較的侵襲度が低く，多くの施設で施

表3	閉塞性肥大型心筋症の左室圧較差の治療としてのデバイス治療の適応
クラスI	1. 有意な流出路圧較差があり，圧較差に基づく症状によりQOL低下を来すHOCMで，他にペースメーカ植込みの適応となる理由を有する場合（薬剤による徐脈を含む）．
クラスII	1. 有意な圧較差があり，圧較差に基づく症状によりQOL低下を来すHOCMで，症状と圧較差が関連しており，薬物治療が無効か副作用のため使用不能か，他の方法が不適当な場合．
クラスIII	1. 圧較差がなく，徐脈による植込み適応もない場合．

文献1より引用．

表4	閉塞性肥大型心筋症のPTSMAの適応
クラスI	なし
クラスIIa	1. NYHA III度以上の症状を有し，薬剤抵抗性で，安静時ないし薬剤負荷時に30 mmHg以上の左室内圧較差を認めるHOCM 2. 左室内圧較差を原因とする意識消失発作を有し，安静時ないし薬物負荷時に30 mmHg以上の圧較差を認めるHOCM 3. 左室内圧較差（30 mmHg以上）が関与する薬物治療抵抗性の発作性心房細動
クラスIII	1. 無症状ないし薬物療法にてコントロール可能なHOCM 2. 症状はあるが左室流出路圧較差のないHCM

文献1より引用．

行可能とされている．表3にわが国のガイドラインによるペースメーカー治療の適応基準を示す[1]．ペースメーカー治療はもともと徐脈などでペースメーカーの適応となっている場合は表3のごとく，もちろん第一選択として施行される場合があるが，効果が不確実なところもあり，長期予後は十分に明らかではない．

- ペースメーカー治療の効果のメカニズムは，ペーシングによる収縮で中隔が収縮期にdyssychronyとなることで流出路の圧較差が減少することとされている．ただし長期の効果については疑問視されている報告もあり[4]実臨床ではやはりペースメーカーなどデバイス植え込みの他の適応を満たす場合に試みられる場合が多い．

▶ ③ PTSMA

- 現在，HOCMの非薬物的療法としては徐脈などのペースメーカー適応を除けば最も多く施行されている治療法と考えられる（表4）．また，PTSMAにおいては心エコーが非常に役立つ場合が多い．

- PTSMAとは冠動脈インターベンションのテクニックを応用して肥大した中隔心筋をエタノールで焼灼する方法である．外科的中隔心筋切除とほぼ同等の効果が得られるとされている．PTSMAは，左室流出路狭窄の原因となっている肥大心筋を養する冠動脈中隔枝に，ごく少量のエタノールを注入して梗塞壊死させ中隔の収縮を妨げ，壁厚を薄くして左室流出路を広げること（図2）で，左室内圧較差を減少させることを目的とした治療法である．

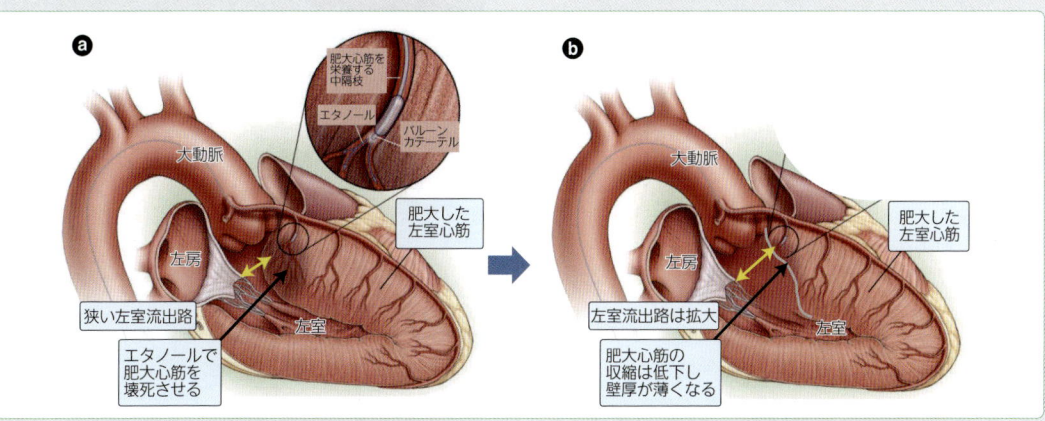

図2 PTSMAの実際（文献3の図より一部改変）

aのPTSMA前ではバルーンを標的中隔枝に入れ，そこより拡大図のごとく少量のエタノールを注入している．そこで黄色矢印の狭い狭窄部位を作っている肥大心筋が壊死を起こし，PTSMA後慢性期にはbのPTSMA後のごとくthinning（非薄）となり黄色矢印のように左室流出路は拡大し圧較差が減少または消失する．

▶topics

a PTSMAの手技の実際

①まず，左室内にピッグテールカテーテルを挿入し，左室大動脈の圧較差を計測する.
②その後左室造影と冠動脈造影を同時に施行，中隔枝と左室の関係を検討する（図3）.
- 図3のごとく，中隔枝は通常複数あるため，どの枝にエタノールを注入すれば効果が高いかを，以下の方法で予測していた．
  - PTSMAの効果がありそうな中隔枝に，ガイドワイヤーとともにPTSMAに使用するオーバーザワイヤーのバルーンを入れる．
  - バルーンを拡張し，そこから超音波コントラスト剤を注入する
  - その中隔枝が支配する肥大心筋部（コントラストエコーで染影される部位）をエコーで描出する
  - そこが左室流出路狭窄の部位と一致するかを観察する（図4 図5）[5].
- この方法は事実，非常に有用で我々の施設も用いていたが，残念ながらわが国では，心臓用超音波造影剤であるLevovistが使用不可となり，現在は施行できない．そこで，現在では以下の方法を用いている．
  - 最も大きくかつ流出路付近の中隔枝を標的とすれば最も効果的である場合が多いので，まずそこにPTSMAを施行し，効果不十分であるなら2本目への施行を検討する．
③PTSMAの標的となる中隔枝に，ガイドワイヤーとともにオーバーザワイヤーのバルーンを挿入して拡張した後，ガイドワイヤーを抜去しバルーンカテーテル先端からエタノールを注入する（バルーンで中隔枝近位側を閉塞しているので他の血管にはエタノールは入らない）．
④その後，造影で中隔枝の閉塞を確認する（図6）．
⑤さらに左室大動脈の圧較差の消失（または軽減）を確認後（図7），術を終了とする．
⑥術後はCCUで3日間経過観察を原則とする．

b PTSMAにおける心エコーの有用性

- PTSMA前後の左室大動脈の圧較差により，PTSMAの評価が可能である．カテーテルによって圧較差を求めることもできるが（図7），心エコー検査でも，左室流出路の最大血流速度

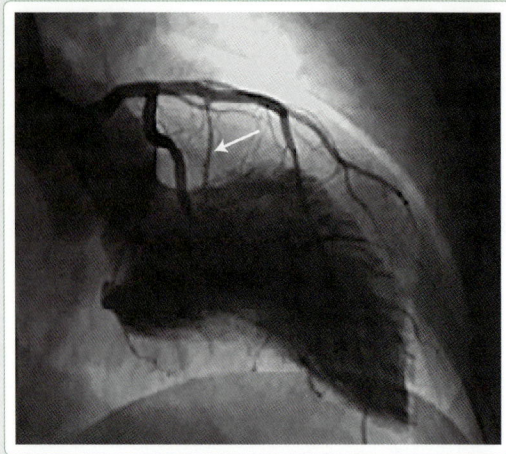

図3 ▶動画 左室冠動脈同時造影
白矢印がPTSMAの標的と考えられる中核枝．

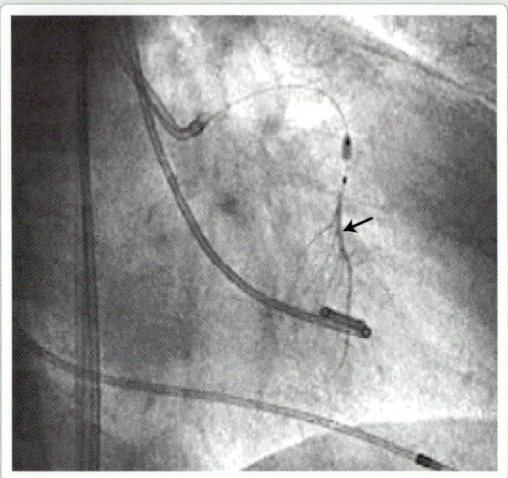

図4 ▶動画 中隔枝に造影剤の注入
この部位が造影上，標的になる可能性が高く，この部位に超音波造影剤を注入して心エコーをとり確認する．

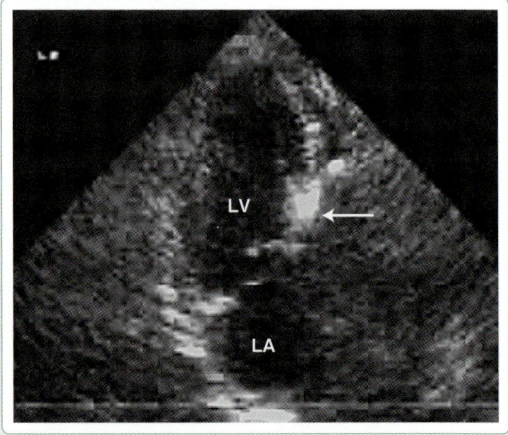

図5 ▶動画 PTSMA予定部位の造影剤による染影
中隔枝に超音波造影剤を注入しその直後の心エコーで染影されている部位が流出路肥厚部とほぼ一致し，PTSMAの標的として有用な可能性が高いと判断される．
LA：左房，LV：左室

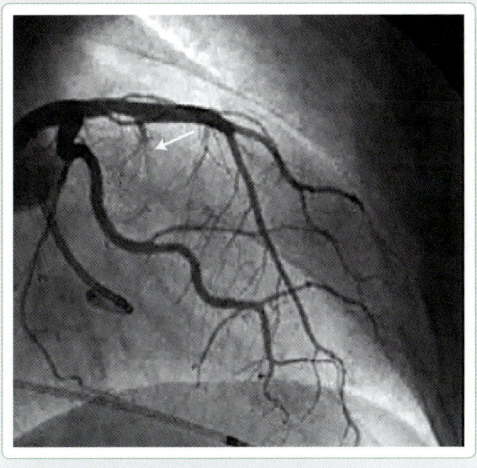

図6 ▶動画 標的の中隔枝の閉塞確認（白矢印）

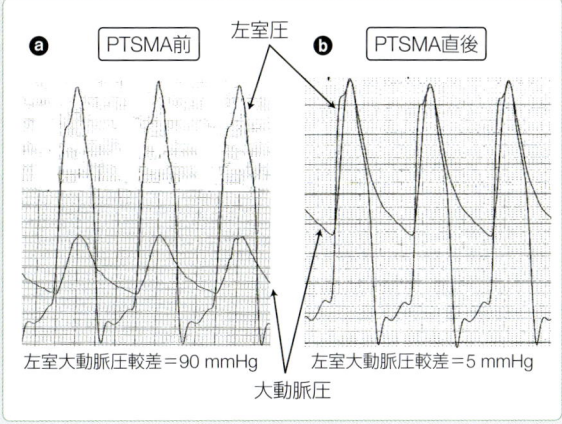

図7 PTSMA前後の左室大動脈圧較差
a：PTSMA前．左室大動脈圧較差＝90 mmHg．
b：PTSMA後．左室大動脈圧較差＝5 mmHg．

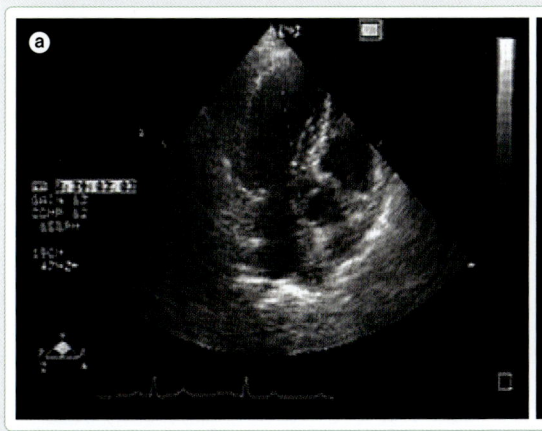
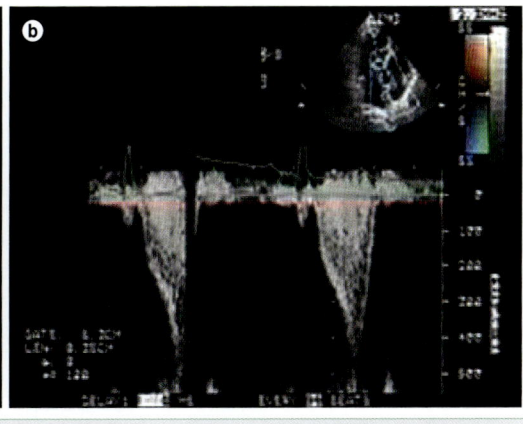

図8 ▶動画 PTSMA前心エコー図
a：左室中隔壁厚＝14 mm，僧帽弁収縮期前方運動 SAM（＋）．2Dエコー上左室中隔壁厚は14 mmで，SAMを認めた．
b：左室流出路速＝4.6 m/sec，左室大動脈圧較差＝84.6 mmHg．ドプラ計測上，左室流出路最大血流速は 4.6 m/sec で推定圧較差は 84.6 mmHg であった．

を計測し簡易ベルヌーイ式を用いることで，非侵襲的に求めることができる（図8 図9）．

- さらに心エコーでは，リアルタイムで左室前壁の壁運動も評価でき，稀に起こる中隔枝からの左前下行枝へのエタノールの流出による左室前壁梗塞なども評価可能である．また，術後数日の PTSMA 部の壁厚，壁運動，左室流出路の最大血流速度および左室－大動脈の圧較差を評価できる．
- 心エコーは，術中・術後の経過観察には必須のモダリティといえる．

C PTSMA の効果および合併症

- 十分な効果発現までは数週間から数カ月かかるといわれており，効果自体は外科治療と同等かやや劣る（特に運動耐容能）とされている．合併症は永久ペースメーカー植え込みが 5% くらいと報告されている[6]．

▶topics

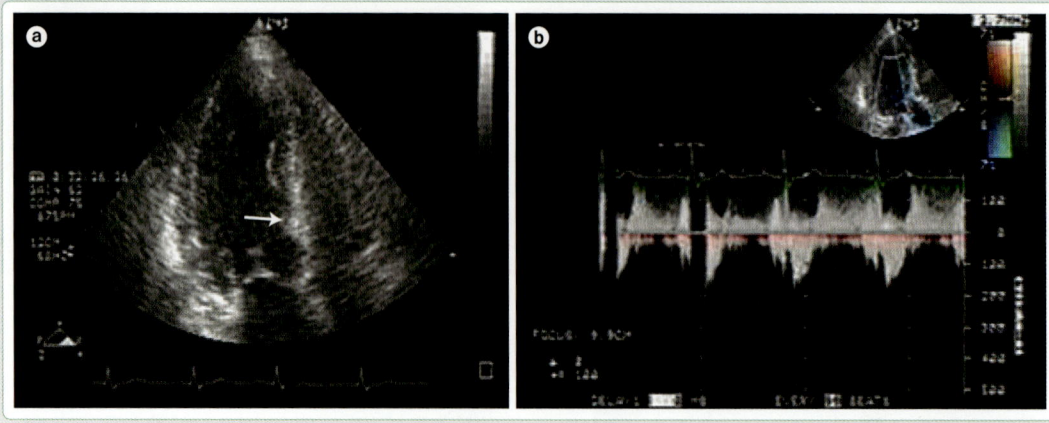

図9 ▶動画 PTSMA後1週間の心エコー図
a：左室中隔壁厚＝10 mm，SAM(−)．2Dエコー上白矢印のごとくPTSMA部は壁厚は10 mmと減少と認め，SAMの消失を認めた．
b：左室流出路速＝1.9 m/sec，左室流出路圧較差＝15.2 mmHg．ドプラ計測上，左室流出路最大血流速は1.9 m/secで推定圧較差は15.2 mmHgと術前に比し著明な減少を認めた．

  Point

- PTSMAは外科的切除に比し侵襲度も低く有効な効果が得られることが多いが，圧較差の再度増大が認められる場合がある．これは，一過性に心筋梗塞が起こってもその範囲が不十分であったりすると，いわゆるstunningが回復してくるのと同様に，一部の残存心筋に側副血行路が発達してくるような状態となることが一因と考えられている．したがって圧較差を評価することが重要となってくるが，心エコーによる経過観察では，非侵襲的に圧較差その他，壁運動，壁厚が評価できるため，非常に臨床上有用である．
- 我々は心筋コントラストエコーを用いたPTSMAの効果予測の可能性を報告している[7]．現時点ではLevovistは発売中止であるが（2017年再発売予定），同様の方法はダイマー型の造影剤であるHexabrixに超音波撹拌装置でマイクロバブルを注入して超音波造影剤を作成すれば施行可能ではある．しかし，一般臨床の現場で，心筋コントラストエコーを施行しながらPTSMAを行うのは実際のところ，非常に難しくなってきている．しかしながら，心筋コントラストエコーがPTSMAの成功率を上昇させ，術後のペースメーカー植え込み率を減少させるとの報告があり[5]，再び心エコー用の造影剤が発売されれば非常に有用な方法となる可能性がある．

文献

1) 日本循環器学会：循環器病の診断と治療に関するガイドライン（2011年度合同研究班報告）．肥大型心筋症の診療に関するガイドライン（2012年改訂版）．
   http://www.j-circ.or.jp/guideline/pdf/JCS2012_doi_h.pdf
2) Maron BJ: Hypertrophic cardiomyopathy: A systematic review. JAMA 287: 1308-1320, 2002
3) Braunwald E, et al: Contemporary evaluation and management of hypertrophic cardiomyopathy. Circulation 106: 1312-1316, 2002
4) Nishimura RA, et al: Dual-chamber pacing for hypertrophic cardiomyopathy: a randomized, double-blind, crossover trial. J Am Coll Cardiol 29: 435-441, 1997
5) Faber L, et al: Targeting percutaneous transluminal septal ablation for hypertrophic obstructive cardiomyopathy by intraprocedural echocardiographic monitoring. J Am Soc Echocardiogr 13: 1074-1079, 2000
6) Seggewiss H: Percutaneous transluminal septal myocardial ablation: a new treatment for hypertrophic obstructive cardiomyopathy. Eur Heart J 21: 704-707, 2000
7) Suna S, et al: Intravenous myocardial contrast echocardiography can predict recurrence of pressure gradient of left ventricular outflow tract in hypertrophic obstructive cardiomyopathy after percutaneous transluminal septal myocardial ablation. JC Cases 1: e25-27, 2010

2 拡張型心筋症
dilated cardiomyopathy

病態生理

- **左室内腔の拡大と左室びまん性収縮機能低下が特徴**である.
- 慢性心不全症状を特徴とし，急性増悪を繰り返し**予後不良の疾患**である.
- 確定診断には，基礎疾患ないし全身性の異常に続発し類似した病態を示す特定心筋症（WHO/ISFCの特定心筋疾患）を除外する必要がある（表1）.

表1 特定心筋疾患（1995年 WHO/ISFC）

虚血性心筋疾患		
弁膜性心筋疾患		
高血圧性心筋疾患		
炎症性心筋疾患（心筋炎など）		
代謝性心筋疾患	内分泌性	甲状腺機能亢進症，甲状腺機能低下症，末端肥大症，糖原病など
	蓄積性	ヘモクロマトーシス，グリコーゲン蓄積症（Hurler病，Hunter病），Refsum病，Niemann-Pick病，Hand-Schüller-Christian病，Fabry病，Morquio-Ullrich病など
	欠乏性	カリウム欠乏，マグネシウム欠乏，栄養失調（貧血，脚気，セレニウム欠乏），家族性地中海熱など
全身性心筋疾患	膠原病，サルコイドーシス，白血病，肺性心など	
筋ジストロフィ	Duchenne型，Becker型，強直性筋萎縮症など	
神経・筋疾患	Friedreich失調症，Noonan症候群など	
過敏性，中毒性疾患	アルコール性心筋症，薬剤性，放射線性など	

文献1より引用．

身体所見

① 聴診所見（主に心不全がある場合）

- Ⅲ音，奔馬調律（Ⅲ音性ギャロップ），Ⅳ音（図1）
- 逆流性収縮期雑音（僧帽弁逆流）

② 呼吸困難

- 労作時呼吸困難
- 起坐呼吸
- 発作性夜間呼吸困難

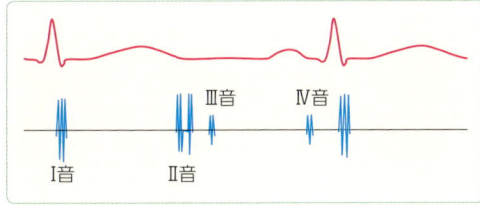

図1 Ⅲ音とⅣ音

心電図

- **特異的な心電図所見はない**.
- 病態によって，左室高電位（①），不整脈（②），心室内ブロック，ST-T変化（③）を呈する（図2）.

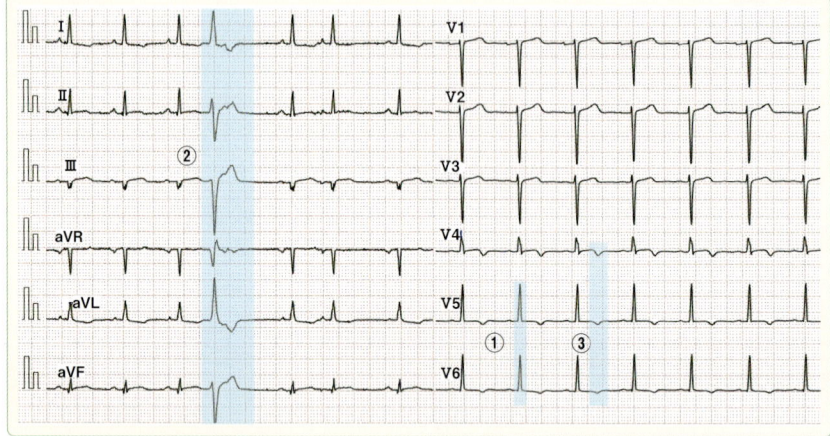

図2　心電図

胸部レントゲン

- 心陰影の拡大（図3）.

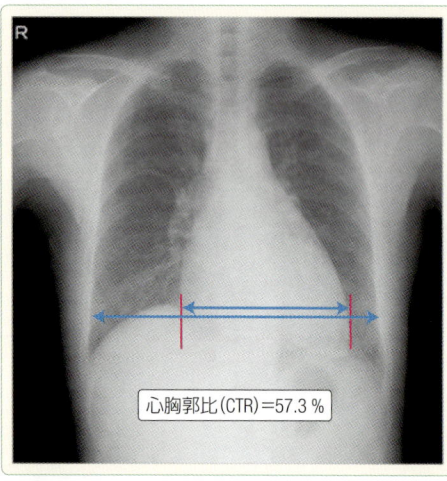

心胸郭比（CTR）＝57.3％

図3　胸部レントゲン写真

治療法

- 収縮不全および拡張不全に対する薬物
  RAA系阻害剤，β遮断薬，ジギタリス，カルシウム拮抗薬，経口強心薬.
- 不整脈，心室内伝導障害に対して
  抗不整脈薬，カテーテルアブレーション，植え込み型除細動器（implantable cardioverter defibrillator, ICD），再同期治療機能付き除細動器（cardiac resynchronization therapy-defibrillator, CRT-D）.
- 和温療法，免疫吸着療法
- 左室縮小手術，僧帽弁形成術，補助人工心臓，心臓移植

心エコー所見

Point
- 心形態を正しく評価する．
- 収縮能・拡張能を正しく評価する．
- 僧帽弁逆流がある場合は，その程度を評価する．
- 右室収縮期圧を推定する．
- 心腔内血栓の有無を判断し，有る場合はサイズ，形態，性状評価を行う．

Pitfall 拡張型心筋症なのか，類似病態なのかは心エコー検査だけでは鑑別できない．

心形態の評価

- 正常心の左室はラグビーボールのような回転楕円体（左室長径 ≒ 短径 × 2）であるが，DCM では拡大し球状になる（図4）．左室拡大の進行に伴い，sphericity index（左室長軸径／短軸径）は小さくなる．

図4 ▶動画　心尖部四腔断面
LA：左房，LV：左室，RA：右房，RV：右室

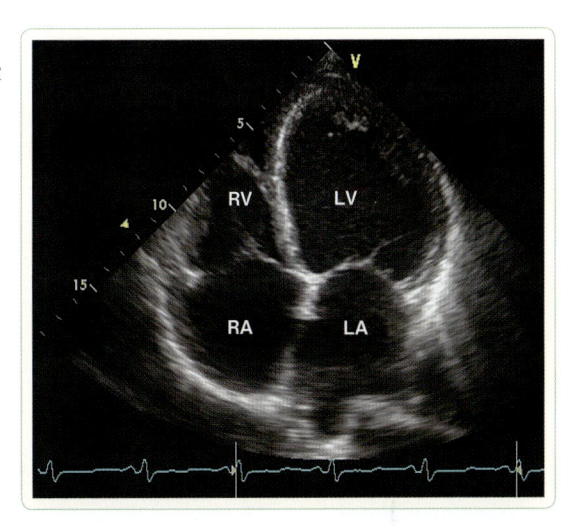

左室径

- 拡張末期径，収縮末期径は，双方とも拡大し内径短縮率は低下する（図5）．

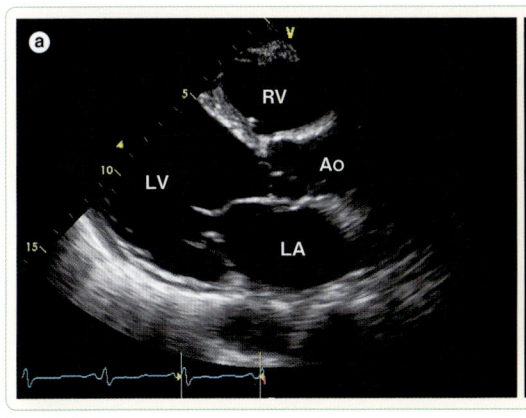

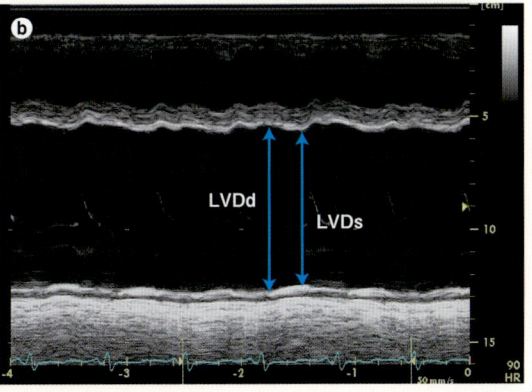

図5 ▶動画　胸骨左縁左室長軸断面（a）と左室 M モード（b）
左室拡張末期径（LVDd）＝75 mm，左室収縮末期径（LVDs）＝68 mm，左室内径短縮率＝8.8 %．
Ao：大動脈，LA：左房，LV：左室，RV：右室

| 左室収縮能の評価 | ● DCM の左室駆出率は，M モード法ではなく必ず心尖部アプローチによる四腔像および二腔像からの，modified Simpson 法（method of disks：MOD 法）により算出する（図6 図7）．計算値を報告する前に，それぞれの画像で長軸径が 10 % 以内であることと，目視による評価を照合する．可能なら 3D エコーを記録する（図8）． |

図6 MOD 法

心尖部四腔断面および二腔断面を用いて左室を長軸方向に 20 等分し，楕円柱の集合として容積を算出する．
V：左室容積
L：左室長軸径
ai：心尖二腔像の disk 直径
bi：心尖四腔像の disk 直径

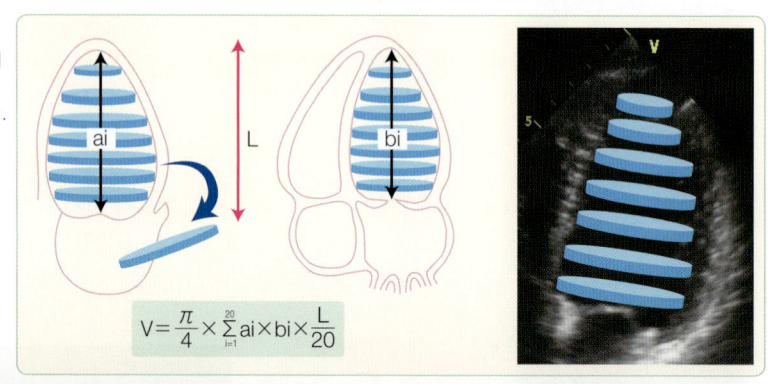

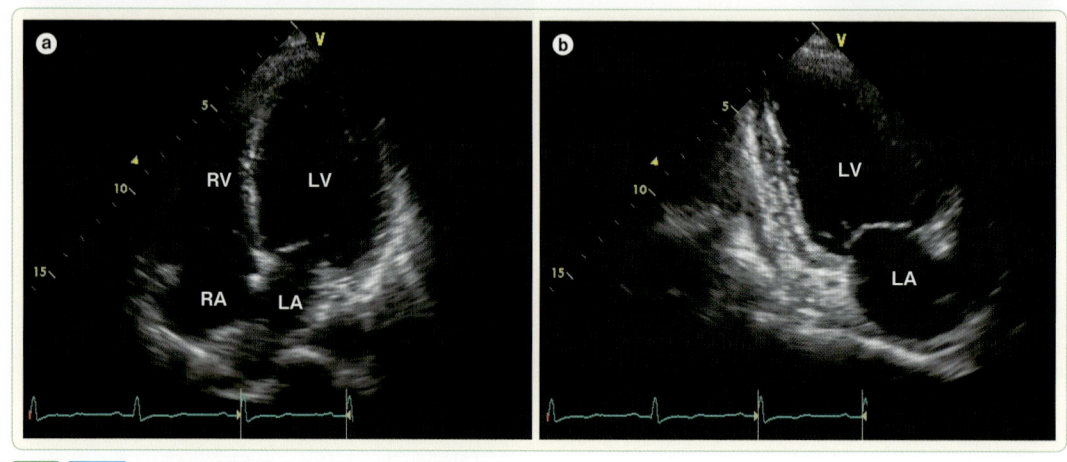

$$V = \frac{\pi}{4} \times \sum_{i=1}^{20} ai \times bi \times \frac{L}{20}$$

図7 ▶動画 心尖部四腔断面（a）と心尖部二腔断面（b）
LA：左房，LV：左室，RA：右房，RV：右室

- 左室壁運動に非同期がないかを目視で確認する（図9）．
- 左室圧および時間の要素を反映する一回拍出量を，パルスドプラ法を用いた左室流出路血流波形の時間速度積分値と左室流出路断面積から算出する．

➡ 基礎と撮り方 P98

- 僧帽弁逆流を有する場合は，逆流波形を連続波ドプラ法で記録し dP/dt を計測する（図10）．

Pitfall

M モード法を用いて左室駆出率を算出してはいけない状態
- 左室長径が短径の 2 倍でない場合
- 左室局所壁運動を有する場合
- 多量に心膜液が貯留している場合

2 拡張型心筋症

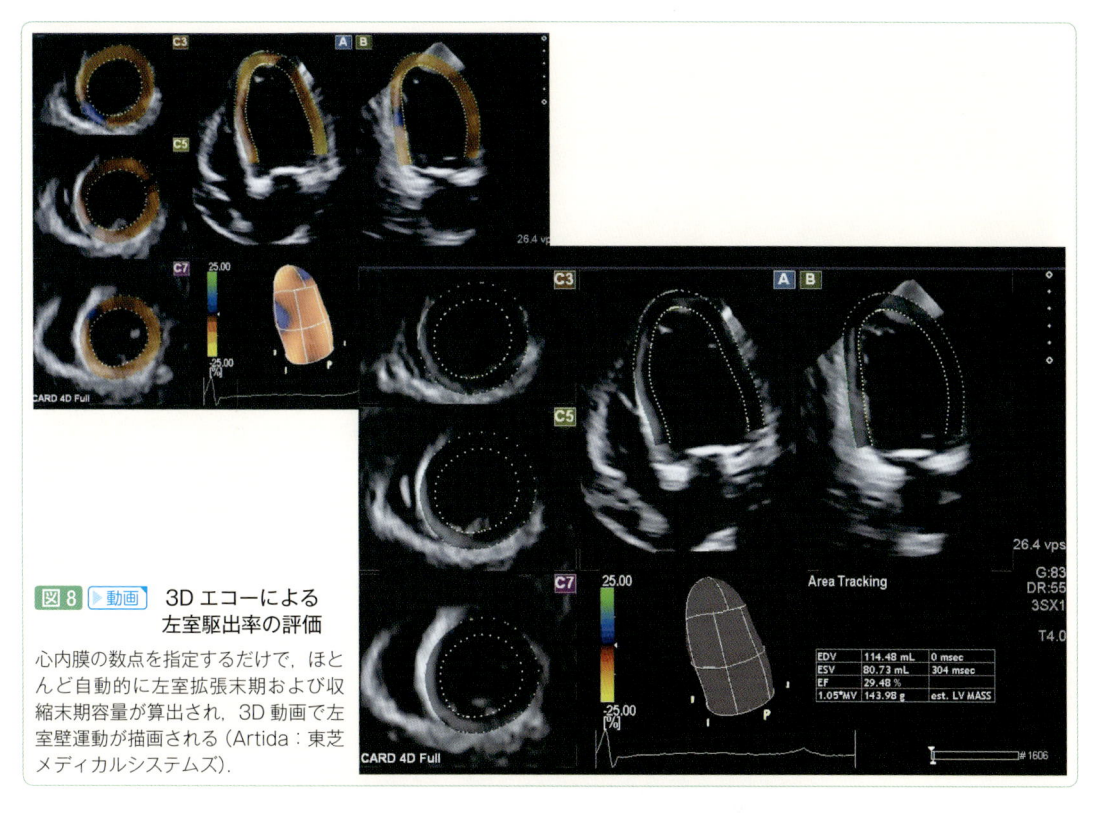

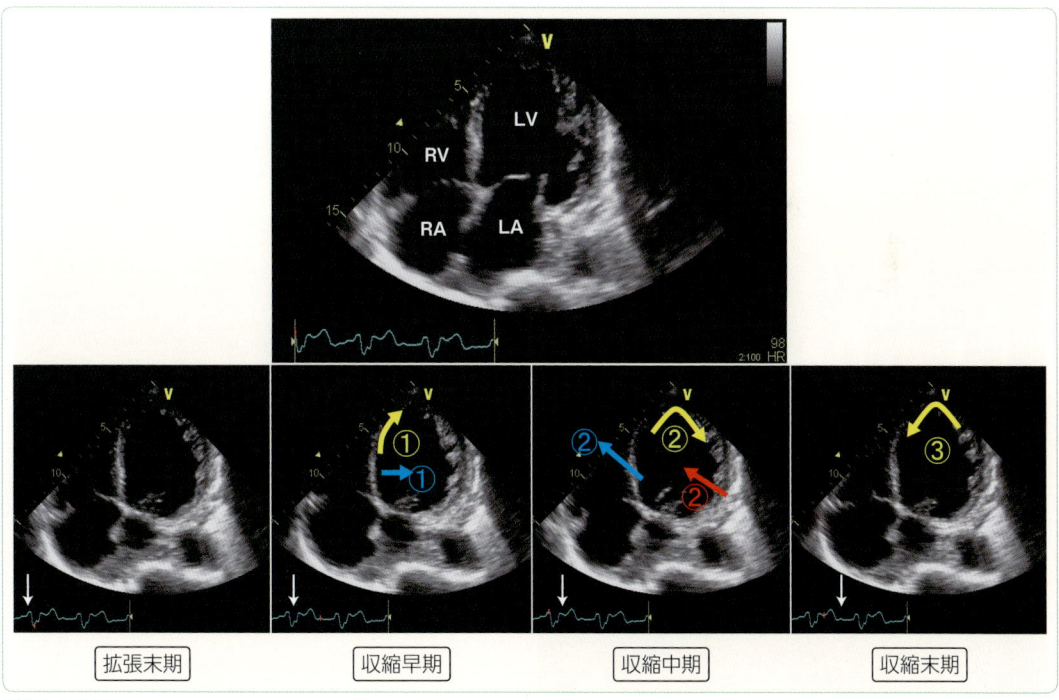

図8 ▶動画　3D エコーによる左室駆出率の評価

心内膜の数点を指定するだけで，ほとんど自動的に左室拡張末期および収縮末期容量が算出され，3D 動画で左室壁運動が描画される（Artida：東芝メディカルシステムズ）．

| 拡張末期 | 収縮早期 | 収縮中期 | 収縮末期 |

図9 ▶動画　左室壁運動における非同期性の評価

これが典型的な shuffle motion で非同期性を表す．中隔は早期収縮にわずかに心尖方向と側壁側へ動き（黄矢印①，青矢印①），続いて遅延して大きく収縮する側壁（赤矢印②）と，それによって引き伸ばされた中隔側（青矢印②）によって，心尖部は側壁側へより振られる（黄矢印②）．側壁の収縮の終了によって心尖部は再度中隔方向へ揺れ戻される（黄矢印③）．

29

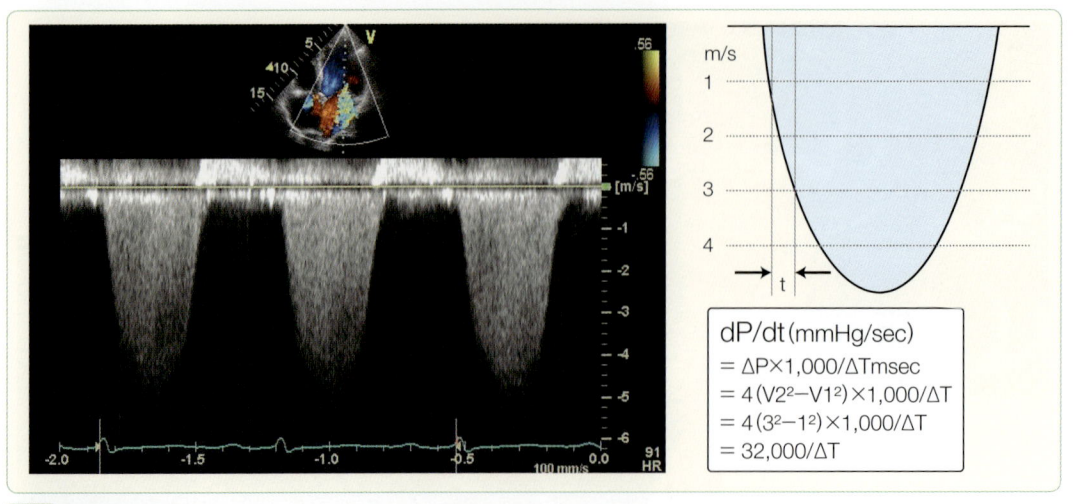

図10 dP/dt

僧帽弁逆流の流速プロファイルは左室圧曲線そのものを表していることから，最高流速に達するまでの傾きは，等容収縮期における左室圧の最大上昇率(peak dP/dt)の算出に利用することができる．実際には，僧帽弁逆流の1 m/secと3 m/sec間の時間を計測し，32,000をこの時間で除すると算出できる．

$$dP/dt(mmHg/sec)$$
$$= \Delta P \times 1,000/\Delta Tmsec$$
$$= 4(V_2^2 - V_1^2) \times 1,000/\Delta T$$
$$= 4(3^2 - 1^2) \times 1,000/\Delta T$$
$$= 32,000/\Delta T$$

左室拡張能の評価

- 左室流入血流速波形(図11a)，肺静脈血流速波形(図11b)，僧帽弁輪運動速度(図11c)を統合して拡張能を評価する(図12)．これらの指標は，左室拡張末期圧を推定するものであり，病態の進行はもとより治療の効果を把握する上で重要なものである．

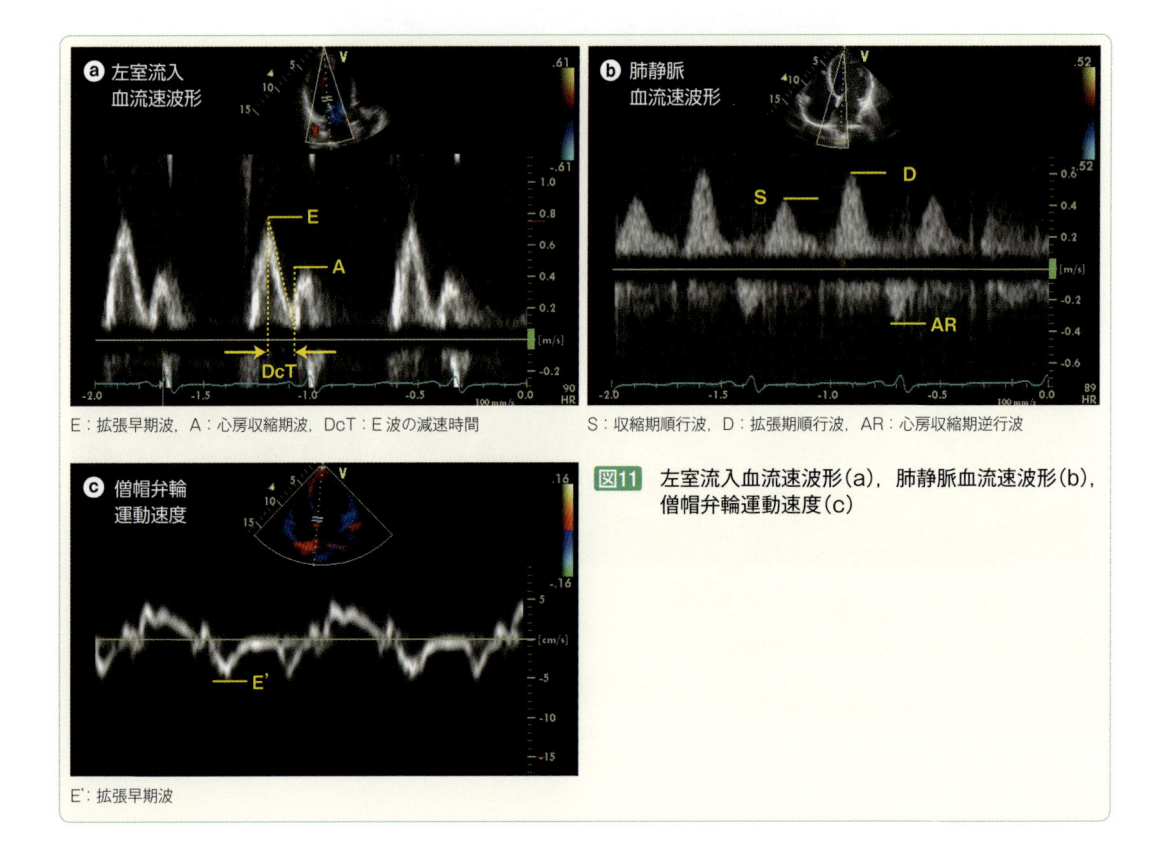

E：拡張早期波，A：心房収縮期波，DcT：E波の減速時間

S：収縮期順行波，D：拡張期順行波，AR：心房収縮期逆行波

E'：拡張早期波

図11 左室流入血流速波形(a)，肺静脈血流速波形(b)，僧帽弁輪運動速度(c)

2 拡張型心筋症

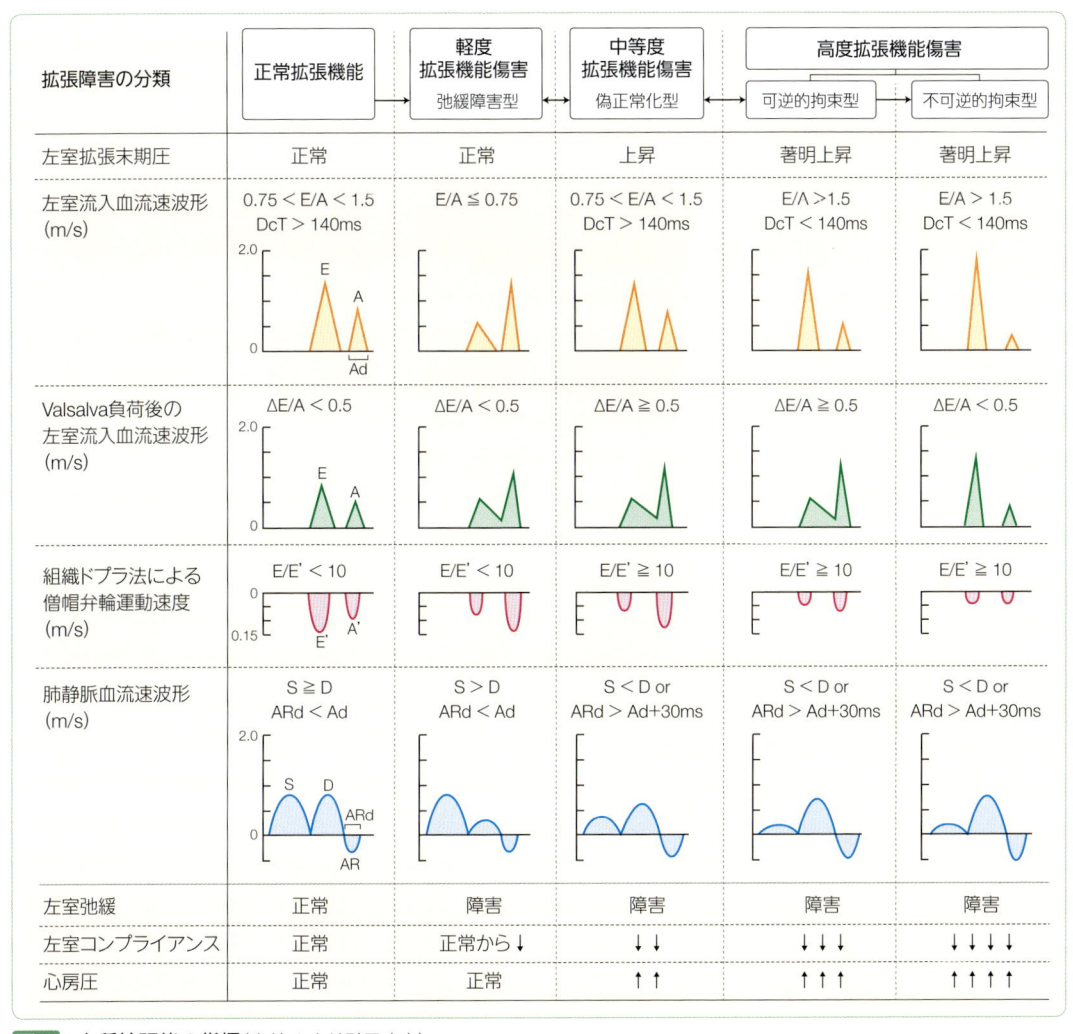

拡張障害の分類	正常拡張機能	軽度拡張機能傷害 弛緩障害型	中等度拡張機能傷害 偽正常化型	高度拡張機能傷害 可逆的拘束型	高度拡張機能傷害 不可逆的拘束型
左室拡張末期圧	正常	正常	上昇	著明上昇	著明上昇
左室流入血流速波形 (m/s)	$0.75 < E/A < 1.5$ $DcT > 140ms$	$E/A \leq 0.75$	$0.75 < E/A < 1.5$ $DcT > 140ms$	$E/A > 1.5$ $DcT < 140ms$	$E/A > 1.5$ $DcT < 140ms$
Valsalva負荷後の左室流入血流速波形 (m/s)	$\Delta E/A < 0.5$	$\Delta E/A < 0.5$	$\Delta E/A \geq 0.5$	$\Delta E/A \geq 0.5$	$\Delta E/A < 0.5$
組織ドプラ法による僧帽弁輪運動速度 (m/s)	$E/E' < 10$	$E/E' < 10$	$E/E' \geq 10$	$E/E' \geq 10$	$E/E' \geq 10$
肺静脈血流速波形 (m/s)	$S \geq D$ $ARd < Ad$	$S > D$ $ARd < Ad$	$S < D$ or $ARd > Ad+30ms$	$S < D$ or $ARd > Ad+30ms$	$S < D$ or $ARd > Ad+30ms$
左室弛緩	正常	障害	障害	障害	障害
左室コンプライアンス	正常	正常から↓	↓↓	↓↓↓	↓↓↓↓
心房圧	正常	正常	↑↑	↑↑↑	↑↑↑↑

図12 各種拡張能の指標（文献4より引用改変）
E：拡張早期波，A：心房収縮期波，DcT：E波減速時間，S：収縮期順行波，D：拡張期順行波，AR：心房収縮逆行波，Ad：A波持続時間，ARd：AR波持続時間，E'：僧帽弁輪移動速度波形の拡張早期波，A'：僧帽弁輪移動速度波形の心房収縮期波

　●左房容積を，心尖部アプローチによる四腔像および二腔像からbiplane modified Simpson法を用いて計測する（図13）．得られた左房容積は，体格の因子が影響するので体表面積で補正する．
　▶日本人における正常値は，男性で 24 ± 7 ml/m^2，女性で 25 ± 8 ml/m^2．

図13 左房容積の算出
a：心尖部四腔断面．
b：心尖部二腔断面．
LA：左房，LV：左室，
RA：右房，RV：右室．

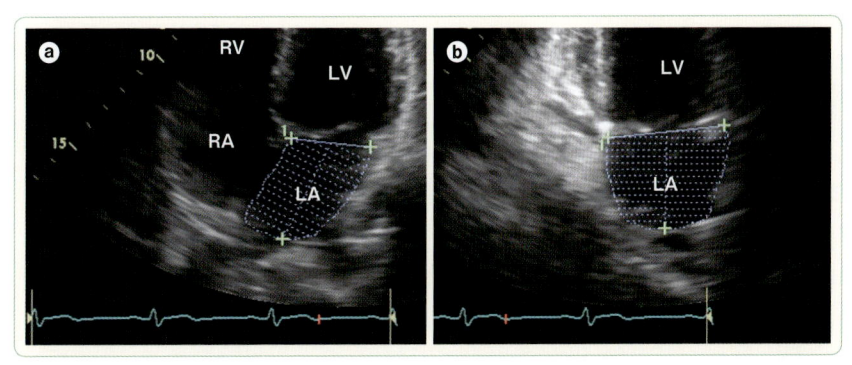

| 僧帽弁逆流がある場合 | ● PISA 法または volumetric 法により逆流量および逆流率を算出して定量評価を行う．tethering がある場合は tenting height および tenting area を計測する（図14）． |

図14 tenting height および tenting area の計測

tenting height は僧帽弁輪面から前後尖接合部までの距離（矢印），tenting area は僧帽弁輪面と前後尖で囲まれた面積（黄点線）として計測する．
LA：左房，LV：左室，RA：右房，RV：右室

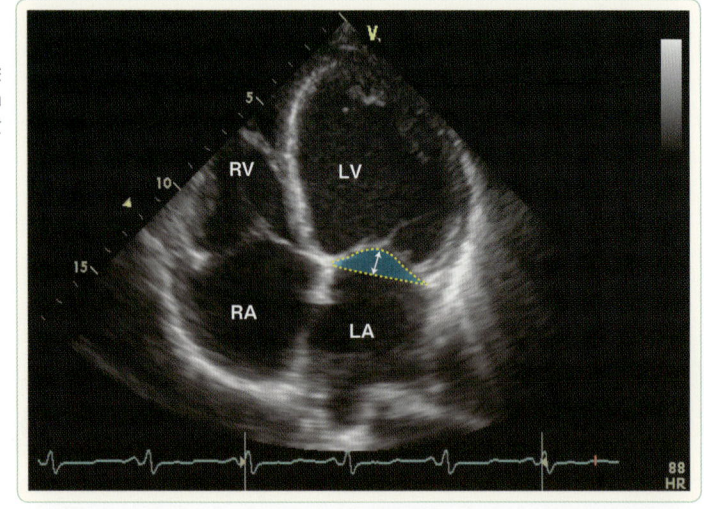

● 僧帽弁逆流波形のピーク速度を計測し，またその形状から左房内圧を推定する（図15）．

図15 僧帽弁血流波形の解析

僧帽弁逆流波形のピークが前方（カットオフサイン）にある場合には，この形状から左房圧の v 波が増高していることが推察される．

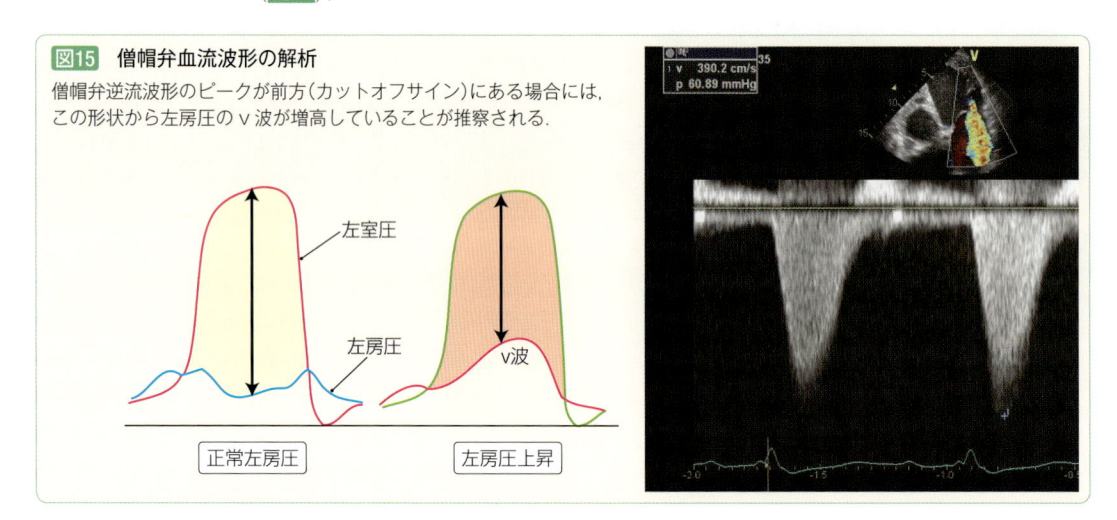

左室圧　左房圧　v波
正常左房圧　左房圧上昇

| 収縮期右室圧の推定 | ● 三尖弁逆流を有する場合は，収縮期逆流より収縮期右室圧（肺動脈圧）を簡易ベルヌーイ式を用いて推定する． |

| 心腔内血栓の検索 | ●心尖部を詳細に観察し，多方向から血栓の有無を確認する．血栓がある場合は性状評価，サイズ，可動性の評価を行う（図16 図17）． |

図16 ▶動画　左室心尖部壁在血栓
LV：左室，LA：左房，RA：右房，RV：右室，
矢印：血栓

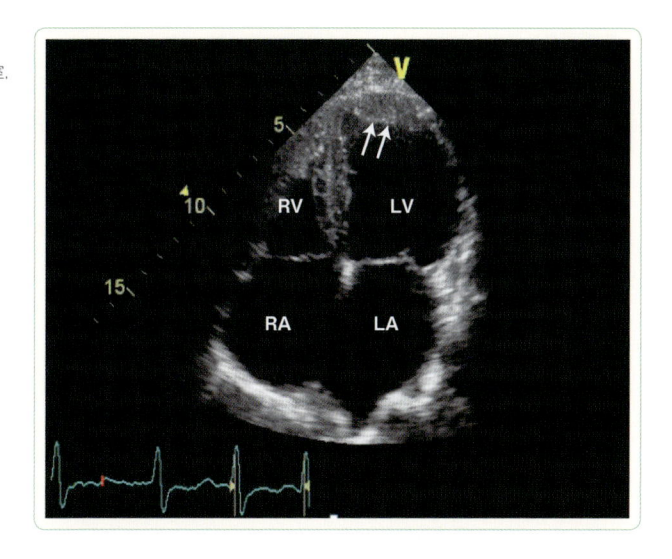

図17 ▶動画　左室心尖部球状血栓
LV：左室，LA：左房，RA：右房，RV：右室，
矢印：血栓

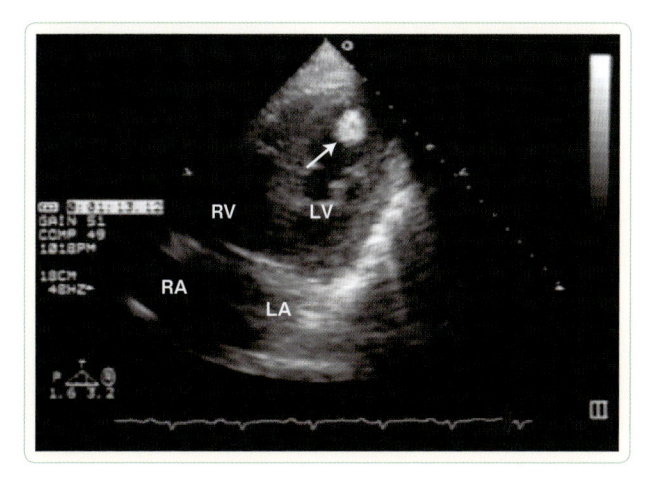

2 拡張型心筋症

検査の進め方

	Bモード法 ➡基礎と撮り方 P14, 27, 86	Mモード法 ➡基礎と撮り方 P32, 78	ドプラ法 ➡基礎と撮り方 P36, 96		
			カラー	パルス	連続波
胸骨左縁 　左室長軸断面 　左室短軸断面	□ 左室拡大 □ 左室形態 □ 左室壁運動 □ <u>左室拡張末期径</u> □ <u>左室収縮末期径</u> □ <u>左室流出路径</u>	□ 左室拡大 □ 左室壁運動 □ <u>左室拡張末期径</u> □ <u>左室収縮末期径</u> □ <u>左室内径短縮率</u>	□ 僧帽弁逆流		
心尖部 　四腔断面 　二腔断面 　長軸断面	□ 左室拡大 □ 左室形態 □ 左室壁運動 □ 血栓の有無 □ <u>左室駆出率</u> □ <u>左房容量</u> □ 僧帽弁 　 tethering 　 tenting height 　 tenting area		□ 僧帽弁逆流 □ 三尖弁逆流	□ 左室流入血流波形 　 (E, A, DcT) □ 肺静脈波形 　 (S, D, A) □ 僧帽弁輪運動速度 　 (E') □ 左室流出路血流速度 　 (TVI) □ 僧帽弁逆流定量	□ 僧帽弁逆流速度 　 (dP/dt) □ 三尖弁逆流速度 　 (右室圧推定) □ 僧帽弁逆流定量
心窩部下大静脈	□ 下大静脈形状 □ <u>下大静脈径</u> □ 呼吸性変動				

下線：計測項目

僧帽弁逆流 ➡心臓弁膜症 P60
三尖弁逆流 ➡心臓弁膜症 P72

文献

1) McKenna WJ, et al: Report of the 1995 World Health Organization/International Society and Federation of Cardiology task force on the definition and classification of cardiomyopathies. Circulation 93: 841-842, 1996
2) 日本循環器学会：循環器病の診断と治療に関するガイドライン 2011(2009-2010年度合同研究班報告). 拡張型心筋症ならびに関連する二次性心筋症の診療に関するガイドライン.
3) 日本循環器学会：循環器病の診断と治療に関するガイドライン(2009年度合同研究班報告). 循環器超音波検査の適応と判読ガイドライン(2010年改訂版).
http://www.j-circ.or.jp/guideline/pdf/JCS2010yoshida.h.pdf
4) Redfield MM, et al: Burden of systolic and diastolic ventricular dysfunction in the community: appreciating the scope of the heart failure epidemic. JAMA 289: 194-202, 2003

3 不整脈原性右室心筋症
arrhythmogenic right ventricular ardiomyopahty

病態生理

- 右室優位の心筋細胞の変性・脱落，線維性脂肪組織（fibrofatty tissue）の増加による心筋疾患．
- 基本病態は，右室の著明な拡大と収縮拡張機能低下および右室を起源とする心室性不整脈．
- 30〜50％に家族歴を認め，通常，常染色体優性遺伝を示す．近年，いくつかの染色体異常も発見されている．
- 本症の発生頻度は，2,000〜5,000人に1人とされ，3：1で男性に多い．
- 診断は，McKennaらにより提唱された診断基準（表1）が用いられることが多いが，診断感度を高めた新たな診断基準の報告もある．
- 本症は右室心筋の障害のため高度な肺高血圧を合併することはなく右室収縮期圧（肺動脈圧）は正常または軽度上昇するのみである．

表1 ARVCの診断基準

	大基準	小基準
構造または機能異常	①右室拡張と右室駆出分画低下で左室は軽度異常または正常 ②限局性右室瘤 ③右室の高度の限局性拡張	①軽度の全体的右室拡張で右室駆出分画が正常か低下，左室は正常 ②右室の軽度の限局性拡張 ③限局性の右室壁運動低下
心筋組織所見	右室の脂肪浸潤と残存心筋の存在	
心電図脱分極・伝導異常	① V1, V2, V3のみ QRS幅>110 msec ② V1, V2, V3のε波	シグナル加算心電図の遅延電位陽性
心電図再分極異常		右側胸部誘導（V2およびV3）のT波逆転（12歳以上で右脚ブロックがない場合）
不整脈		①左脚ブロックタイプの心室頻拍 ② PVCの頻発>1000/day
家族歴	生検または剖検で診断されたARVCの家族歴	①ARVCによると推定される35歳未満での急死の家族歴 ②本基準に合致した家族歴

大基準2項目，または大基準1項目＋小基準2項目，または小基準4項目があればARVCと診断する．

胸部レントゲン 図1

- 心胸郭比の拡大．
- 一般に左室機能は保たれていることから，肺うっ血所見を認めることは稀である．

図1 胸部レントゲン

身体所見

- Ⅳ音を聴取すること以外，身体所見に乏しい．

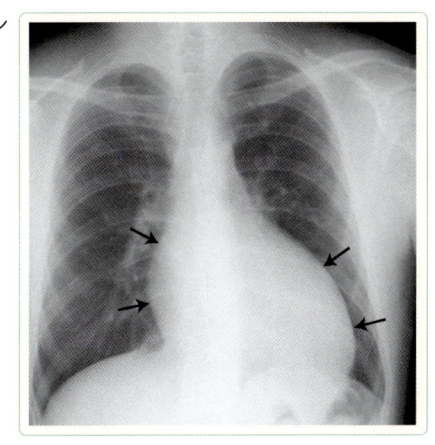

心電図 　図2

- 右脚ブロックを伴わない V1〜V3 での T 波の陰転化．
- **QRS 幅延長（＞110 msec）**
- 左脚ブロック型の心室性不整脈または心室頻拍，時として多形性の心室頻拍を認める．
- 右室伝導遅延による *ε 波*
  （post excitation wave）

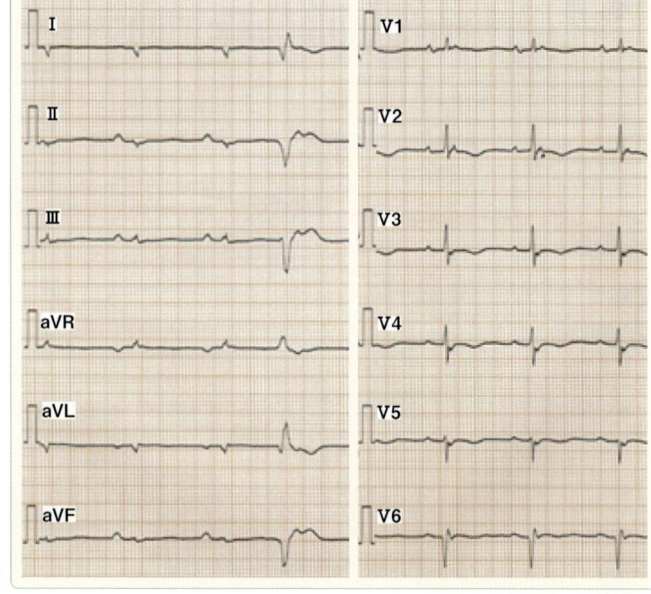

図2　心電図

Point

ε波（図3）

QRS の終末部から ST にかけて小さな高周波成分を有する notch であり，右室の興奮が反映しやすい右胸部誘導の V1〜V3 に認められることが多い．しかし，ε波は心筋梗塞，肺高血圧，サルコイドーシスなど ARVC 以外の疾患でも認められることがある．

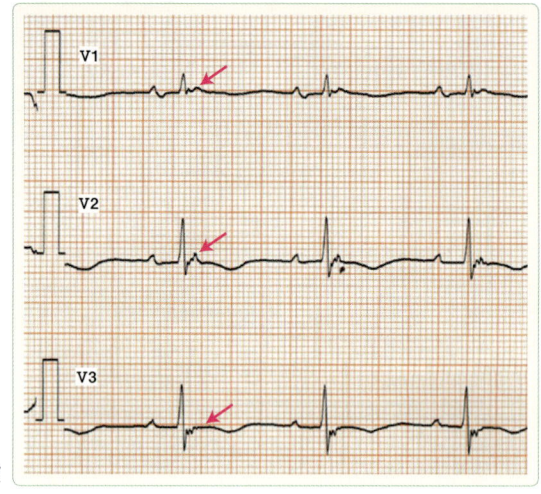

図3　ε波

MRI

- T1 強調画像：心筋の**脂肪変性を高信号**として描出．
- ガドリニウム（Gd）による遅延造影 MRI：**心筋の線維化を高信号**として描出．
- cine MRI：右室の心機能と形態評価．

治療法

- 抗不整脈薬
- カテーテルアブレーション
- 植え込み型除細動器（implantable cardioverter defibrillator, ICD）
- 右心不全が存在すれば，利尿剤などの心不全に対する薬物療法を併用．

心エコー所見

右室拡大，壁運動低下の観察

図4 図5 図6 図7 図8 図9 図10

- 右室病変は，右室流出路，心尖部，横隔膜面に好発するため，多断面から観察する．
- 心筋の脂肪変性や線維化が左室壁に波及した場合は，左室にも壁の菲薄化や壁運動が出現する．

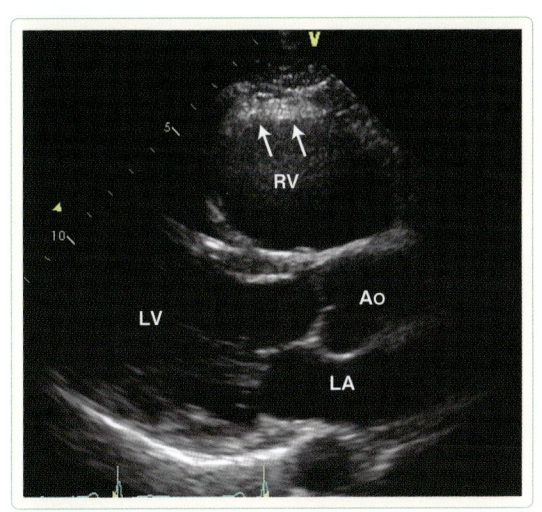

図4 ▶動画 胸骨左縁左室長軸断面
右室の拡大(矢印)と壁運動異常を認める．
Ao：大動脈，LA：左房，LV：左室，RV：右室

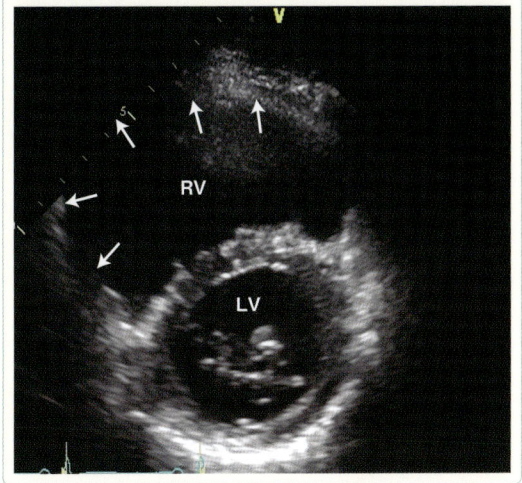

図5 ▶動画 胸骨左縁左室短軸断面(僧帽弁レベル)
右室の著明な拡大を認める(矢印)．心室中隔は収縮期，拡張期ともRVからの圧排はなく，左室は正円をなす．
LV：左室，RV：右室

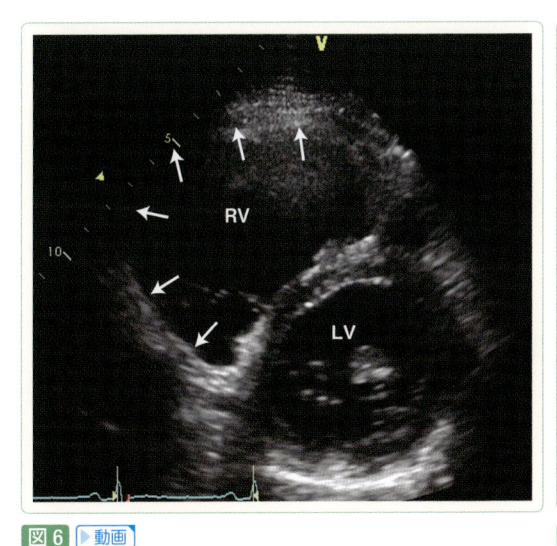

図6 ▶動画 胸骨左縁左室短軸断面(右室を中心に描出)
右室の著明な拡大を認める(矢印)．
LV：左室，RV：右室

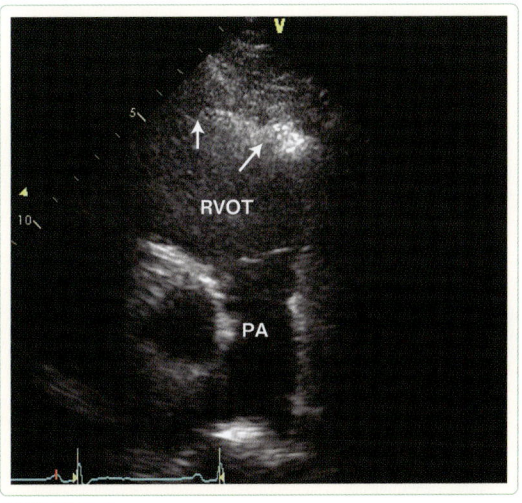

図7 ▶動画 右室流出路断面
右室流出路が瘤状に拡大する(矢印)が，PAの拡張は認めない．
PA：肺動脈，RVOT：右室流出路

3　不整脈原性右室心筋症

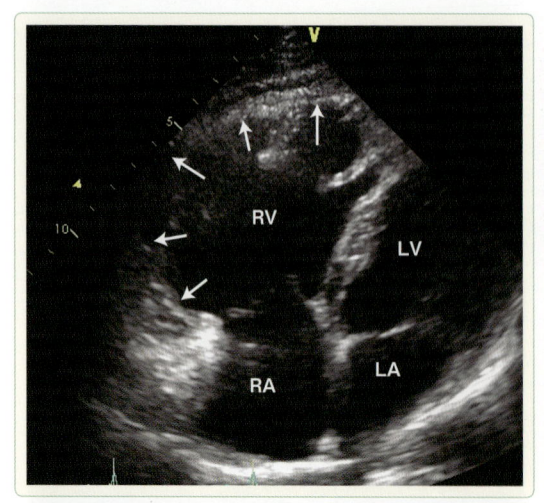

図8 ▶動画 左胸骨四腔断面
右室(矢印)と右房の拡大と，右室の壁運動異常を認める．
LA：左房，LV：左室，RV：右室，RA：右房

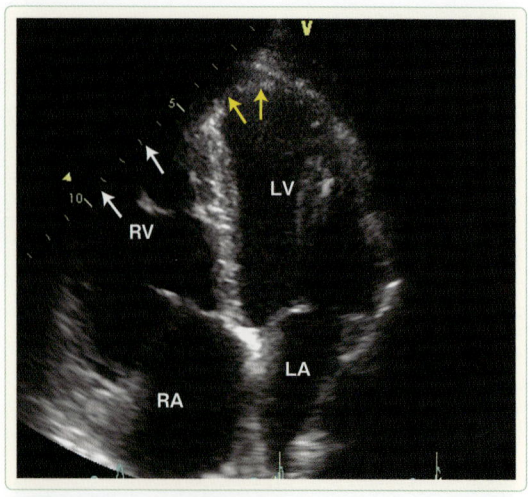

図9 ▶動画 心尖部四腔断面
右房の拡大を認める．また，右室の全体像が描出されていないが，視野角に収まっておらず，右室の拡大が疑われる(白矢印)．また，左室は心尖部に限局した壁運動異常を認める(黄矢印)．
LA：左房，LV：左室，RV：右室，RA：右房

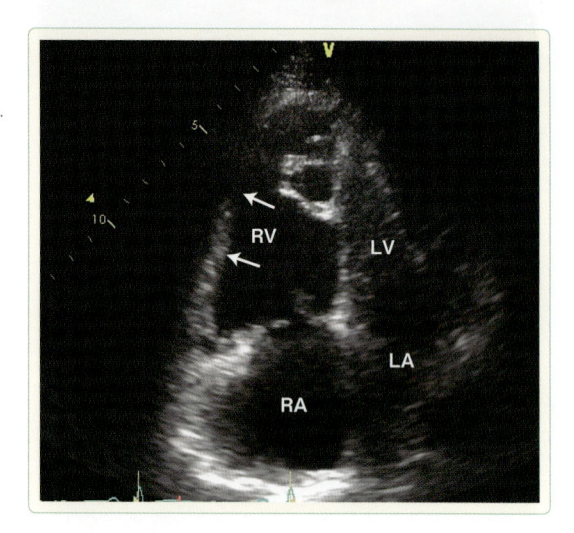

図10 ▶動画
心尖部四腔断面(右室を中心に描出)
右室(矢印)と右房の拡大と，右室の壁運動異常を認める．
LA：左房，LV：左室，RV：右室，RA：右房

三尖弁逆流	● 三尖弁輪の拡大に伴う，高度な三尖弁逆流を認める場合もある． ● 右室収縮期圧（肺動脈圧）は正常または軽度増加にとどまり，60〜70 mmHgを超えるようなら本症は否定的．
心腔内血栓	● 壁運動の低下した右室に限らず，右房内にも血栓が形成されることもある．

右室拡大の評価

▶ ① 右室内腔（図11）

- 心尖部四腔断面より探触子を内側に移動させ，右室が最も大きく描出される断面を描出．
- 拡張末期の時相において，基部（RVD1），中位（RVD2），長軸長（RVD3）を計測する．
- RVD1＞42 mm，RVD2＞35 mm，RVD3＞86 mm を右室拡大とする．

> **図11** 右室内腔径の計測
> 拡張末期の時相において，基部（RVD1），中位（RVD2），長軸長（RVD3）を計測する．

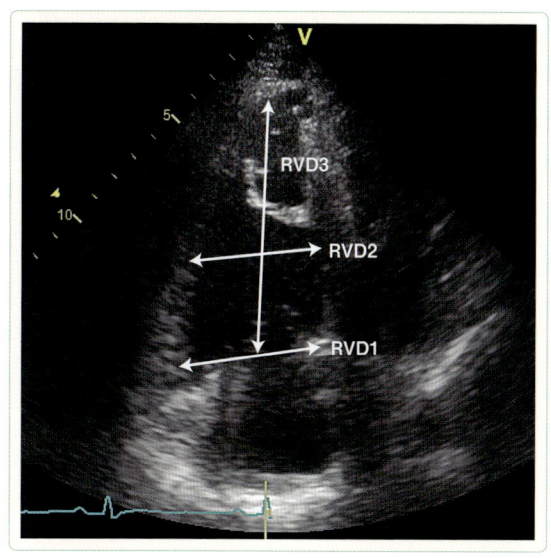

▶ ② 右室流出路径（図12）

- 拡張末期の時相にて近位部（RVOT-Prox）と遠位部（RVOT-Distal）を計測する．
- 近位部は胸骨左縁左室長軸もしくは短軸断面で弁下部を計測する．
- 遠位部は胸骨左縁左室短軸断面で肺動脈弁直下の径を計測する．
- 遠位部＞27 mm，近位部（長軸）＞33 mm を拡大とする．

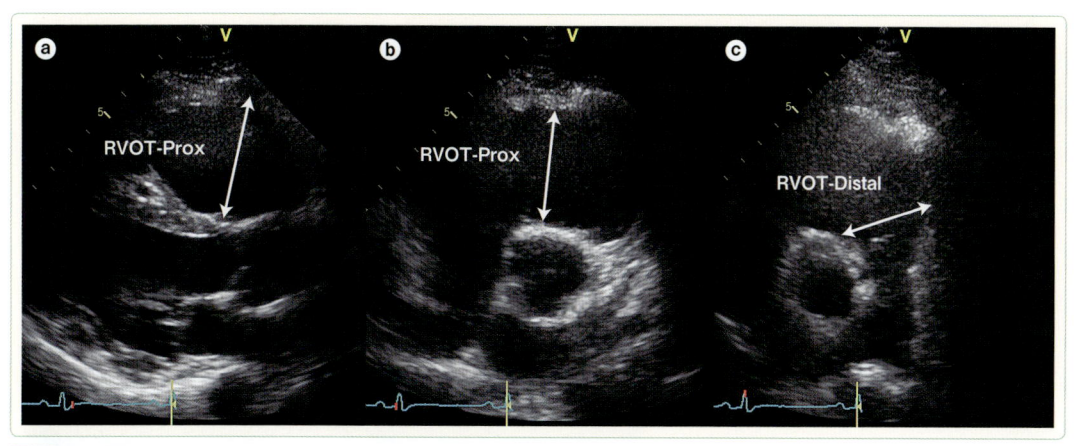

図12 右室流出路径の計測
a：胸骨左縁左室長軸断面，b, c：胸骨左縁左室短軸断面．
拡張末期の時相にて近位部（RVOT-Prox）と遠位部（RVOT-Distal）を計測する．

右室収縮能の評価

▶ ① 右室面積変化率（fractional area change, FAC）（図13）

- 右室収縮能評価の一つであり，右室駆出率（EF）の代替指標として用いられる．
- 右室が最も大きく描出される心尖部四腔断面より，右室拡張末期と収縮末期の右室内膜面をトレースして得られた右室断面の面積を次式に代入して算出する．

> （拡張末期面積－収縮末期面積）／拡張末期面積×100

- **RV FAC＜35 %で右室収縮能低下**と評価する．

図13 右室面積変化率（FAC）
a：拡張期，b：収縮期．
右室が最も大きく描出される，心尖部四腔断面より，右室拡張末期と収縮末期の内膜面をトレースし，得られた右室の断面積を次式に代入して算出する．

（拡張末期面積－収縮末期面積）／拡張末期面積×100

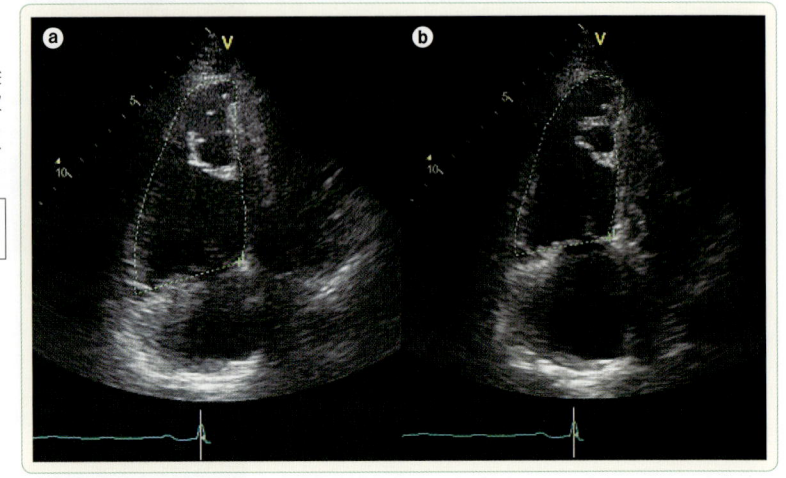

▶ ② 三尖弁輪収縮期移動距離（tricuspid annular plane systolic excursion, TAPSE）（図14）

- 右室自由壁側三尖弁輪の長軸方向への移動距離．
- 心尖部四腔断面より，Mモード法にて右室自由壁の三尖弁輪の移動距離を計測する．
- **17 mmを正常下限**とする．
- 右室局所の評価であり，右室全体の機能を反映しえないという欠点もある．

図14 三尖弁輪収縮期移動距離
Mモード法により，右室自由壁三尖弁輪の移動距離を計測する．

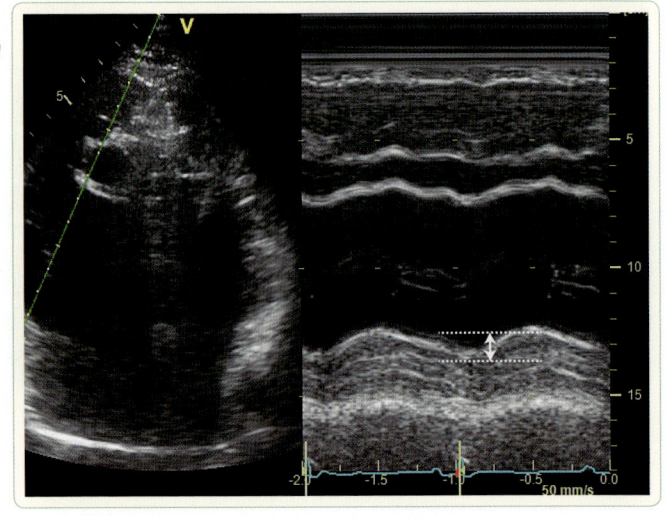

3　不整脈原性右室心筋症

図15 パルスドプラ法による右室MPIの算出
TCO：Tricuspid closure opening time（三尖弁閉鎖-開放時間）
ET：ejection time（駆出時間）

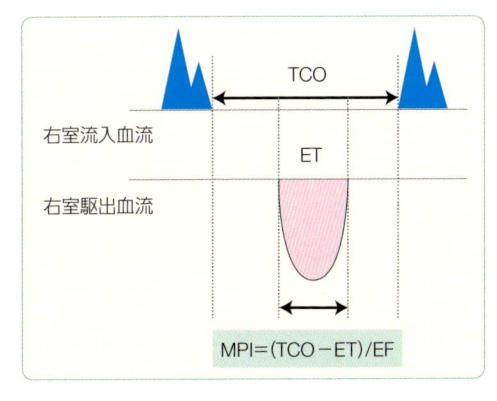

$$MPI=(TCO-ET)/EF$$

▶ ③ RV MPI（right ventricular myocardial performance index）（図15）

- 右室の収縮能と拡張能を合わせた右室全体の機能評価の一つ．
- パルスドプラ法による右室流入血流波形および右室流出路波形もしくは，組織ドプラ法における三尖弁輪壁運動速波形から得られた等容弛緩時間（IRT），等容収縮時間（ICT）および駆出時間（ET）を，次式に代入して算出する．

$$(IRT + ICT)/ET$$

- **パルスドプラ法にて 0.40，組織ドプラ法にて 0.55 が，正常上限**とされる．

▶ ④ 三尖弁輪壁運動速度（図16）

- 心尖部四腔断面にて，組織ドプラ法による三尖弁輪壁運動速波形から収縮期順行波（S'波）速度を計測する．
- **10 cm/s 未満で右室収縮低下**を疑う．

図16 三尖弁輪壁運動速度

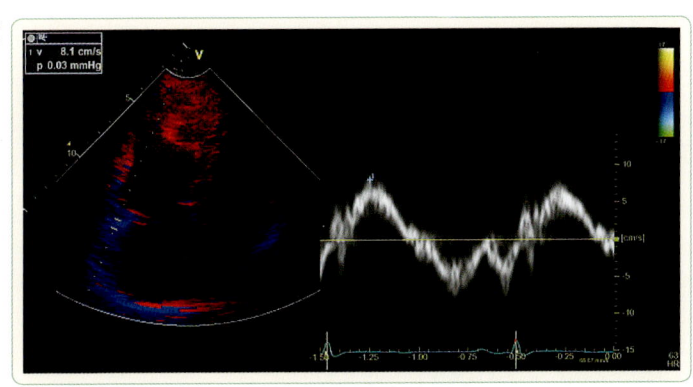

右室拡張能の評価	● 右室流入血流の拡張早期波（E波）と心房収縮期波（A波）の比E/Aまたは三尖弁輪の壁運動速波形E'との比E/E'から評価する． ● E/A＜0.8であれば弛緩障害，0.8≦E/A≦2.1で，E/E'＞2.1もしくは拡張期優位の肝静脈血流を認められた場合偽正常化，E/A＞2.1で，E波減速時間（DcT）＜120 msecで拘束パターンを示唆する．

検査の進め方

	Bモード法 ➡基礎と撮り方 P14, 27, 86	Mモード法 ➡基礎と撮り方 P32, 78	ドプラ法 ➡基礎と撮り方 P36, 96		
			カラー	パルス	連続波
胸骨左縁 左室長軸断面	□右室拡大 □右室壁運動 □左室狭小 □心室中隔奇異性運動 □<u>右室流出路径</u>	□心室中隔奇異性運動 □<u>左室径</u> □<u>左房径</u> □<u>大動脈径</u>			
胸骨左縁 左室短軸断面	□右室拡大 □右室壁運動 □左室扁平化・狭小化 □心室中隔奇異性運動 □<u>右室流出路径</u>				
右室流入路 長軸断面	□右心系拡大 □三尖弁輪拡大 □右室壁運動 □心腔内血栓		□三尖弁逆流	□<u>RV MPI</u> □<u>右室流入路血流速波形（TCO）</u>	□<u>三尖弁逆流速度</u>
右室流出路 長軸断面	□<u>右室流出路径</u>		□肺動脈弁逆流	□<u>RV MPI</u> □<u>右室流出路血流速波形（駆出時間）</u>	□<u>肺動脈弁逆流拡張末期速度</u>
左胸壁四腔断面	□右心系拡大 □三尖弁輪拡大 □右室壁運動 □心腔内血栓				
心尖部四腔断面	□右心系拡大 □三尖弁輪拡大 □右室壁運動 □心腔内血栓 □<u>右室内径</u> □<u>FAC</u> □<u>modified Simpson法</u>	□<u>TAPSE</u>	□僧帽弁逆流 □三尖弁逆流	□<u>左室流入血流速度波形</u> □<u>僧帽弁輪壁運動速波形</u> □<u>右室流入血流速度波形</u> □<u>三尖弁輪壁運動速波形</u>	□<u>三尖弁逆流速度</u>
心尖部二腔断面	□<u>modified Simpson法</u>				
心尖部長軸断面			□僧帽弁逆流		
心窩部四腔断面	□右心系拡大 □右室壁運動 □心腔内血栓				
心窩部下大静脈	□<u>下大静脈径</u>・呼吸性変動				

下線：計測項目
TCO：tricuspid closure opening time
TAPSE：tricuspid annular plane systolic excursion
FAC：fractional area change
RV MPI：right ventricular myocardial performance index
僧帽弁逆流 ➡心臓弁膜症 P60
三尖弁逆流 ➡心臓弁膜症 P72
肺動脈弁逆流 ➡心臓弁膜症 P84

文献

1) Richardson P, et al: Report of the 1995 World Health Organization/International Society and Federation of Cardiology Task Force on the Definition and Classification of Cardiomyopathies. Circulation 93: 341-342, 1996
2) McKenna WJ, et al : Diagnosis of arrhythmogenic right ventricular dysplasia/cardiomyopathy. Task Force of the Working Group Myocardial and Pericardial Disease of the European Society of Cardiology and of the Scientific Council on Cardiomyopathies of the International Society and Federation of Cardiology. Br Heart J 71: 215-218, 1994
3) Marcus FI, et al : Diagnosis of arrhythmogenic right ventricular dysplasia/cardiomyopathy: proposed modification of the task force criteria. Circulation 121: 1533-1541, 2010
4) Rudski LG, at al: Guidelines for the echocardiographic assessment of the right heart in adults: a report from the American Society of Echocardiography endorsed by the European Association of Echocardiography, a registered branch of the European Society of Cardiology, and the Canadian Society of Echocardiography. J Am Soc Echocardiogr 23: 685-713, quiz 786-788, 2010
5) Lang RM, et al: Recommendations for Chamber Quantification: a report from the American Society of Echocardiography's Guidelines and Standards Committee and the Chamber Quantification Writing Group, Developed in Conjunction with the European Association of Echocardiography, a Branch of the European Society of Cardiology. J Am Soc Echocardiogr 18: 1440-1463, 2005

4 心アミロイドーシス〜拘束型心筋症
cardiac amyloidosis〜restrictive cardiomyopathy

拘束型心筋症の病因

- 心筋性
  - 特発性拘束型心筋症（非常に稀）
  - アミロイドーシス
    （拘束型心筋症の代表的疾患）
  - サルコイドーシス
  - Gaucher 病　など
- 心内膜下心筋性
  - 心内膜下心筋線維症
  - 好酸球増加症
  - カルチノイド
  - 転移癌
  - 放射線治療後
  - 抗癌剤などの薬剤性

アミロイドーシスの原因

- 原発性（**AL：Light-chain Associated**）
- トランスサイレチン関連
  （**ATTR：Trans-ThyRetine Associated**）
  - 変異（mutation）トランスサイレチンアミロイドーシス（**ATTRm**）：100 種類以上の変異の存在が知られている．変異の種類により心病変の重症度が異なる．
  - 老人性アミロイドーシス
    （**SSA：Senile Systemic Amyloidosis**）
- 異常アポリポ蛋白（AapoA1）
- 血漿アミロイド蛋白 A（AA）
- 心房利尿ペプチド（AANP）

症状

❶ 心不全

- 病因により発症の仕方が異なる．
- AL 心アミロイドーシスの場合は心不全の発症は通常急速で進行性である．進行性の呼吸困難が一般的で，進行すると腹水を呈することが少なくない．**体重減少**を示すことが多い．頸静脈圧の上昇，末梢浮腫，肝腫大といった**右心不全症状が優位**であることが多い．さらに進行すると労作時呼吸困難，起坐呼吸などの左心不全症状を引き起こす．
- ATTRm の心アミロイドーシスでは，一般的に心不全発症後の進行は緩徐である．

❷ 不整脈，血栓塞栓症

- 心アミロイドーシスでは，心房筋へのアミロイド沈着が早期からみられ，重症例では洞調律下でも**左房内血栓**がみられることがある．
- 心房性不整脈（多くは心房細動）は 10〜15 ％の患者にみられるが，このような患者では血栓塞栓症の頻度が高い．
- サルコイドーシスでは，心室性不整脈を呈することがあり，持続性心室頻拍症を呈し治療に難渋することがある．好酸球増加症の時は，**左室内血栓**を形成することがある．
- AL アミロイドーシスでは**心臓突然死**がよくみられるが，心室性不整脈は稀で，electromechanical dissociation によることが多い．刺激伝導系の障害を伴うことがある．特に ATTRm アミロイドーシスで頻度が高い．

❸ 狭心痛

- 心筋**内細動脈病変**による心筋虚血，肺高血圧症などが原因となる．
- アミロイドーシス，サルコイドーシスなどで典型的な狭心症をみることがある．
- アミロイドーシスでは心筋内細動脈へのアミロイド沈着により典型的胸痛（**microvascular angina**）を訴える患者がいる[1]．

鑑別診断

❶ 本当の心筋肥大（true hypertrophy）を呈する疾患

①圧負荷により反応性に肥大するもの
- 大動脈弁狭窄
- 大動脈縮窄症
- 高血圧症　など

②明らかな原因がなく肥大するもの
- 肥大型心筋症

③生理的に肥大を示すもの
- スポーツ心　など

④虚血性心疾患に伴う左室リモデリング

⑤容量負荷に伴う肥大
- 大動脈弁閉鎖不全症
- 僧帽弁閉鎖不全症　など

⑥加齢心
- 原因は複合的要因による

❷ 見かけ上心室壁が厚くなる病態

①浸潤性心疾患（infiltrative cardiomyopathy）
- 沈着する物質による分類
  ⓐ過剰輸血による過剰鉄沈着
    - ヘモクロマトーシス
  ⓑ先天性代謝異常
    - Pompe 病
    - Fabry 病　など

②肉芽腫性心筋疾患
- サルコイドーシス

③原発性，転移性腫瘍

④心筋炎急性期（1部）

⑤脚気心
- 間質の浮腫による

⑥その他
- MELAS（ミトコンドリア脳筋症）
- Crow-Fukase 症候群　など

❸ その他肥大と間違えやすいもの

- 右室側筋束（moderator band）

病態生理

- **拘束型心筋症**は，通常の左室収縮性指標において収縮不全を伴わない左室のコンプライアンスが低下した左室拡張期充満障害を特徴とする病態で，通常左室容積は正常である．
- 進行すると左房，右室，右房の3室が拡大するほか（three chamber enlargement），心不全例では肺うっ血像，胸水貯留などが認められる．
- 心アミロイドーシスは拘束型心筋症の原因として代表的な疾患であるが，その原因により予後は大きく異なる．すなわち，Plasma cell dyscrasia に関連した原発性（AL）心アミロイドーシスでは，心不全発症後無治療平均生存率は約6カ月未満とされるのに対し，家族性（ATTR）アミロイドーシスでは心不全発症後の予後ははるかに良好である．
- AL アミロイドーシスでは，免疫グロブリン軽鎖が心筋毒性を有することがその原因の一つとされている．
- AL，ATTR アミロイドーシスでは，アミロイド蛋白の沈着は心内膜側から始まるために，左室長軸方向の収縮が早期から現れ，円周方向すなわち左室内径短縮率は正常に留まる．
- 老人性アミロイドーシスでは，野生型トランスサイレチンの心筋への大量沈着をきたすもので，70歳以上の男性に多い（男女比 20：1 から 50：1 という報告がある）．
  - 少量の野生型トランスサイレチンの沈着は，80歳以上の剖検例の 50〜80％に認められるとされている．
  - 頻度は不明であるが，皮下脂肪の生検で見つかる症例が増えている．

身体所見[1]

- 心尖拍動は触れないことが多い.
- 心音Ⅰ音とⅡ音は正常であることが多い.
- 左室性Ⅲ音は聞こえないことがほとんどであるが, 右室拡張, 収縮不全をきたすと右室性Ⅲ音を聴取する.
- Ⅳ音は聴取しない（アミロイド沈着による心房収縮不全のため）.
- 低血圧（心拍出量低下＋自律神経障害）.
- 浮腫：右心不全症状が目立つ.
- 体重減少.
- 皮膚症状：易出血性による紫斑, 眼窩の皮下出血, 爪萎縮.
- 巨舌.
- 嗄声.
- 神経症状：手根幹症候群（SSA）, 唾液腺腫脹, 末梢神経障害.
- 肝腫大（アミロイド沈着）.

胸部レントゲン 図1

- 特異的な所見はない.
- 両側胸水貯留を認めることがある（右心不全が著明でなくても出現しうる）.

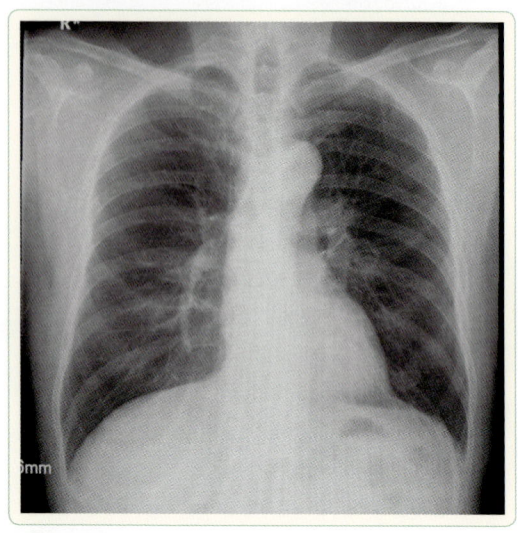

図1 胸部レントゲン

心電図 図2

- 低電位（肢誘導<5 mm）.
- 右脚ブロックはほとんど認めない.
- 左脚ブロックは比較的みられる.
- 胸部誘導における poor R progression.
- 前胸部誘導の QS パターン（偽前壁心筋梗塞パターン）.
- 房室ブロック（特に ATTRm）.

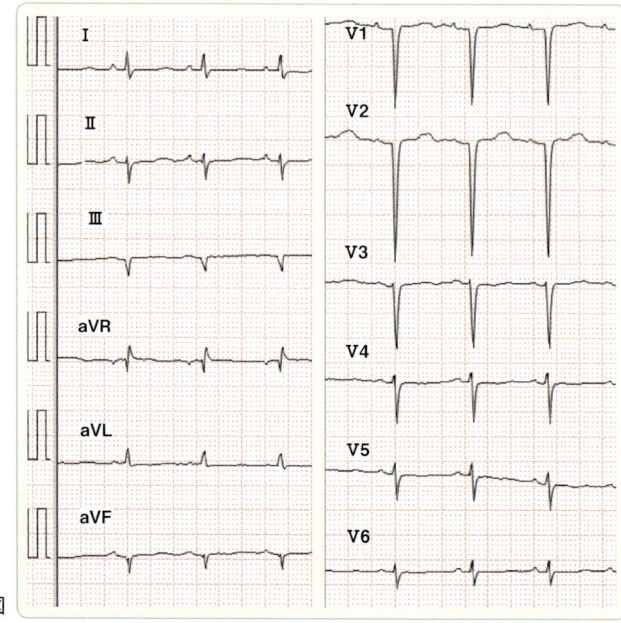

図2 AL アミロイドーシスの心電図

心臓カテーテル検査

- 左室拡張末期圧の上昇.
- dip and plateau pattern.
- **心筋生検**は心アミロイドーシスの診断に有用（検出率 99 %）

治療法

❶ 心不全に対する治療（AL アミロイドーシスの場合）

- **治療の中心は利尿薬**の使用.
  - 全身浮腫を伴うような症例では利尿薬の静脈注射が必要（消化管からの利尿薬吸収が障害されるため）
- **ACE 阻害薬，ARB**：少量でも低血圧を引き起こすため**使用困難**.
  - 自律神経障害のため，低血圧になっている場合，RAS 系の亢進で昇圧しているためと考えられている.
- β遮断薬：データなし．心不全，低血圧のため使用困難.
- カルシウム拮抗薬：**禁忌**（negative inotropic effect）
- 硝酸薬：無効.
- ジギタリス：無効，アミロイド線維に強く結合するため中毒を起こしやすい.
- 抗凝固療法：心房細動があれば必要，洞調律でも左房内血栓ができる.
  - 僧帽弁流入速波形の心房収縮期波（A 波）<20 cm/s で適応，経食道心エコーでの左心耳血流速度<40 cm/s で適応.

❷ アミロイドーシスタイプ別治療

- AL アミロイドーシス：化学療法（メルファラン＋自己末梢血幹細胞移植，プレドニン，分子標的薬など）．
- ATTRm：肝移植（変異トランスサイレチンは肝臓で作られるためその原因を除くため），新薬（ジフルニサル，タファミディス）．
- AA：炎症性基礎疾患の治療.
- SSA：新薬（ジフルニサル，タファミディス）．

心エコー所見

● 左室壁の肥厚，心房拡大を認める（図3）．

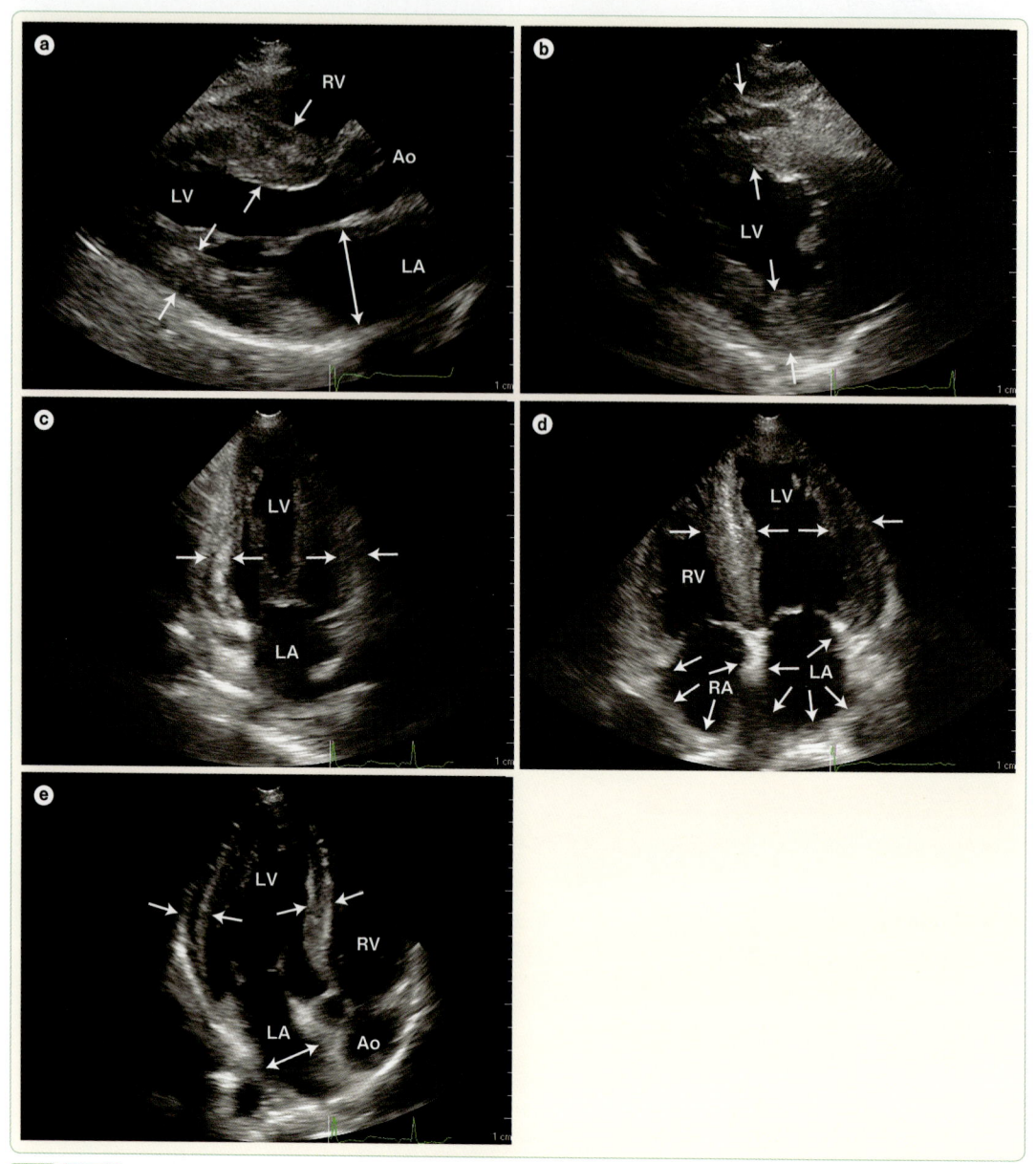

図3 ▶動画　ALアミロイドーシスの心エコー
a：胸骨左縁左室長軸断面，b：胸骨左縁左室短軸断面，c：心尖部二腔断面，d：心尖部四腔断面，e：心尖部長軸断面．
Ao：大動脈，LA：左房，LV：左室，RA：右房，RV：右室

Point
Granular sparkling pattern について
- Harmonic imaging が標準搭載されるようになったころ，granular sparkling pattern（不均一に顆粒状の高輝度エコー）から心アミロイドーシスが疑われるという紹介が増えたことから，harmonic imaging 自体が granular sparkling を作ることが示唆されている．
- また，このパターンはアミロイドーシスには特異的ではなく，実際の表現としては使用されなくなってきている．

4　心アミロイドーシス〜拘束型心筋症

図4 ALアミロイドーシスの左室Mモード像

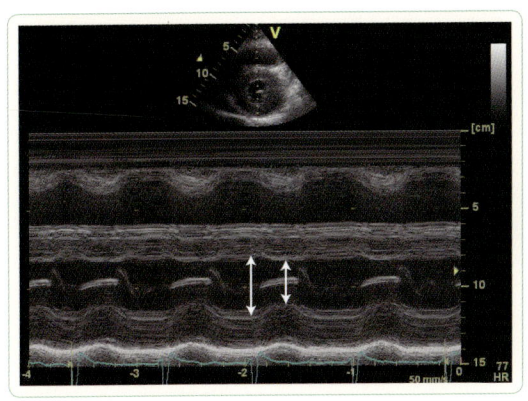

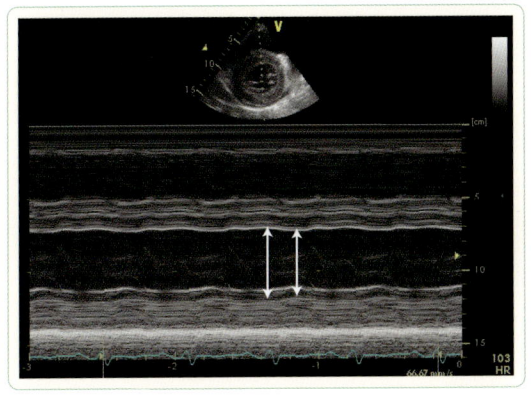

図5 重症心不全を呈するALアミロイドーシスのMモード像

- 左室Mモード：病末期まで内径短縮率（fractional shortening, FS）は保たれる（図4）．
- 重症心不全を呈したALアミロイドーシス症例：FSは著しく低下している（図5）．

> **Pitfall** 心アミロイドーシス（老人性を除く）では，心不全末期まで左室FSは低下をきたさないため，FSが保たれているから左室収縮は保たれていると考えてはならない．一方，僧帽弁輪移動速度波形の収縮期順行波（S'），拡張期早期波（E'）はFSが保たれていても低下を示す．

- 左室壁のみならず，心房中隔，房室弁，右室の肥厚を示すことがある．弁の肥厚に伴い，弁逆流を生ずる．典型的な心不全症例では，右室収縮低下に伴い，三尖弁逆流速度は正常と比して低値をとることが多い（図6）．

> **Point** 心室壁のみでなく，心房，心房中隔，房室弁も肥厚を呈する．これらの所見の存在は，心アミロイドーシスを強く示唆する．

図6 ▶動画　心尖部四腔断面
心房中隔の著明な肥厚を認める．
LA：左房
LV：左室
RA：右房
RV：右室

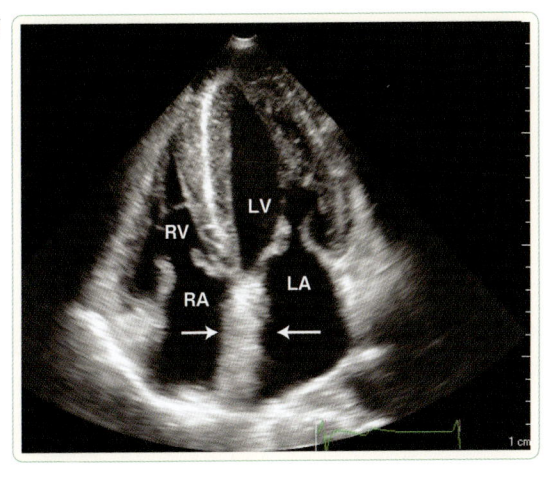

4 心アミロイドーシス〜拘束型心筋症

49

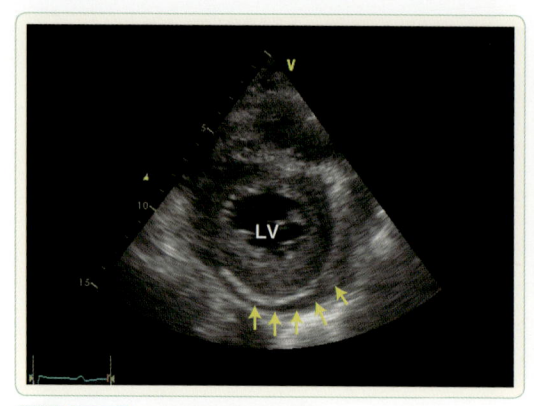

図7 ▶動画 心膜液の貯留（矢印）
LV：左室

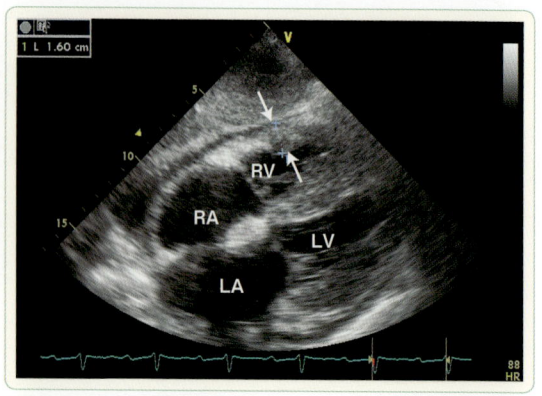

図8 ▶動画 心窩部断面
右室自由壁の肥厚を認める．
LA：左房，LV：左室，RA：右房，RV：右室

- 全周性の心膜液を認める．**心膜液貯留は予後不良サインである**（図7）．
- 左室，右室自由壁，心房中隔，右心房の肥厚を認める（図8）．

> **Point** 肺高血圧を伴わない右室自由壁の肥厚は心アミロイドーシスに特徴的な所見である．

- 図9 図10 はいずれも AL アミロイドーシス症例である．
- 左室壁厚は両者ともほぼ同等であるが，ドプラ指標は著しく異なる（表1）．
  ▶ 図9 に対して図10 では著しい拡張障害を認める[2,4]．

表1 図9 図10 のドプラ指標

	図9	図10
心室中隔厚	20.1 mm	21.6 mm
僧帽弁流入速波形（TMF）の拡張早期波（E 波）	59 cm/s	50 cm/s
心房収縮期波（A 波）	65 cm/s	15 cm/s
E 波減速時間（DcT）	227 ms	132 ms
肺静脈血流速波形（PVF）の収縮期順行波（S 波）	65 cm/s	13 cm/s
拡張期順行波（D 波）	33 cm/s	66 cm/s
心房収縮逆行波（AR 波）	35 cm/s	10 cm/s
E 波と僧帽弁輪移動速度波形の拡張早期波（E' 波）の比 E/E'	11.8	50

- 図11 に病態による波形の変化を示した．
  ▶ 上段から，弁輪部パルス組織ドプラ波形（pulsed TDI），僧帽弁流入速波形，肺静脈血流速波形である．
- TMF の E/A 比，TMF の DcT，PVF の D/S 比，E'，E/E' は AL アミロイドーシスの**予後予測因子**である．
- E' は心機能悪化，心不全進行に伴い一方向性に低下してゆく[2〜4]．
- TMF の A＜20 cm/s の場合は，洞調律でも**左房内血栓を形成**する確率が高く，**抗凝固療法**の適応となる．
- スペックルトラッキングによる左室 longitudinal strain（図12）は AL アミロイドーシスの生命予後予測因子となる[5]．

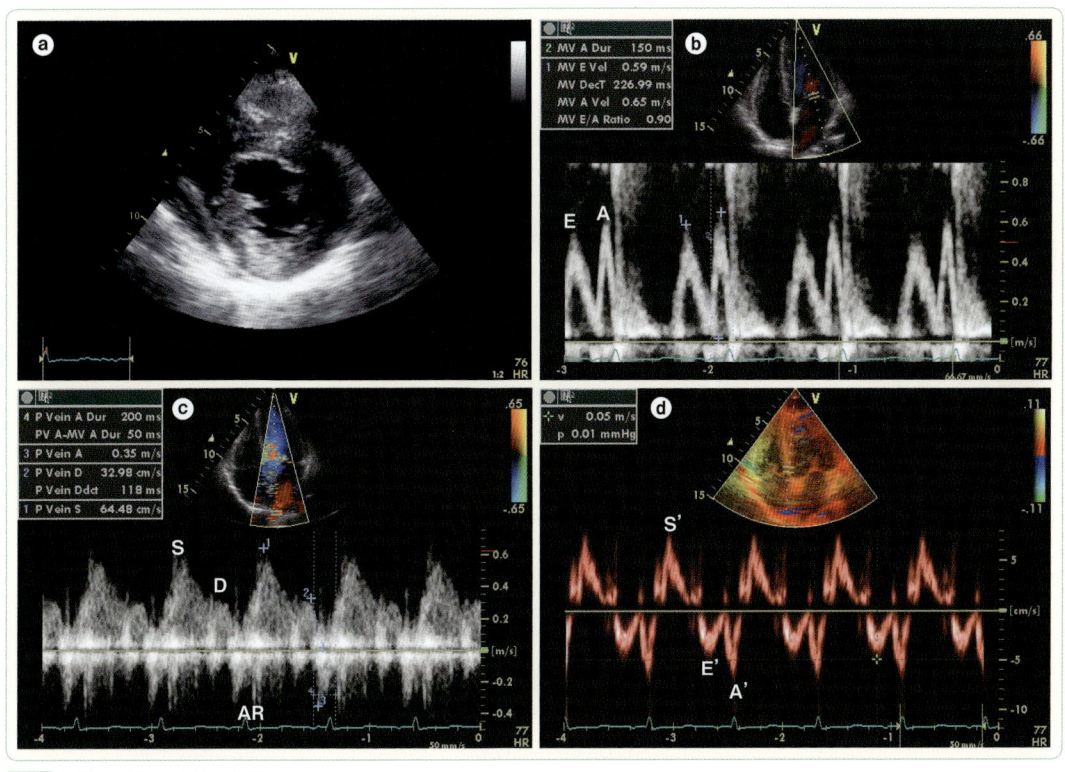

図9 AL アミロイドーシス
a：胸骨左縁左室短軸断面，b：僧帽弁流入速波形，c：肺静脈血流速波形，d：弁輪部パルス組織ドプラ．

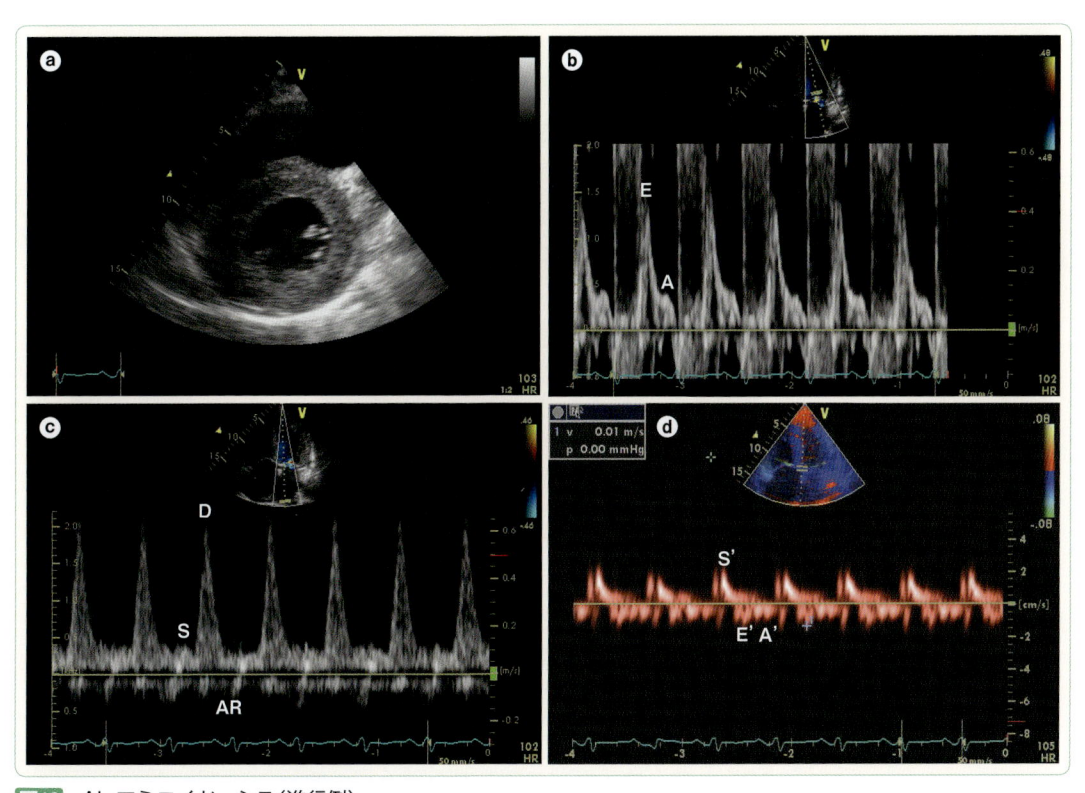

図10 AL アミロイドーシス（進行例）
a：胸骨左縁左室短軸断面，b：僧帽弁流入速波形，c：肺静脈血流速波形，d：弁輪部パルス組織ドプラ．

4 心アミロイドーシス～拘束型心筋症

51

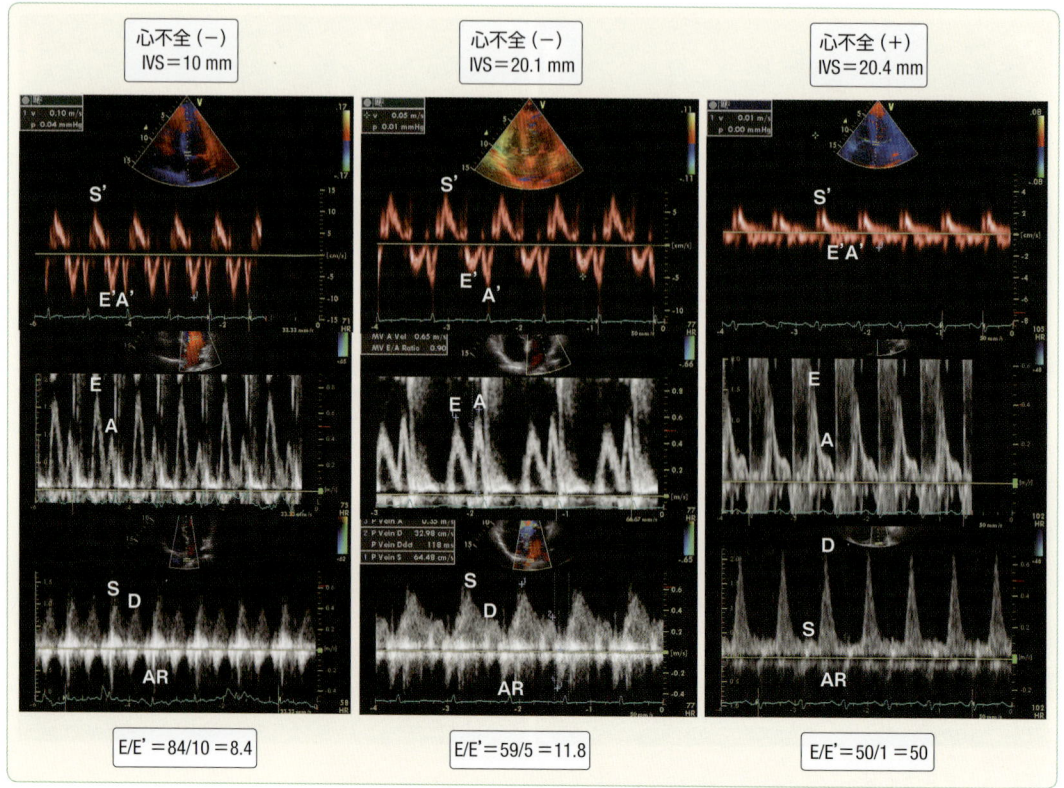

図11 弁輪部パルス組織ドプラ，僧帽弁流入速波形，肺静脈血流速波形の病態による変化

図12 Automated functional imaging (AFI)
左室 longitudinal strain の低下を認める．

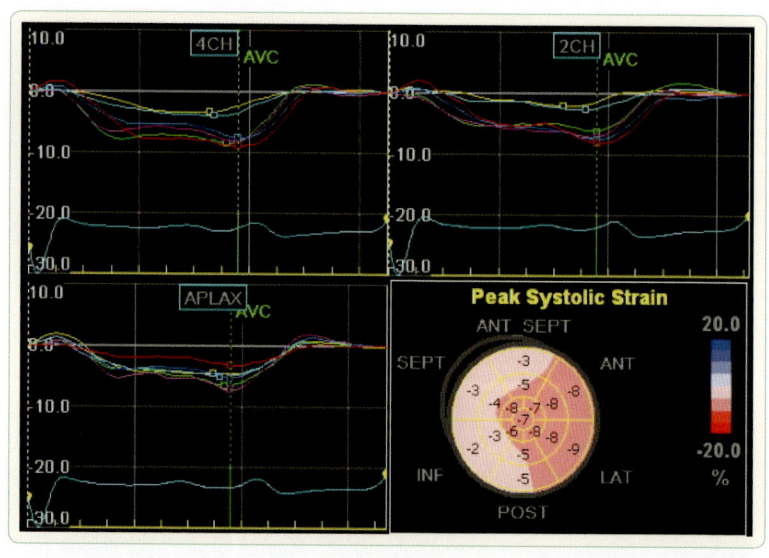

文献
1) Falk RH, et al: The systemic amyloidoses. N Engl J Med 337: 898-909, 1997
2) Koyama J, et al: Prognostic significance of ultrasound myocardial tissue characterization in patients with cardiac amyloidosis. Circulation 106: 556-561, 2002
3) Koyama J, et al: Usefulness of pulsed tissue Doppler imaging for evaluating systolic and diastolic left ventricular function in patients with AL(primary) amyloidosis. Am J Cardiol 89: 1067-1071, 2002
4) Koyama J, et al: Prognostic significance of strain Doppler imaging in patients with light-chain amyloidosis. J Am Coll Cardiol Img 3: 333-342, 2010
5) Buss SJ, et al: Longitudinal left ventricular function for prediction of survival in systemic light-chain amyloidosis. Incremental value compared with clinical and biochemical markers. J Am Coll Cardiol 60: 1067-1076, 2012

検査の進め方

	Bモード法 ➡基礎と撮り方 P14, 27, 86	Mモード法 ➡基礎と撮り方 P32, 78	ドプラ法 ➡基礎と撮り方 P36, 96 カラー	パルス	連続波
胸骨左縁 左室長軸 断面	□右室肥大, 拡大 □左室腔狭小化 □左室肥大 □心膜液貯留 □僧帽弁, 大動脈弁の肥厚	□左室肥大 □右室肥大 □<u>左室径</u> □<u>左房径</u>	□僧帽弁 逆流		
胸骨左縁 左室短軸 断面	□右室肥大, 拡大 □左室腔狭小化 □左室肥大 □左房内(左心耳内)血栓 □心膜液貯留				
右室流入路 長軸断面	□右心系拡大		□三尖弁 逆流		□<u>三尖弁逆流速度</u>
右室流出路 長軸断面			□肺動脈 弁逆流		□<u>肺動脈弁逆流拡 張末期速度</u>
左胸壁 四腔断面	□心膜液貯留(何mmか計測する) □右室肥厚 □左室, 左房内もやもやエコー □心房中隔, 心房自由壁の肥厚				
心尖部 四腔断面	□左房拡大 □右房, 右室拡大 □房室弁の肥厚 □心膜液貯留(何mmか計測する) □左房内血栓 □左室左房内もやもやエコー □modified Simpson法		□僧帽弁 逆流 □三尖弁 逆流	□<u>左室流入血流速度 波形</u>, 呼吸性変動 □<u>僧帽弁輪速度波形</u> □<u>肺静脈血流速度波 形</u>, 呼吸性変動 □<u>三尖弁血流速度波 形</u>, 呼吸性変動	□<u>三尖弁逆流速度</u>
心尖部 二腔断面	□左心耳内血栓 □modified Simpson法		□僧帽弁 逆流		
心尖部 長軸断面	□左室左房内もやもやエコー		□僧帽弁 逆流	□<u>左室流出路血流速 度波形</u>	
心窩部 四腔断面	□左房内血栓 □心膜液貯留(何mmか計測する) □心房中隔肥厚 □右房, 左房壁肥厚 □右室自由壁肥厚				
心窩部 下大静脈	□肝臓へのアミロイド沈着 □<u>下大静脈径</u>, 呼吸性変動	□<u>下大静脈径</u>, 呼吸性 変動			
内頸静脈				□<u>上大静脈血流速度 波形</u>, 呼吸性変動	

下線：計測項目

僧帽弁逆流 ➡心臓弁膜症 P60
三尖弁逆流 ➡心臓弁膜症 P72
肺動脈弁逆流 ➡心臓弁膜症 P84

4 心アミロイドーシス〜拘束型心筋症

5 虚血性心筋症
ischemic cardiomyopathy

病態生理

- 虚血性心筋症の臨床的な定義は，心不全症状，冠動脈疾患の存在，左室駆出率 40 % 未満とされる．
- 心拍出量低下による左房圧上昇により肺うっ血を生じる（左心不全）．右心不全に至れば，全身の静脈圧上昇となり体静脈うっ血となる（図1）．

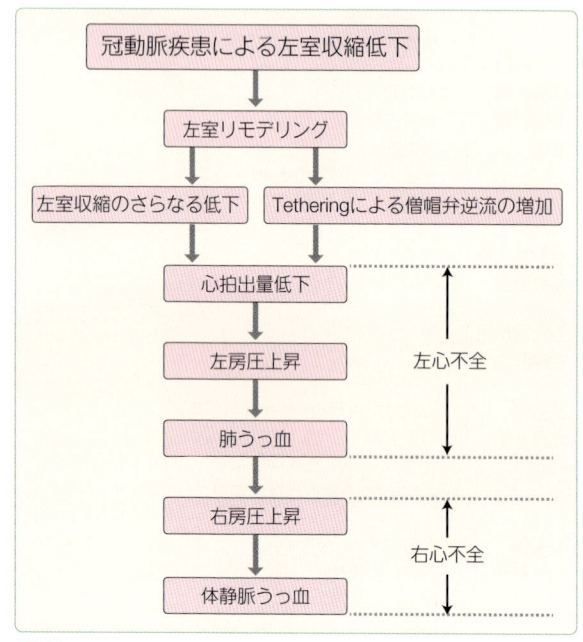

図1 虚血性心筋症の病態生理

症状

- 虚血性心筋症の症状は狭心痛に加え心不全症状を認める．
- 左心不全症状：呼吸困難，息切れ，起坐呼吸，発作性夜間呼吸困難
- 右心不全症状：頸静脈怒張，肝腫大，下肢浮腫

身体所見

❶ 聴診所見

- 断続性ラ音，Ⅰ音の減弱，Ⅲ音，Ⅳ音，奔馬調律
- 僧帽弁逆流に伴う収縮期雑音

❷ 視診・触診

- 心拡大による心尖拍動の左下方への偏位，頸静脈怒張，肝腫大，下肢浮腫

心電図

- 心筋梗塞の責任病変と一致した心電図変化（異常Q波），また左室壁の線維化に伴い心室内伝導障害や左脚ブロックを呈することも多く，心室性期外収縮頻発もみられるようになる（図2）．

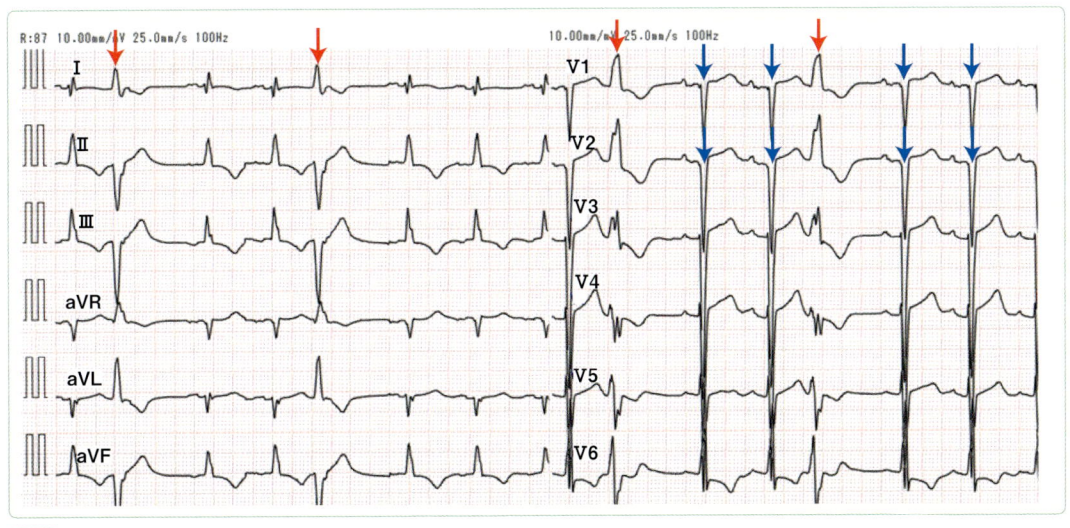

図2 心電図
左前下行枝の心筋梗塞（異常Q波：青矢印）から虚血性心筋症をきたした症例の心電図である．心室内伝導障害を呈し，心室性期外収縮（赤矢印）の頻発を認める．

胸部レントゲン

- **心拡大および肺うっ血**を示唆する所見である心胸郭比（CTR）50％以上，気管支陰影の増強が認められる（図3）．

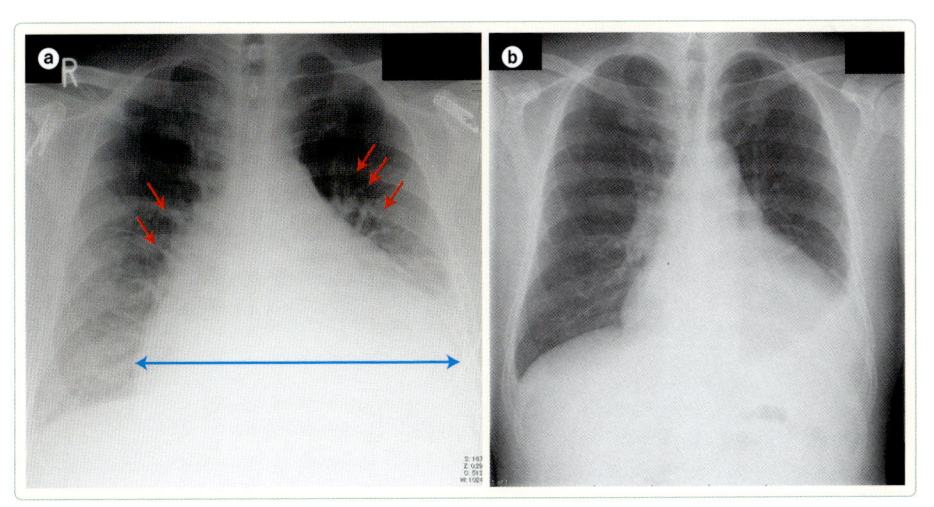

図3 胸部レントゲン
a：緊急入院時，CTR75％と著明な心拡大（青矢印）と肺うっ血（赤矢印）を認める．
b：緊急入院7日後，薬物療法により心拡大と肺うっ血の改善を認める．

5 虚血性心筋症

55

治療法

❶ 薬物療法

- 通常の虚血性心疾患の薬物療法に加え，心不全に対する薬物療法が必要となる．
- 虚血性心疾患の治療薬には血管拡張作用のある硝酸薬，カルシウム拮抗薬や抗血小板薬を用いる．
- 心不全に対する治療として，図4に心不全の重症度からみた薬物治療指針を示すが，虚血性心筋症ではAHA/ACC Stage 分類（表1）のC・Dに相当した薬物療法を行う．

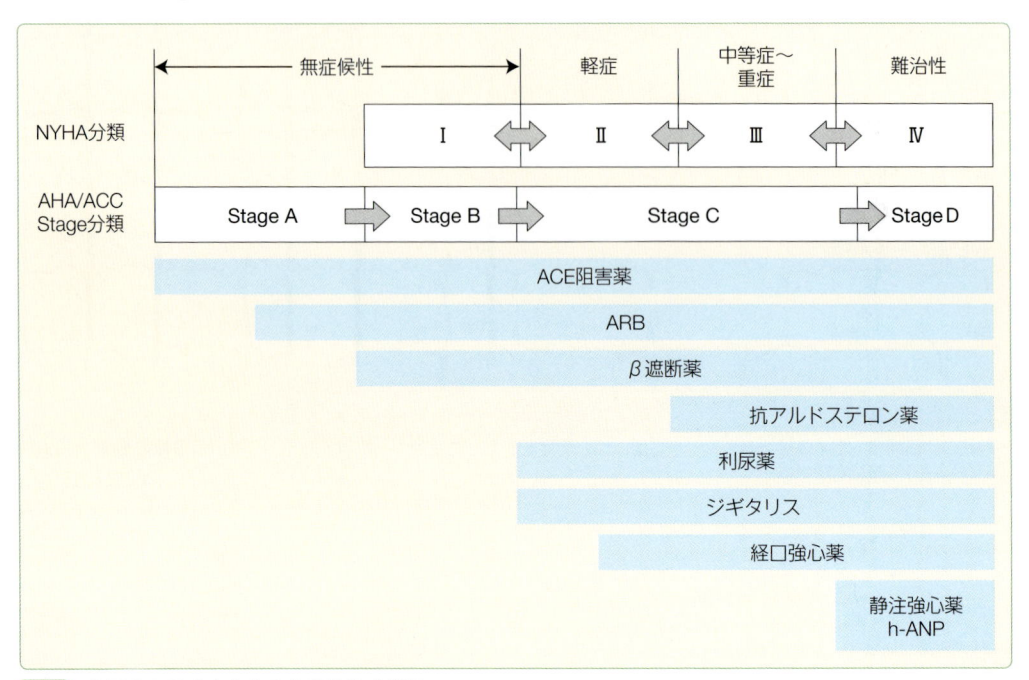

図4 心不全の重症度からみた薬物治療指針
文献1より改変引用．

表1 心不全のステージ分類と NYSA 分類

	ACC/AHA 心不全 Stage 分類		NYHA 分類
A	心不全のリスクが高いが，器質的心疾患や心不全症状がない		
B	器質的心疾患があるが心不全の徴候・症状がない	Ⅰ	心疾患があるが日常的な身体活動で症状がない
C	器質的心疾患とともに心不全症状の既往歴または現症がある	Ⅱ	日常的な身体活動で疲労・呼吸困難が出現
		Ⅲ	日常的な身体活動以下で疲労・呼吸困難が出現，安静では無症状
D	特殊なインターベンションを必要とする難治性心不全	Ⅳ	安静時にも呼吸困難等の心不全症状が認められる

❷ 冠血行再建術

- 経皮的冠動脈形成術，冠動脈バイパス術による血行再建術により冬眠心筋・気絶心筋の壁運動が改善し心機能改善の可能性がある．
- バイアビリティを評価する検査にはドブタミン負荷エコー（心エコー所見 表4 参照），負荷心筋シンチグラフィ（図5）がある．

図5　負荷心筋シンチグラフィでのバイアビリティ評価

心筋マップ（中央）の上部，薬物負荷で左前下行枝（LAD）・左回旋枝（LCX）領域にみられる欠損像が Rest にて血流回復がみられる（矢印）．この領域にバイアビリティありと評価される．

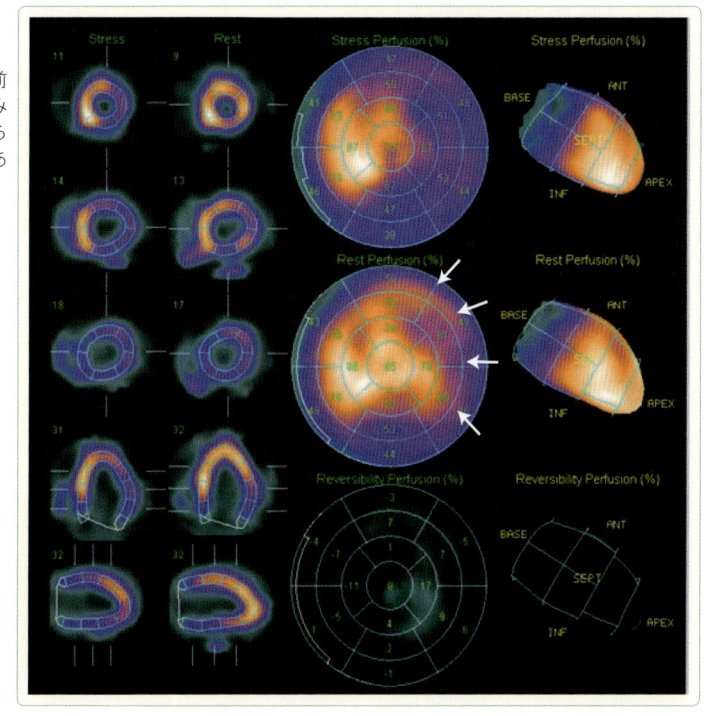

❸ 心拡大，虚血性僧帽弁逆流に対する外科的手術

- 左室拡張末期径が 65 mm 以上の症例においては左室縮小形成術の適応とされ[2]，冠動脈バイパス術と同時に行うことがある．
- 虚血性僧帽弁逆流が中等度以上のものや，軽度でも心拡大を伴うものに対しては冠動脈バイパス術とともに僧帽弁輪形成術を行う．また，場合により乳頭筋に対する付加手術を行うことがある．

❹ ICD・CRT-D 植え込み

- 心室頻拍を認める症例に対して ICD（implantable cardioverter defibrillator）植え込み，左脚ブロック等により dyssynchrony を認める場合には心臓再同期療法（cardiac resynchronization therapy, CRT）に ICD 機能の付いた CRT-D の植え込みを行う．

❺ 心臓移植，植え込み型人工心臓

- 薬物療法で NYHA 3 度ないし 4 度から改善しない心不全であり，移植以外に延命に有効な治療手段がないとされた場合において心臓移植，植え込み型人工心臓の適応となる．

心エコー所見

壁運動評価

- びまん性壁運動低下に加え，特に壁運動低下が顕著である部位が **冠動脈支配領域**（図6）と一致しているかの確認を行う．また，壁運動低下が顕著である部分の **壁厚および性状の評価** を行う（図7 ▶動画）．
- 冠動脈支配領域との一致が明らかでない症例もあり，心エコー図検査での虚血性心筋症の診断は困難なことも多い．

図6　左室16分画と冠動脈支配領域

左前下行枝（LAD）は前壁中隔，前壁および心尖部を，左回旋枝（LCX）は側壁を，右冠動脈は下壁中隔および下壁を栄養している．
1，2，3…は冠動脈枝，①②③…は左室16分画の番号を表す．

→冠動脈疾患 P14

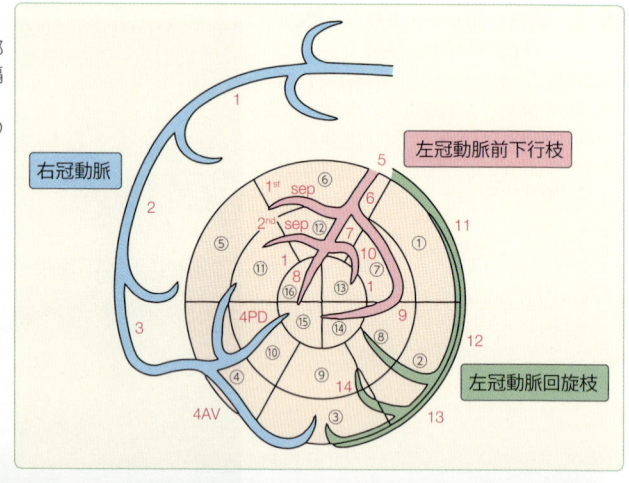

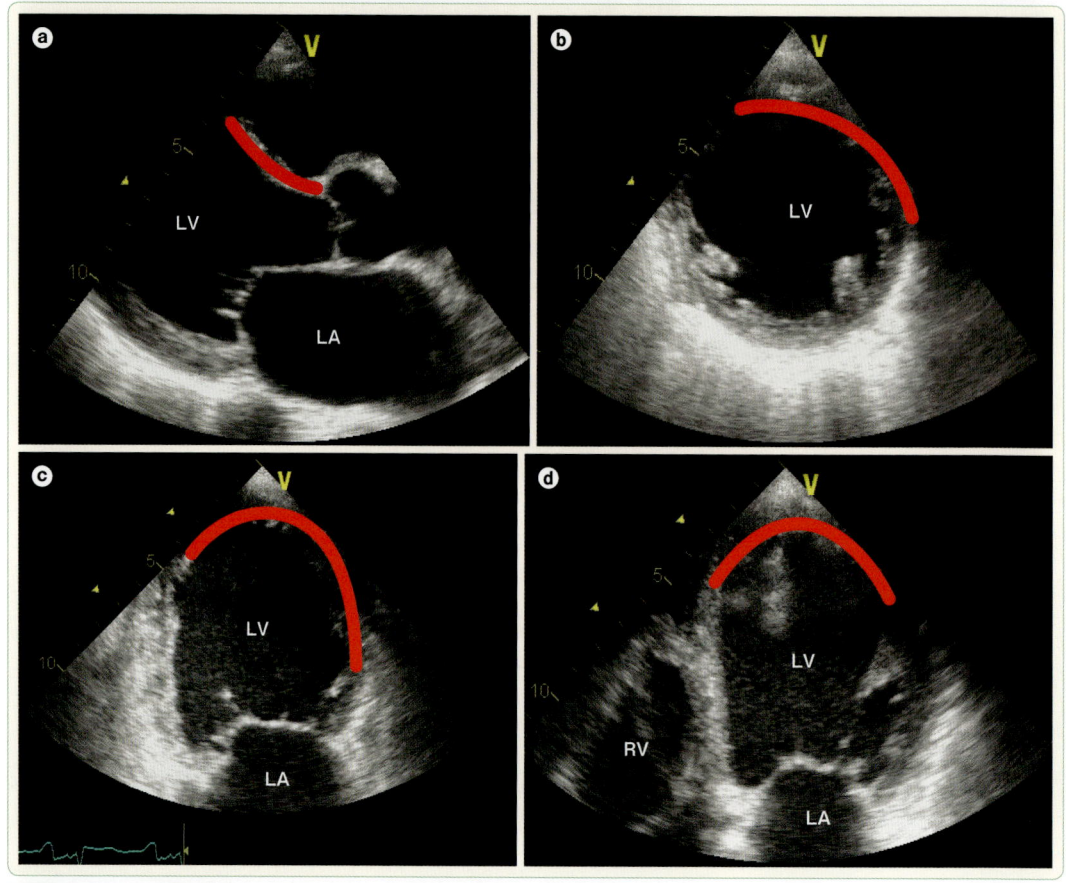

図7 ▶動画　**壁運動評価**

a：胸骨左縁左室長軸断面．b：胸骨左縁左室短軸断面．c：心尖部二腔断面．d：心尖部四腔断面．
左前下行枝の心筋梗塞を既往とする虚血性心筋症である．全体的な壁運動低下を認めるが，特に左前下行枝領域（赤線）は無収縮である．

LA：左房，LV：左室，RV：右室

5　虚血性心筋症

心拡大の程度評価（左室リモデリングの評価）

- 左室リモデリングが進行すると球形を呈するようになる．
- 左室長軸断面では通常計測する腱索レベルに加え，（図8a）に示すように左室中部②での評価や心尖部四腔断面での左室球形度評価（図8b）も重要である．

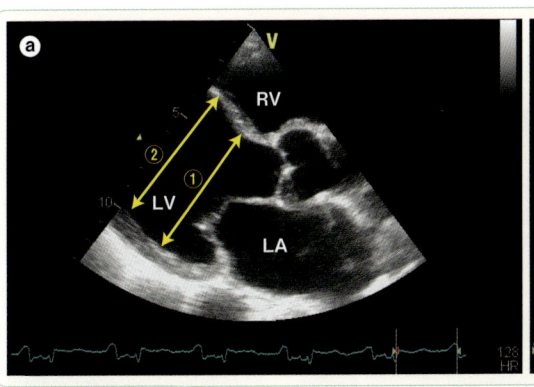

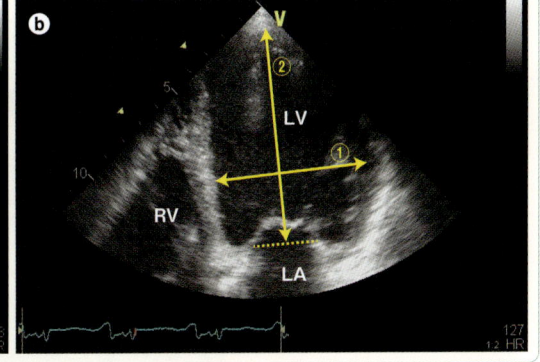

図8　左室拡大（リモデリング）の評価
a：左室拡張末期径の計測．胸骨左縁左室長軸断面．左室腱索レベル（①），左室中部の拡張末期径（②）．
b：左室球形度評価（LV sphericity index）．心尖部四腔断面にて横径（①．長径の1：2となる横径）・長径（②）の比（正常値：約1.7，球形に近づくほど1に近くなる．）
LA：左房，LV：左室，RV：右室

心機能評価

- 左室収縮能・拡張能の評価（→2 拡張型心筋症，P25）．

虚血性僧帽弁逆流評価

▶① 僧帽弁複合体の評価

- 弁尖形態，弁輪のサイズ，tethering（図9 図10 ▶動画），腱索，乳頭筋の評価を行う．
- 左室拡大に伴い僧帽弁輪も拡大する．心尖部四腔断面，心尖部二腔断面の弁輪径に加え，左室長軸断面にて評価する．左室長軸断面にて35 mmを超えると弁輪拡大[3]となる．
- 左室リモデリングにより乳頭筋が外方に偏位され僧帽弁弁尖が牽引されることをtetheringといい，tenting heightやtenting area等で評価される（図9）．

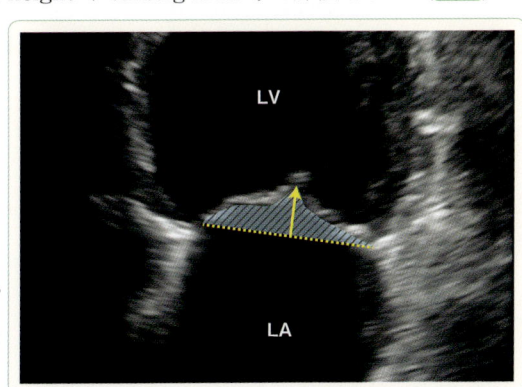

図9 ▶動画　tetheringの評価
左室リモデリングで外方へ偏位した乳頭筋により弁が牽引され，僧帽弁接合部が左室側（矢印）に偏位し，弁接合面が短くなる．収縮中期の弁輪から弁接合部までの高さ（矢印）がtenting height，弁輪と弁尖で囲んだ面積がtenting areaである．
LA：左房，LV：左室

5 虚血性心筋症

> **Point** 心尖部四腔断面では，正常者は弁輪よりやや左房側に僧帽弁接合部があるので，この断面で容易に tethering の有無が確認できる．

> **Pitfall**
> - 前尖と後尖で tethering の程度が異なる場合，逆流 jet が偏位するため，カラードプラ法のみで判断すると逸脱と誤る可能性がある（図10 ▶動画）．
> - 左室リモデリングが認められても，乳頭筋不全がある場合は tethering が軽減されるため僧帽弁逆流も軽減される．

図10 ▶動画
僧帽弁後尖の tethering が前尖より高度の症例
a：左室長軸断面．
b：カラードプラ．tethering は前尖より後尖が強く，閉鎖時には後尖が心尖部側に位置しているため，逆流 jet は左房後壁に沿っている．
LA：左房，LV：左室．

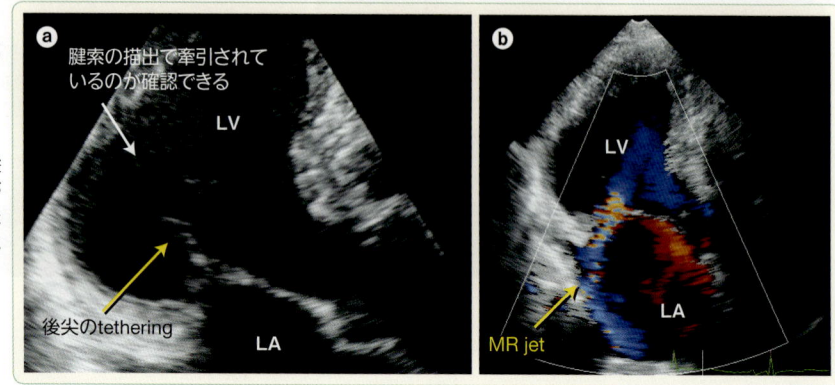

② 僧帽弁逆流の重症度評価

表2 僧帽弁逆流の重症度評価

		軽度	中等度	高度
定性評価	カラードプラジェット面積	＜左房面積の 20 %	左房面積の 20 〜 40 %	＞左房面積の 40 %
	vena contracta	＜0.3 cm	0.3 〜 0.69 cm	≧ 0.7 cm
	肺静脈血流シグナル	収縮期波優位	収縮期波減高	収縮期逆行波
定量評価	逆流量	＜30 mL	30 〜 59 mL	≧ 60 mL
	逆流率	＜30 %	30 〜 49 %	≧ 50 %
	有効逆流弁口面積	＜0.20 cm^2	0.20 〜 0.39 cm^2	≧ 0.40 cm^2

文献4より引用．

a 定性評価

- 左房内の逆流ジェットの到達距離や面積，縮流（vena contracta）などから評価する．
- 虚血性僧帽弁逆流は乳頭筋側への牽引が主因であるため，逆流面積が最大となる断層面は心尖部二腔像であることが多い（図11 ▶動画）．

> **Pitfall**
> - カラードプラのゲイン不足は逆流シグナルの過小評価となる．至適ゲインは，ゲインを上げた状態から徐々に下げていきノイズが消えるレベルであり，このゲインにて逆流を評価する．
> - 僧帽弁前尖と後尖の tethering の程度が異なると，僧帽弁逆流ジェットが偏位する（wall jet）ためカラードプラ法では過小評価となる．

図11 ▶動画

僧帽弁逆流
a：心尖部長軸断面,
b：心尖部二腔断面.
心尖部長軸断面では軽度であるのに対し，心尖部二腔断面では中等度の逆流を認める.
LA：左房，LV：左室

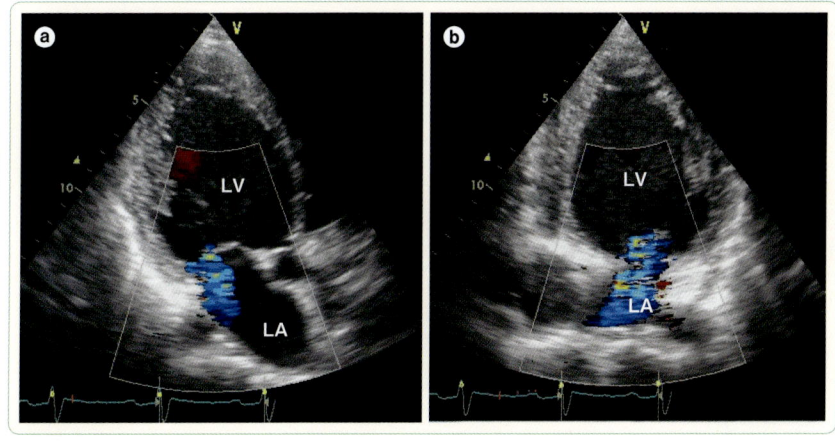

b 定量評価

- 逆流の定量評価は一般的に volumetric 法と PISA 法で行われているが，虚血性僧帽弁逆流では PISA（吸い込み血流）の大きさが時相により大きく変動し，また最も PISA が大きくなることの多い心尖部二腔断面では扁平化となるため，PISA 法 ➡心臓弁膜症 P64 での評価は不正確となる可能性が高い.
- volumetric 法を 図12 に示す.

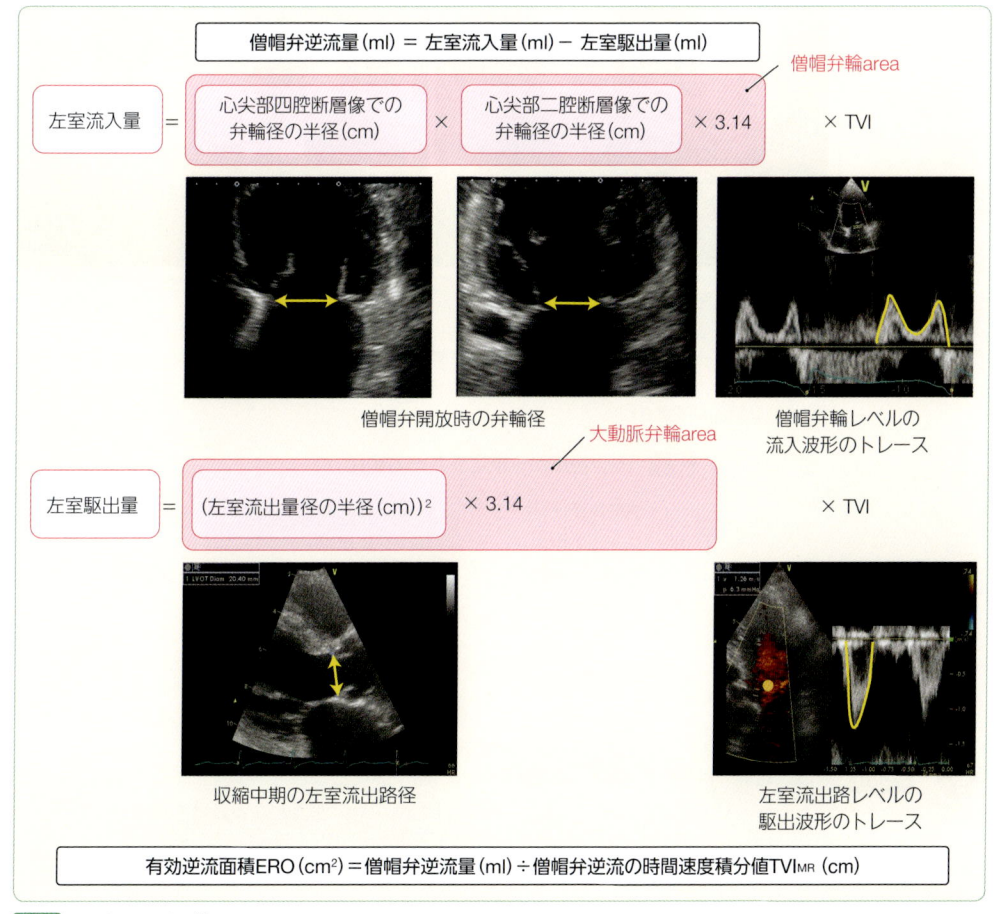

図12 volumetric 法

僧帽弁逆流量(ml) ＝ 左室流入量(ml) － 左室駆出量(ml)

左室流入量 ＝ 心尖部四腔断層像での弁輪径の半径(cm) × 心尖部二腔断層像での弁輪径の半径(cm) × 3.14 × TVI （僧帽弁輪area）

僧帽弁開放時の弁輪径　僧帽弁輪レベルの流入波形のトレース

左室駆出量 ＝ (左室流出量径の半径(cm))² × 3.14 × TVI （大動脈弁輪area）

収縮中期の左室流出路径　左室流出路レベルの駆出波形のトレース

有効逆流面積ERO(cm²) ＝ 僧帽弁逆流量(ml) ÷ 僧帽弁逆流の時間速度積分値TVI$_{MR}$(cm)

5 虚血性心筋症

> **Point**
> - サンプルボリュームは，左室流出路は収縮期の位置に，僧帽弁輪部では拡張期の位置に置く．
> - 心室性期外収縮を認める場合は，洞調律が2心拍以上続いた心拍にて計測する．

> **Pitfall**
> - 径の計測値は2乗されるため算出値の誤差が大きくなるので，拡大した画像で計測する．
> - サンプルボリュームの位置は時相および呼吸により変わるので，計測すべき位置になるように設定する．
> - 大動脈弁逆流を合併している例では評価できない．

肺高血圧の程度評価

- 三尖弁逆流速度波形，肺動脈弁逆流速度波形，下大静脈径の評価により肺動脈圧の推定を行う（図13）．

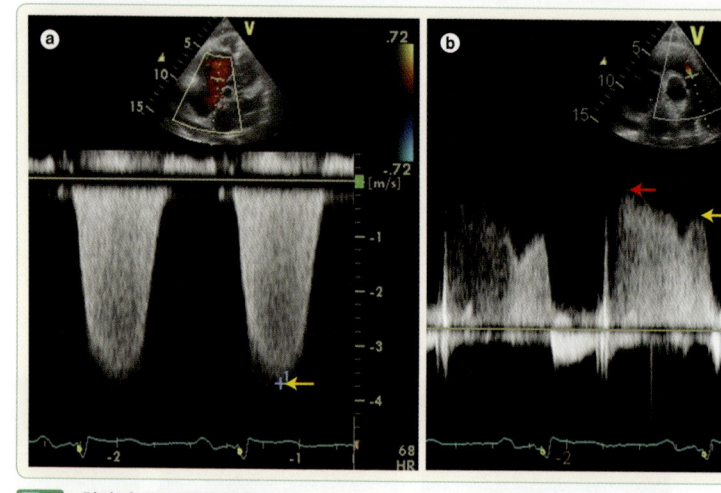

図13 肺高血圧の程度評価

三尖弁逆流速度波形の最大速度（a：矢印），肺動脈弁逆流速度波形の拡張末期速度（b：矢印）から求められる圧較差に下大静脈から推定された右房圧（表3）を加えることで収縮期および拡張末期の肺動脈圧が推定される．また，肺動脈弁逆流の拡張早期速度（赤矢印）から算出される圧較差に推定右房圧を加えることで平均肺動脈圧が推定される[5]．

表3 下大静脈から推定された右房圧

下大静脈径（呼吸末）	呼吸による径の縮小率	推定右房圧
≦21 mm	≧50 %	3 mmHg
≦21 mm	<50 %	8 mmHg
>21 mm	≧50 %	8 mmHg
>21 mm	<50 %	15 mmHg

文献6より引用．

> **Point**
> 最大速度の計測はあらゆる断層像にて行い過小評価とならないようにする．逆流ジェット方向により心窩部からのアプローチでの計測値が最大速度となることもある．

運動負荷エコーによる僧帽弁逆流, 肺高血圧の重症度変化

- 安静時の僧帽弁逆流や肺高血圧が軽度であっても, **運動負荷時には高度となる**症例がある.
- 安静時と負荷時で重症度が変化する症例では治療方針が変わるためその評価は重要である.

左室内血栓の有無

- 血栓形成は心尖部にみられることが多いが, びまん性の高度壁運動低下の場合は左室前壁にも認められる場合がある (図14 ▶動画).

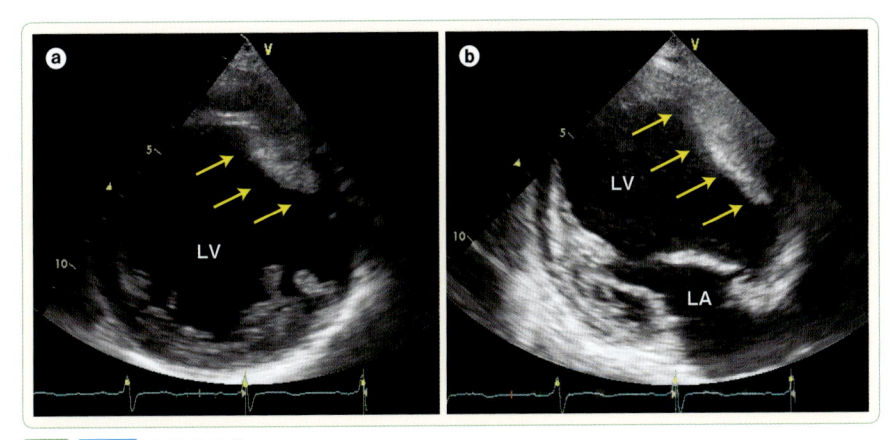

図14 ▶動画 左室内血栓
a：左室短軸断面, b：心尖部二腔断面.
左室前壁に血栓(矢印)が認められる. 大きさ, エコー輝度, 可動性の有無を評価する.
この症例では, 大きさは短軸にて 15.3 × 36.1 mm, 心尖部二腔断面にて長径 40.4 mm, エコー輝度は比較的弱くフレッシュな印象である. モバイルは認められない.
LA：左房, LV：左室

- 血栓を疑うエコー画像が存在する場合は, ゲインやフォーカスの調整, ズーム画像, 速度レンジを低速に設定したカラードプラ法などで観察を行い血栓の存在の確認を行う.
- 左室内血栓が検出された場合は, その**大きさ, 性状, 可動性の評価**を行う.

> **Point** 2点フォーカスに設定することにより, 心尖部血栓の描出は鮮明となる.

5 虚血性心筋症

ドブタミン負荷エコーによるバイアビリティ評価

- バイアビリティのある心筋は血行再建術により，壁運動改善の可能性があるため，その評価は重要である（表4）．

表4　ドブタミン負荷エコーによるバイアビリティ評価

安静時	左室壁運動 低用量 ≦10μg/Kg/分	左室壁運動 高用量 ≧20μg/Kg/分	バイアビリティ／冠狭窄
正常	亢進	亢進・改善	あり／なし
		悪化	あり／あり
低下	改善・不変	改善	あり／なし
		悪化	あり／あり
	不変・悪化	悪化	あり／高度あり
無収縮	不変	不変	なし／なし

> **Point**
> - 左室壁運動が十分に観察できるように，各断面で左室が最大となるように描出する．
> - 安静時とそれぞれの用量とで比較しやすいように，ドブタミン負荷時の各断面が安静時と同じ深度となるようにして記録する．

検査の進め方

	Bモード法 ➡基礎と撮り方 P14, 27, 86		Mモード法 ➡基礎と撮り方 P32, 78	ドプラ法 ➡基礎と撮り方 P36, 96		
				カラー	パルス	連続波
胸骨左縁左室長軸断面		□左室拡張末期径 □左室収縮末期径 □左室形態 □左室壁運動 □左室壁の性状 □<u>左室流出路径</u> □<u>左房径</u> □血栓の有無	□壁厚増加	□僧帽弁逆流		
胸骨左縁左室短軸断面		□左室壁運動 □左室壁の性状 □血栓の有無	□壁厚増加 □septal flash			
心尖部長軸断面		□左室壁運動 □左室壁性状 □僧帽弁 tethering □血栓の有無		□僧帽弁逆流		
心尖部四腔断面		□左室壁運動 □左室壁性状		□僧帽弁逆流 □三尖弁逆流	□左室流入路血流速度波形のTVI	□僧帽弁逆流血流速波形のTVI
心尖部二腔断面		□左室形態 □僧帽弁 tethering □<u>僧帽弁輪径</u> □<u>左房面積</u> □血栓の有無		□僧帽弁逆流		
心尖部左室長軸・五腔断面					□左室流出路血流速度波形のTVI	
右室心尖部四腔断面				□三尖弁逆流		□三尖弁逆流速度
右室流入路長軸断面				□三尖弁逆流		□三尖弁逆流速度
右室流出路断面				□肺動脈弁逆流		□肺動脈弁逆流速度
心窩部断面		□下大静脈径・呼吸性径変動(呼気・吸気)				

下線：計測項目

僧帽弁逆流 ➡心臓弁膜症 P60　三尖弁逆流 ➡心臓弁膜症 P72　肺動脈弁逆流 ➡心臓弁膜症 P84

文献

1) 日本循環器学会：循環器病の診断と治療に関するガイドライン(2009年度合同研究班報告). 慢性心不全治療ガイドライン(2010年改訂版).
http://www.j-circ.or.jp/guideline/pdf/JCS2010_matsuzaki_h.pdf
2) Matsui Y: Overlapping left ventricular restoration. Circ J 73 Suppl A: A13-18, 2009
3) Lancellotti P, et al: European Association of Echocardiography recommendations for the assessment of valvular regurgitation. Part 2: mitral and tricuspid regurgitation (native valve disease). Eur J Echocardiogr 11: 307-332, 2010
4) 日本循環器学会：循環器病の診断と治療に関するガイドライン(2009年度合同研究班報告). 循環器超音波検査の適応と判読ガイドライン(2010年改訂版).
http://www.j-circ.or.jp/guideline/pdf/JCS2010yoshida.pdf
5) Abbas AE, et al: Echocardiographic determination of mean pulmonary artery pressure. Am J Cardiol 92: 1373-1376, 2003
6) Rudski LG, et al: Guidelines for the echocardiographic assessment of the right heart in adults: a report from the American Society of Echocardiography endorsed by the European Association of Echocardiography, a registered branch of the European Society of Cardiology, and the Canadian Society of Echocardiography. J Am Soc Echocardiogr 23: 685-713, 2010

5 虚血性心筋症

6 高血圧性心筋症
hypertensive cardiomyopathy

病態生理 図1

- 高血圧性心筋症は，高血圧性心疾患のうち心筋障害の程度が高度な場合をさす．
- 高血圧患者では，長期にわたる体血圧の上昇が左室圧負荷と左室壁応力の増大をもたらすが，この左室壁応力を軽減し，左室収縮性を維持する代償機構として内腔増大を伴わない左室肥大が生じる．
- この場合の左室肥大は一般的には全周性に認められる．
- レニン・アンジオテンシン・アルドステロン系の賦活化をはじめ，さまざまな神経体液性因子が複合的に関連することで左室肥大は進行する．
- 高血圧による圧負荷がもたらす左室肥大において，早期から拡張機能障害が生じる．
- 左室拡張機能障害には，拡張早期の弛緩障害と拡張後期に顕在化する左室スティフネスの増大がある．
- 心筋細胞肥大とあわせて，心筋の線維化が亢進し，心筋スティフネスの増大をきたす．
- 心筋スティフネスの増大は，左房圧上昇の原因となり，心不全発症の原因となる．
- 一般的に代償機構により左室収縮性は長期にわたり維持されるが，代償機構が長期かつ高度の圧負荷が持続すると，圧負荷に対する代償機構が破綻し，心筋虚血，間質線維化，後負荷不適合などにより左室収縮性の障害が出現する[1]．

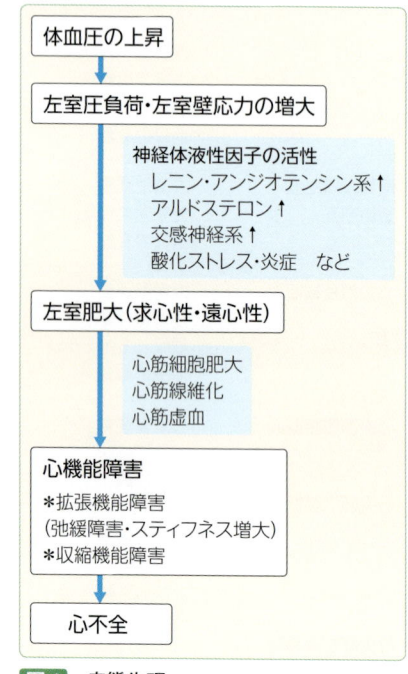

図1 病態生理

体血圧の上昇
↓
左室圧負荷・左室壁応力の増大
　神経体液性因子の活性
　　レニン・アンジオテンシン系↑
　　アルドステロン↑
　　交感神経系↑
　　酸化ストレス・炎症　など
↓
左室肥大（求心性・遠心性）
　心筋細胞肥大
　心筋線維化
　心筋虚血
↓
心機能障害
　*拡張機能障害
　（弛緩障害・スティフネス増大）
　*収縮機能障害
↓
心不全

心電図 図2

- 高電位，非特異的なST-T変化を認める頻度が高くなる．

図2 心電図
胸部誘導の高電位，四肢誘導，胸部誘導ともに認められる非特異的ST-T変化を認める．あわせて，本症例ではI度房室ブロックも認める．

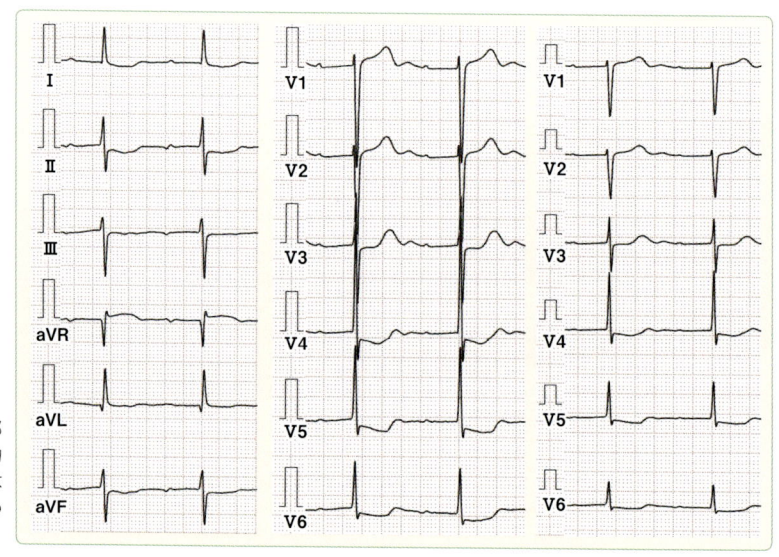

身体所見

- 身体的所見に特徴的なものはないが，心音においてⅡ音大動脈成分が亢進し，Ⅳ音の聴取が可能な場合がある．

胸部レントゲン 図3

- 左第1弓（大動脈）の拡大．
- 左第3弓（心房）の拡大．
- 左第4弓（左室）の拡大，心尖の挙上．
- 心不全合併例では肺血管陰影の増強，肺うっ血像，胸水．

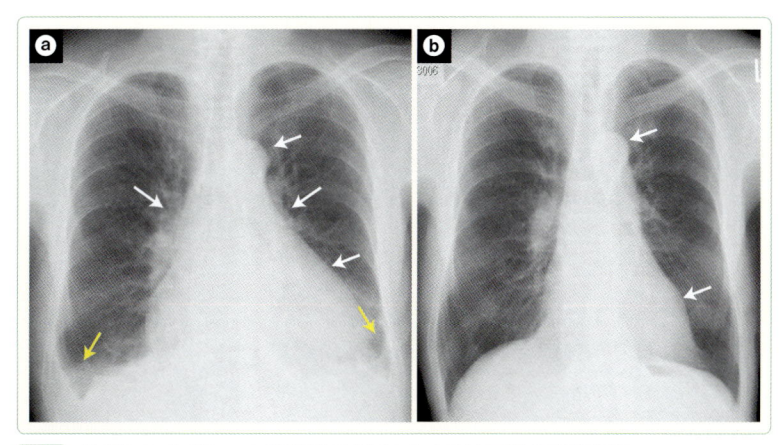

図3　胸部レントゲン　左室駆出率が保たれた高血圧性心筋症症例
a：治療前．心拡大（心胸郭比68％），両側胸水を認める（黄矢印）．また，肺血管陰影の軽度増強を認め（白矢印），軽度の肺うっ血が疑われる．
b：治療後．心拡大（心胸郭比51％）は残存するも，改善を認める．肺血管陰影の増強，胸水は消失している．

治療法

- 体重コントロール，減塩など生活習慣の改善が必要であることは一般の高血圧治療と同様である．
- 血圧高値という後負荷の軽減のみならず心臓リモデリングの抑制により心不全の進行を抑えることも必要である．
- レニン・アンジオテンシン・アルドステロン系が心臓リモデリングに大きく関与していると考えられ，その阻害薬であるアンジオテンシン変換酵素阻害薬（ACEI），アンジオテンシンⅡ受容体遮断薬（ARB）は数多くの大規模臨床研究でその心不全発症抑制効果，予後改善効果が証明されている．
- β遮断薬は交感神経刺激による悪循環をブロックすることによって，心不全の予後改善効果が証明されている．よって，現在では高血圧症例においてもACEI，ARBと同様，心不全治療の第一選択薬と考えられている．
- これらに加えて，うっ血や浮腫改善のために利尿薬を併用することが標準治療とされている．
- ただし，やはり血圧コントロールが最も重要であり，コントロール不良の場合は，長時間作用型カルシウム拮抗薬を追加することが望ましい．

心エコー所見

高血圧に対する心臓リモデリングの検出

- 高血圧による圧負荷心では，**後負荷増大**に対する基本的な代償機構として左室壁厚増加が起こっている．
- 一方で，左室に対する負荷は圧負荷のみではなく，**容量負荷**も同時に起こっていることが多い．
- 高血圧性心筋症は，**高血圧**と**左室肥大**の存在によって疑われることが多い．
- Ganau らは高血圧症における左室形態を，心エコー図法で求めた**左室心筋重量係数**と**相対的左室壁厚**により4つの型に分類した（図4）[2]．

図4　左室形態の分類
相対的壁厚，左室重量係数より左室形態は分類される．
文献2より引用改変．

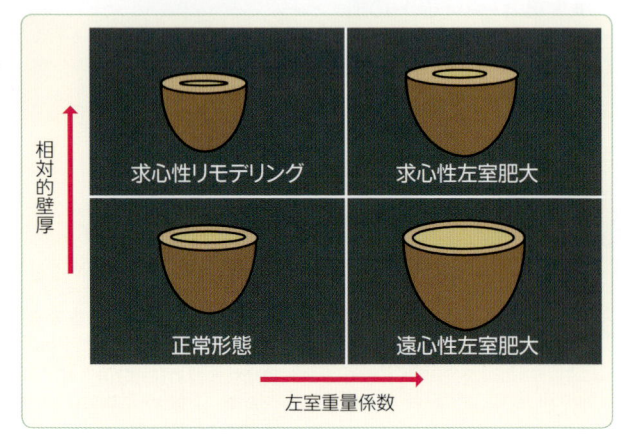

（縦軸：相対的壁厚，横軸：左室重量係数）
- 求心性リモデリング
- 求心性左室肥大
- 正常形態
- 遠心性左室肥大

① **正常形態**：左室重量係数・相対的左室壁厚のいずれもが正常範囲にあるもの
② **求心性リモデリング**：左室重量係数には増加がなく，相対的左室壁厚だけが増大したもの
③ **求心性左室肥大**：左室重量係数，相対的左室壁厚ともに増大したもの
④ **遠心性左室肥大**：左室重量係数は増大しているが，相対的左室壁厚は正常範囲にあるもの

- つまり，左室肥大とは左室重量係数の増大を示す用語であり，求心性肥大と遠心性肥大の2形態を含む．
- それぞれの群における心拍出量は，一般的に遠心性肥大では増加しており，求心性肥大では正常範囲，求心性リモデリングでは正常下限とされる．
- 予後に関しては，求心性肥大が不良であり，遠心性肥大，求心性リモデリングがこれに続くとする報告が多い．
- 左室肥大の程度が高血圧心筋症の独立した予後規定因子であることが示されている．

| 左室駆出率の評価 | ●高血圧による圧負荷が長期かつ高度に及ぶことにより，代償機構が破綻し，左室駆出率が低下，心拍出量を維持するために左室径が拡大，容量負荷も加わることで，左房圧が上昇，心不全につながる場合がある〔**左室駆出率が低下した心不全**（heart failure with reduced ejection fraction, HFREF）〕（図5a）．|

●高血圧性心筋症のHFREF症例において，加療により駆出率が改善しない症例もあれば，改善する症例もある（図5b）．

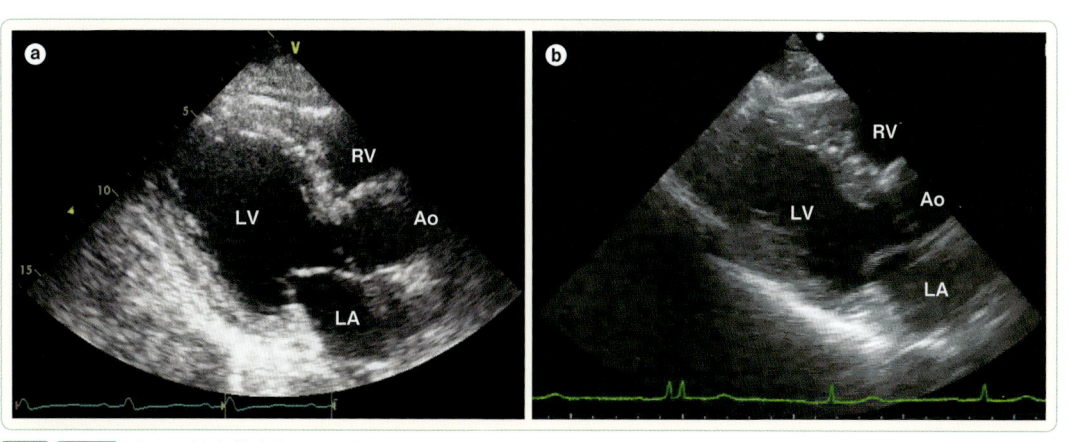

図5 ▶動画 高血圧性心筋症（HFREF）
a：治療前．胸骨左縁左室長軸断面．高血圧を原因疾患と考えられる，駆出率が低下した心不全症例．
b：治療後．胸骨左縁左室長軸断面．治療により，左室駆出率は改善している． Ao：大動脈，LA：左房，LV：左室，RV：右室

●高血圧による圧負荷が長期かつ高度に及ぶが，左室駆出率が保たれる一方，左室肥大のみならず，左室心筋の線維化の進行により左室スティフネスが増大し，容量負荷が加わることで，左房圧が上昇，心不全に進展する場合がある〔**左室駆出率が維持された心不全**（heart failure with preserved ejection fraction, HFPEF）〕（図6）．

●高血圧性心筋症は左室駆出率が低下した心不全（HFREF）のみならず，左室駆出率が保持された心不全（HFPEF）を呈する．

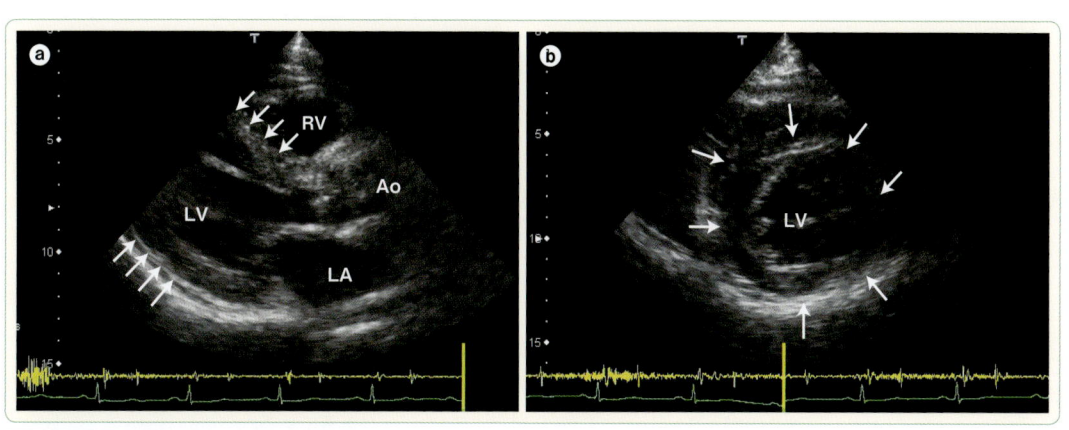

図6 ▶動画 高血圧性心筋症（HFPEF）
a：胸骨左縁左室長軸断面．
b：胸骨左縁左室短軸断面．全周性の壁肥厚を認める．本症例では，左室駆出率は保たれている．
Ao：大動脈，LA：左房，LV：左室，RV：右室

左室充満圧指標の評価

図7[3)]

- 一般の日常臨床において，左室拡張機能は**左室充満圧**指標から推定される．
- 左室充満圧指標には，左室流入血流速波形（安静，Valsalva負荷），僧帽弁輪部組織ドプラ波形，肺静脈血流速波形，左房の大きさ（径・容積），などがある．
- 左室充満圧の評価には，複数のパラメーターを組み合わせると精度が上がる．
- 左室充満圧の評価により，治療効果判定を行うことができる（図8）．
- 血行動態指標として，その他にも，三尖弁逆流圧較差，肺動脈弁逆流拡張末期圧較差，下大静脈径（呼吸性変動の評価も含む）も重要である．

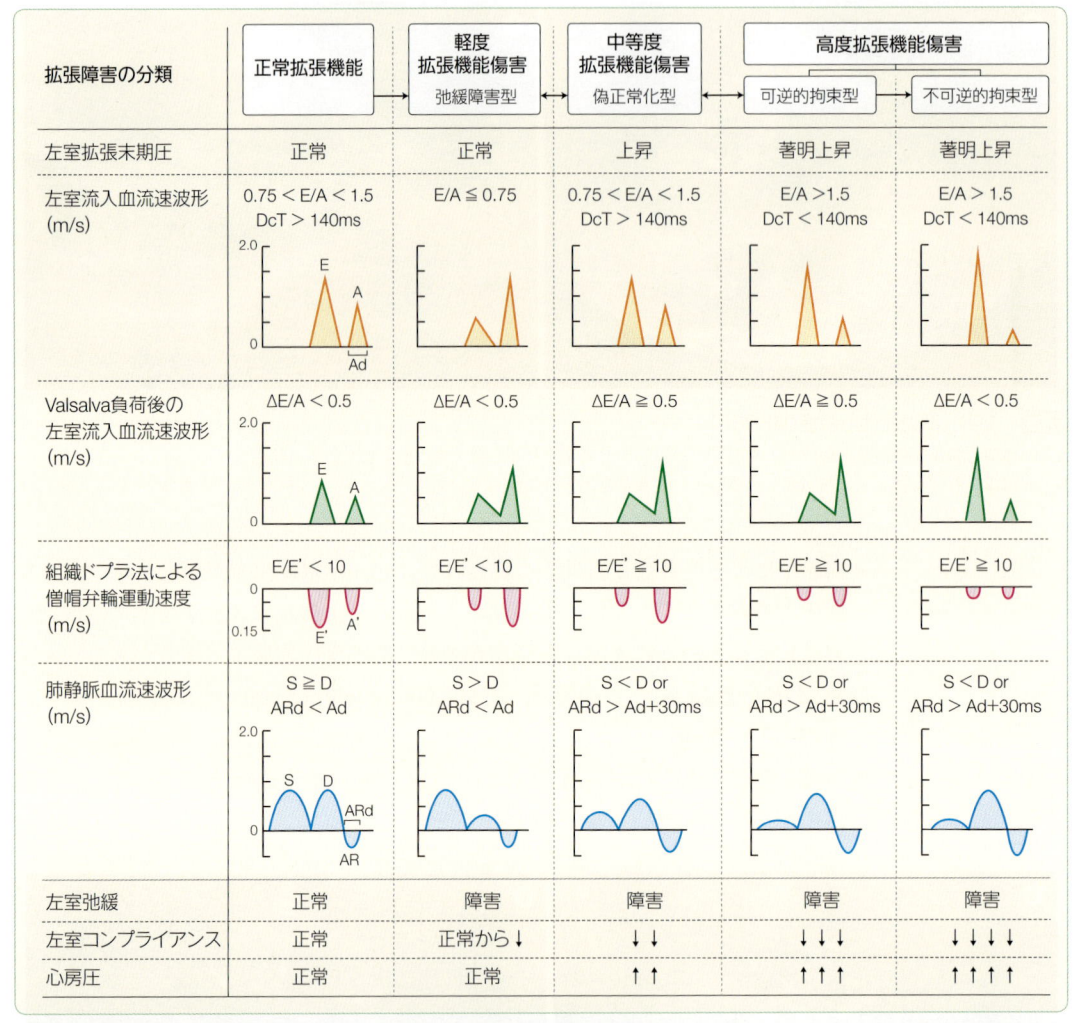

拡張障害の分類	正常拡張機能	軽度拡張機能傷害 弛緩障害型	中等度拡張機能傷害 偽正常化型	高度拡張機能傷害 可逆的拘束型	高度拡張機能傷害 不可逆的拘束型
左室拡張末期圧	正常	正常	上昇	著明上昇	著明上昇
左室流入血流速波形 (m/s)	$0.75 < E/A < 1.5$ $DcT > 140ms$	$E/A \leq 0.75$	$0.75 < E/A < 1.5$ $DcT > 140ms$	$E/A > 1.5$ $DcT < 140ms$	$E/A > 1.5$ $DcT < 140ms$
Valsalva負荷後の左室流入血流速波形 (m/s)	$\Delta E/A < 0.5$	$\Delta E/A < 0.5$	$\Delta E/A \geq 0.5$	$\Delta E/A \geq 0.5$	$\Delta E/A < 0.5$
組織ドプラ法による僧帽弁輪運動速度 (m/s)	$E/E' < 10$	$E/E' < 10$	$E/E' \geq 10$	$E/E' \geq 10$	$E/E' \geq 10$
肺静脈血流速波形 (m/s)	$S \geq D$ $ARd < Ad$	$S > D$ $ARd < Ad$	$S < D$ or $ARd > Ad+30ms$	$S < D$ or $ARd > Ad+30ms$	$S < D$ or $ARd > Ad+30ms$
左室弛緩	正常	障害	障害	障害	障害
左室コンプライアンス	正常	正常から↓	↓↓	↓↓↓	↓↓↓↓
心房圧	正常	正常	↑↑	↑↑↑	↑↑↑↑

図7 左室流入血流速波形，Valsalva法による左室流入血流速波形の変化，組織ドプラにより記録した僧帽弁弁輪部運動，肺静脈血流速波形による拡張機能障害の分類（文献3より引用）

E：拡張早期波，A：心房収縮期波，DcT：E波減速時間，S：収縮期順行波，D：拡張期順行波，AR：心房収縮期逆行波，Ad：A波持続時間，ARd：AR波持続時間，E'：僧帽弁輪移動速度波形の拡張早期波，A'：僧帽弁輪移動速度波形の心房収縮期波

> **Pitfall** 高血圧性心筋症の診断において
> - 高血圧が明確に存在するときに，高血圧によってもたらされる障害（収縮機能障害・拡張機能障害）を一つ一つ丁寧に診断していくことが重要である．
> - 明らかな高血圧歴がないにもかかわらず，心機能低下の原因が見当たらないために，なんとなく高血圧性心不全と診断し，基礎疾患追求の手を緩めてしまうことは，慎むべきである．

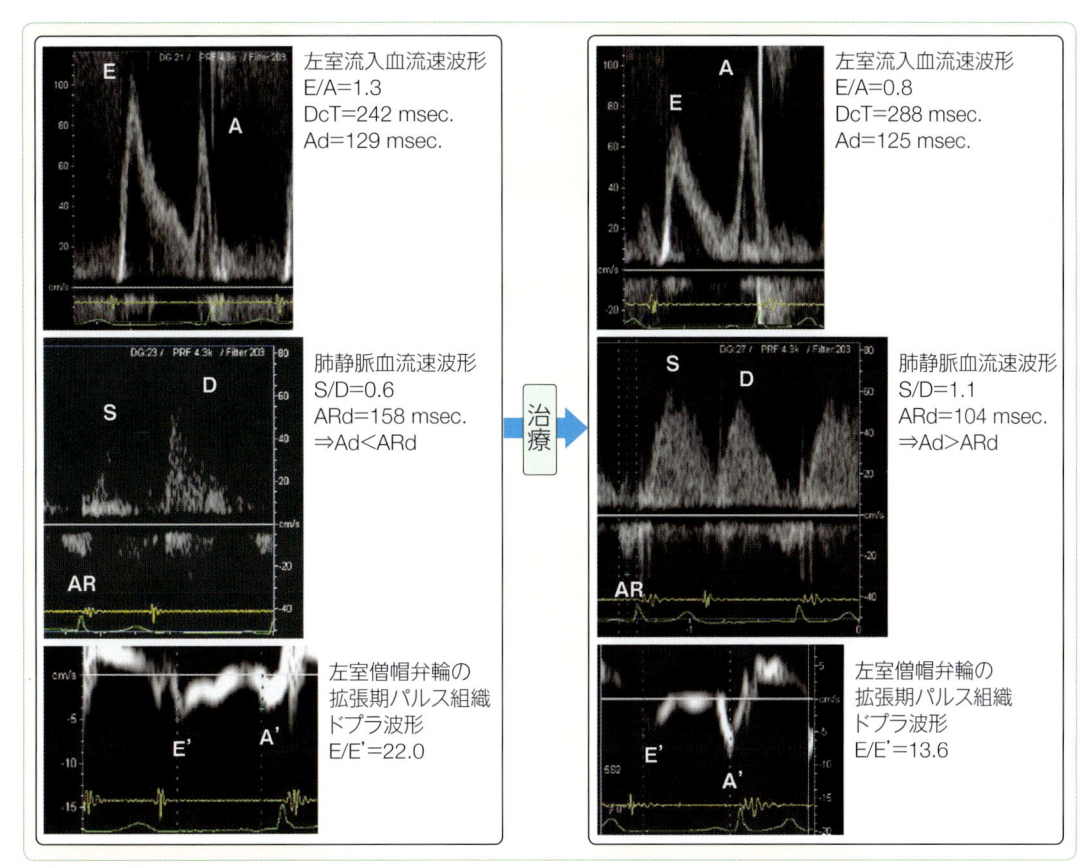

図8 症例の治療前後のドプラ指標の比較
治療効果がこれらのドプラ指標に明確に現れている.

> **Point** 高血圧性心筋症と肥大型心筋症の鑑別は可能か？
> - 肥大型心筋症では非対称性肥大を認めることが多く, 肥大の程度は大きい（図9）．
> - 高血圧性心筋症では対称性肥大を認めることが多い（図6）．
> - ただし, 肥大型心筋症でも対称性肥大を認め, 高血圧性心筋症でも非対称性肥大を認めることはある.
> - 心筋組織性状評価, ストレイン解析による両者の鑑別に関する報告があるが, 心エコー評価のみの鑑別は困難なケースも多く, 問診をはじめ, 総合的な判断が必要である.

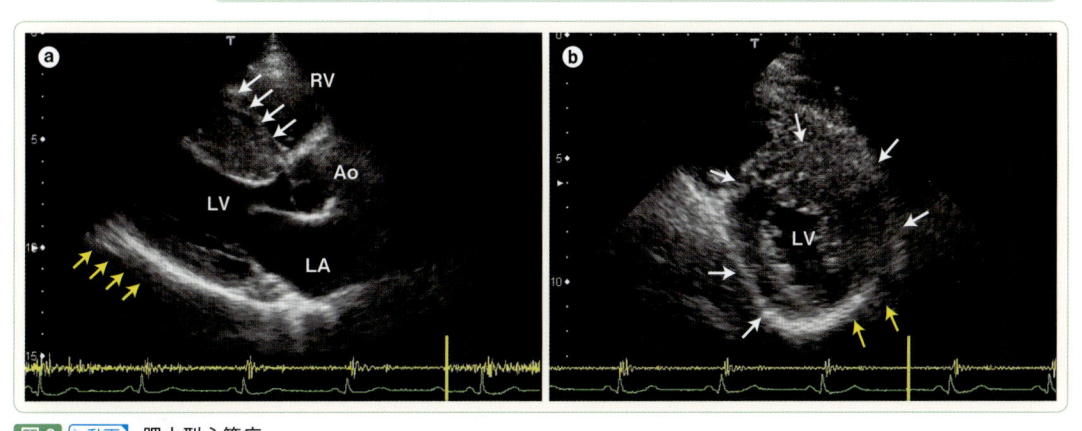

図9 ▶動画 肥大型心筋症
a：胸骨左縁左室長軸断面. 心室中隔に著しい肥大を認める（白矢印）が, 後壁の壁厚は正常範囲内である（黄矢印）.
b：胸骨左縁左室短軸断面. 左室下後壁の壁厚は正常範囲内だが（黄矢印）, そのほかの部位の壁厚は増大を認める（白矢印）.
Ao：大動脈, LA：左房, LV：左室, RV：右室

6 高血圧性心筋症

検査の進め方

	Bモード法 ➡基礎と撮り方 P14, 27, 86	ドプラ法 ➡基礎と撮り方 P36, 96 カラー	パルス	連続波
胸骨左縁左室長軸断面	□左室肥大の有無 □左室拡大の有無 □左室壁運動低下の有無 □左房径拡大の有無 □<u>左室径</u> □<u>左房径</u> □<u>相対的左室後壁厚</u> □<u>左室重量</u> □<u>左室駆出率</u>			
胸骨左縁左室短軸断面	□左室壁厚のバランス			
右室流入路長軸断面		□三尖弁逆流		□<u>三尖弁逆流速度</u>
右室流出路長軸断面		□肺動脈弁逆流		□<u>肺動脈逆流拡張末期圧較差</u>
心尖部四腔断面	□<u>左室容積,駆出率</u> □<u>左房容積</u>	□三尖弁逆流	□<u>僧帽弁輪部速度波形</u> □<u>肺静脈血流速波形</u>	□<u>三尖弁逆流速度</u>
心尖部二腔断面	□<u>左室容積,駆出率</u>			
心尖部長軸断面			□<u>左室流入血流速波形</u>	
心窩部下大静脈	□<u>下大静脈径</u>・呼吸性変動			

下線：計測項目

三尖弁逆流 ➡心臓弁膜症 P72
肺動脈弁逆流 ➡心臓弁膜症 P84

文献

1) Sano M, et al: p53-induced inhibition of Hif-1 causes cardiac dysfunction during pressure overload. Nature 446: 444-448, 2007
2) Ganau A, et al: Patterns of left ventricular hypertrophy and geometric remodeling in essential hypertension. J Am Coll Cardiol 19: 1550-1558, 1992
3) Redfield MM, et al: Burden of systolic and diastolic ventricular dysfunction in the community: appreciating the scope of the heart failure epidemic. JAMA 289: 194-202, 2003

7 心サルコイドーシス
cardiac sarcoidosis

概念

- サルコイドーシスとは，非乾酪性類上皮細胞肉芽腫形成により組織障害をもたらす**原因不明の全身性（多臓器性）肉芽腫性疾患**である．
- 両側肺門リンパ節，肺，眼，皮膚病変の頻度が高いが，神経，筋，腎，骨，消化器にも罹患し，心臓のサルコイドーシス病変を心サルコイドーシスという．
- サルコイドーシスの多くは自然寛解するが，**死因の 2/3 以上が心病変**であり，心サルコイドーシス合併例では**ステロイド治療の適応**となる．
- 心サルコイドーシスの未治療例では予後不良である一方，**早期治療**にて予後が改善する可能性があり，早期診断治療が重要である．

サルコイドーシスの診断基準と診断の手引き

❶ 日本サルコイドーシス / 肉芽腫性疾患学会のサルコイドーシスの診断基準 [1]

a 組織診断群

- 一臓器に組織学的に非乾酪性類上皮細胞肉芽腫を認め，かつ，下記①～③のいずれかの所見がみられる場合．
  ①他の臓器に非乾酪性類上皮細胞肉芽腫を認める．
  ②他の臓器で「サルコイドーシス病変を強く示唆する臨床所見」（表1）がある．
  ③全身反応を示す検査所見 6 項目中 2 項目以上を認める．
    - 両側肺門リンパ節腫脹
    - 血清 ACE 活性高値
    - ツベルクリン反応陰性
    - Gallium-67 citrate シンチグラムにおける著明な集積所見
    - 気管支肺胞洗浄検査でリンパ球増加または CD4/CD8 比高値
    - 血清あるいは尿中カルシウム高値

b 臨床診断群

- 組織学的に非乾酪性類上皮細胞肉芽腫は証明されていないが，2 つ以上の臓器において「サルコイドーシス病変を強く示唆する臨床所見」に相当する所見があり，かつ，全身反応を示す検査所見中 6 項目中 2 項目以上を認めた場合．

表1 サルコイドーシス病変を強く示唆する臨床所見（心臓以外）

呼吸器病変	両側肺門リンパ節腫脹（BHL），上肺野優位でびまん性の分布をとる粒状，斑状の肺野陰影など
眼病変	肉芽腫性前部ぶどう膜炎，隅角結節またはテント状周辺虹彩前癒着など
皮膚病変	結節性紅斑（非特異的，下腿に好発），結節型，局面型，びまん浸潤型，皮下型皮膚サルコイドなど
神経・筋病変	実質内肉芽腫性病変，髄膜病変，脳神経麻痺，筋炎，ミオパチーなど
その他の病変	肝表面の結節，脾腫，消化管潰瘍，表在性リンパ節腫大，甲状腺腫など

表2　心臓病変を強く示唆する臨床所見　(サルコイドーシスの診断基準と診断の手引き－2006より引用)

(1) 主徴候	(a) 高度房室ブロック	
	(b) 心室中隔基部の菲薄化	
	(c) Gallium-67 citrate シンチグラムでの心臓への異常集積	
	(d) 左室収縮不全 (左室駆出率 50％未満)	
(2) 副徴候	(a) 心電図異常	心室不整脈 (心室頻拍, 多源性あるいは頻発する心室期外収縮), 右脚ブロック, 軸偏位, 異常Q波のいずれかの所見
	(b) 心エコー図	局所的な左室壁運動異常あるいは形態異常 (心室瘤, 心室壁肥厚)
	(c) 医学検査	心筋血流シンチグラム (thallium-201 chloride, あるいは technetium-99m mehoxyisobutylisonitrile, technetium-99m tetrofosmin)での灌流異常
	(d) Gadolinium 造影 MRI における心筋の遅延造影所見	
	(e) 心内膜心筋生検：中等度以上の心筋間質の線維化や単核細胞浸潤	

付記：
1) 虚血性心疾患と鑑別が必要な場合は, 冠動脈造影を施行する.
2) 心臓以外の臓器でサルコイドーシスと診断後, 数年を経て心病変が明らかになる場合がある. そのため定期的に心電図, 心エコー検査を行い経過を観察する必要がある.
3) Fluorine-18 fluorodeoxyglucose PET における心臓への異常集積は, 診断上有用な所見である.
4) 完全房室ブロックのみで副徴候が認められない症例が存在する.
5) 心膜炎 (心電図における ST 上昇や心嚢液貯留) で発症する症例が存在する.
6) 乾酪壊死を伴わない類上皮細胞肉芽腫が, 心筋生検で観察される症例は必ずしも多くない.

❷ 心サルコイドーシスの診断基準

- サルコイドーシスの心臓病変は、組織診断群と臨床診断群に分けられる[2]. 心筋内に組織学的に非乾酪性類上皮細胞肉芽腫を認め, 他臓器に病理組織学的あるいは臨床的にサルコイドーシスと診断し得た場合を組織診断群, 心筋内に組織学的に非乾酪性類上皮細胞肉芽腫を認めないが, 病理組織学的あるいは臨床的にサルコイドーシスと診断し得た症例で, 「心臓病変を強く示唆する臨床所見」を満たし, かつ, 全身反応を示す検査所見の項目を満たした場合は臨床診断群となる.
- 心臓病変を強く示唆する臨床所見は, 主徴候と副徴候に分けられ (表2), 以下のいずれかを満たす場合を陽性とする.
  ① 主徴候4項目中2項目以上が陽性の場合.
  ② 主徴候4項目中1項目が陽性で, 副徴候5項目中2項目以上が陽性の場合.
  　※巨細胞性心筋炎を除外する.

> **Point**
> - サルコイドーシスの診断には通常診療では施行しない特殊な検査が含まれており, 疑わなければ診断に至らない.
> - 心エコー図所見が主徴候・副徴候に含まれており, 心エコー図検査が診断の糸口となりえる.

病態生理　図1

- 肉芽腫性病変の形成と炎症，線維化への進展により，心臓組織障害をもたらし，形態的機能的変化を及ぼす．
- 心筋では，**壁の肥厚**と**菲薄化**，**瘤形成**などの**限局性**もしくは**びまん性**の形態変化がみられる．
- 心筋細胞障害，線維化による左室コンプライアンスの低下，スティフネス上昇から**拡張障害，収縮障害**をきたし，心不全を発症する．
- サルコイド病変の刺激伝導系への波及や心筋の器質的機能的異常から，**完全房室ブロック**や**完全右脚ブロック**などの伝導障害，**心室頻拍**などの致死性不整脈をひき起こし，失神や突然死をもたらす．

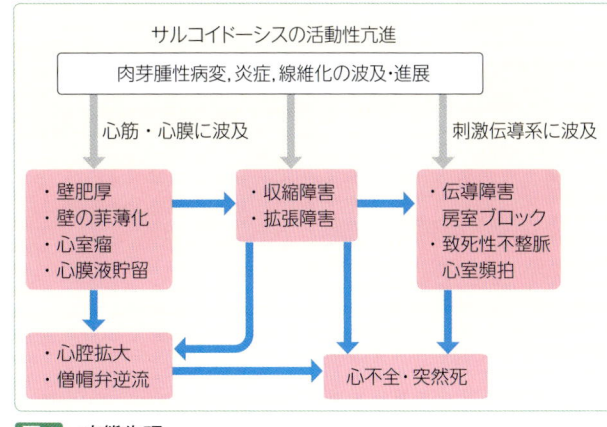

図1　病態生理

身体所見

- 心サルコイドーシスに特異的な所見はなく，合併する病態による．
  - 心不全の所見として，奔馬調律，Ⅲ音，逆流性収縮期雑音（僧帽弁逆流合併時），ラ音の聴取，頸静脈怒張，肝腫大，下腿浮腫，四肢冷感などを認める．
- 合併頻度の高い，**皮膚や眼の所見**にも留意する．皮膚サルコイドは結節病変以外にもさまざまな形態を呈し，少しでも怪しい皮膚所見があれば積極的に生検をする．眼病変は，肉芽腫性前部ぶどう膜炎などをチェックする．

胸部レントゲン　図3

- 全身反応の所見として，**両側肺門リンパ節の腫脹（bilateral hilar lymphadenopathy, BHL）**を認める．
- 肺病変合併時には上肺野優位でびまん性の粒状影などがみられ，HR（高分解能）CTで精査をする．
- 心サルコイドーシスに特異的な所見はなく，合併する病態により，心拡大，肺うっ血所見，胸水貯留などがみられる．

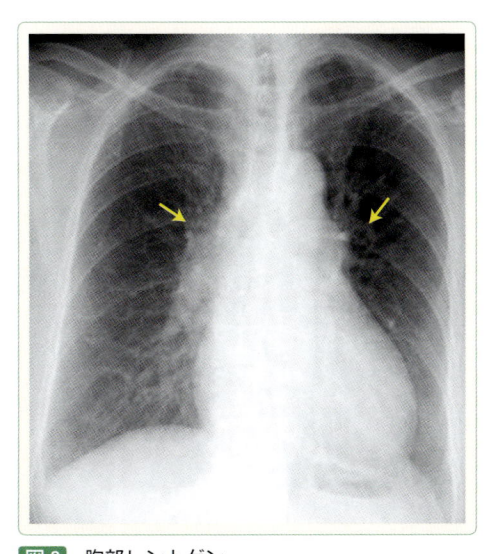

図3　胸部レントゲン
BHL（矢印）と軽度の心拡大を認める．

7　心サルコイドーシス

心電図　図2

- 高度房室ブロック（主徴候）
- 右脚ブロック（副徴候）
- 心室不整脈（心室頻拍，多源性あるいは頻発する心室期外収縮）（副徴候）
- 軸偏位（副徴候）
- 異常Q波（副徴候）

図2　心電図
心拍数40回／分，2：1の房室ブロックと，左脚前肢ブロックおよび完全右脚ブロックを認める．

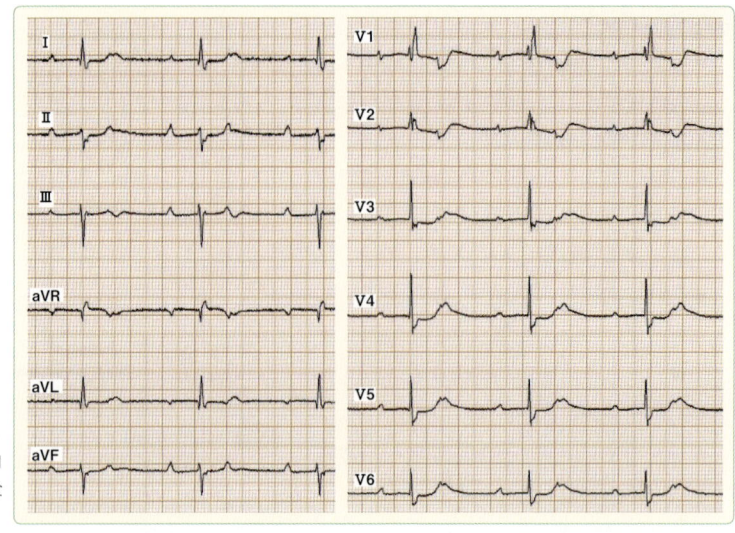

> **Point**　中高年女性の完全房室ブロック例では，原因の約30％が心サルコイドーシスであり，積極的に疑い精査する．

> **Pitfall**　心電図異常が明らかでない心サルコイドーシス例もあり，上記所見がなくとも否定はできない．

その他の検査所見

- 全身反応の所見として，血清ACE活性・リゾチーム値の上昇，ツベルクリン反応陰性，血清および尿中カルシウム高値，気管支肺胞洗浄検査（bronchoalveolar lavage, BAL）でリンパ球増加またはCD4/CD8比高値を認める．
- 心サルコイドーシスの所見として，Gallium-67 citrateシンチグラム，Fluorine-18 fluorodeoxyglucose（FDG）－PET（厳密な食事制限が必要）での心臓への異常集積，Gadolinium造影心臓MRI（CMR）における心筋の遅延造影所見，心筋血流シンチグラムでの灌流異常，心内膜心筋生検にて非乾酪性類上皮細胞肉芽腫（組織診断），中等度以上の心筋間質の線維化や単核細胞浸潤（副徴候）を認める（図4）．

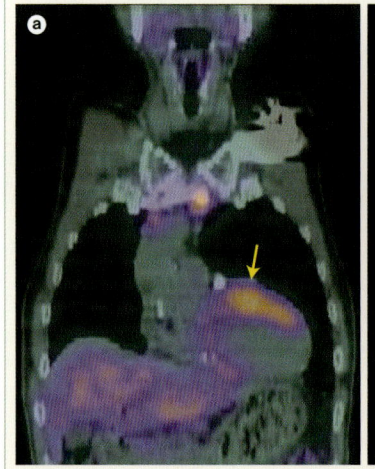

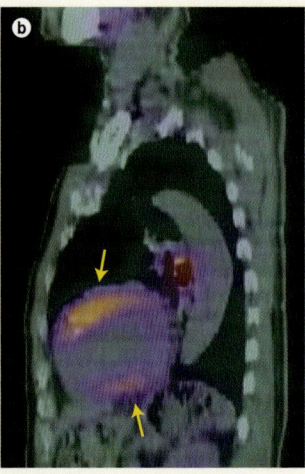

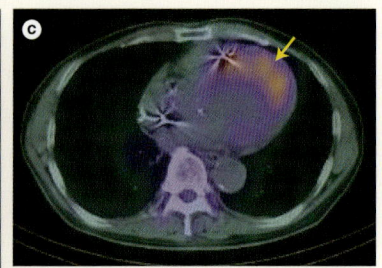

図4　Gaシンチグラフィ
a：冠状断，b：矢状断，c：水平断．
左室心筋の広範囲にGaの異常集積を認める．

7　心サルコイドーシス

治療法

- サルコイドーシスの活動性を抑制する治療と，各種心病態に対する一般治療を並行して行う．

❶ サルコイドーシスの活動性を抑制する治療

- 未だ確立された治療法はない．しかし，原因不明ながら免疫異常と炎症の関与が疑われ，心サルコイドーシスでは**ステロイド剤の全身投与**が適応となる．
- 一般的な投与法は，下記の通りである．
  ① 初期投与量：プレドニゾロン換算で連日 30 mg/ 日または隔日に 60 mg/ 日で内服投与．
  ② 初期投与期間：4 週間．
  ③ 減量：2 〜 4 週間ごとに，プレドニゾロン換算で連日 5 mg/ 日または隔日に 10 mg/ 日ずつ減量．
  ④ 維持量：プレドニゾロン換算で連日 5 〜 10 mg/ 日または隔日に 10 〜 20 mg/ 日投与．
  ※免疫抑制剤の併用も試みられているが，確立していない．

❷ 心病態に対する一般的治療

- **心不全**：病態に応じて，利尿薬，ACE 阻害薬，ARB，β遮断薬（伝導障害悪化に注意），抗アルドステロン拮抗薬，強心薬．
- **完全房室ブロック**：恒久的ペースメーカー植え込み※
- **致死性不整脈**：必要に応じ ICD 植え込み※，抗不整脈薬
  ※低左心機能症例では，CRT-D 植え込みも検討する．
  ※重症心不全で重症機能性僧帽弁逆流を合併する際には，外科的修復術を検討する．

> **Pitfall**
> - ステロイド減量中に再燃し，ステロイドの増量を要することがあり，活動性指標をより多くもつことが肝要である．
> - 完全房室ブロックはステロイド治療で正常化することがあるが，再燃により再発もみられる．
> - ステロイド治療後に，稀に心室頻拍が出現あるいは悪化する例がある．

心エコー所見

- **心室中隔基部の菲薄化**，**左室収縮不全**が主徴候（表2）となっているが，病変の部位，広がり，進行度により，**形態的機能的に多種多様な所見**を呈し，局所的な病変からびまん性病変まで多岐にわたる．
- **冠動脈支配領域によらない局所的壁運動異常**，**壁厚異常**，**心室瘤**（副徴候）を認めた際には積極的に心サルコイドーシスを疑う．
- 典型的な**拡張型心筋症**，**肥大型心筋症様所見**を認めることがある．
- 経時的変化は，**壁厚**，**形態**，**機能障害**に着目し，動画を見比べ評価する．
- 合併する**心不全病態**を評価する．

形態異常

▶ ① 心室中隔基部の菲薄化（図5）
- 最も特徴的かつ有名な所見で，主徴候に含まれている（表2）．

▶ ② 壁肥厚（図6）
- 肉芽腫形成と炎症，間質浮腫，心筋肥大により，壁肥厚が生じる．
- 非対称性中隔肥大（asymmetric septal hypertrophy, ASH）や心尖部肥厚を認め，肥大型心筋症様になることもある．

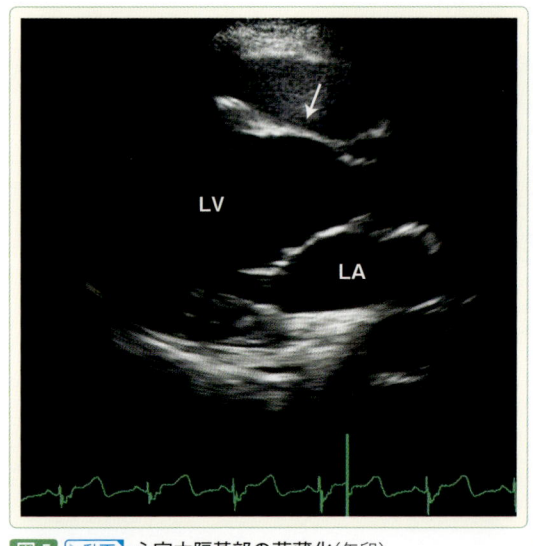

図5 ▶動画 心室中隔基部の菲薄化（矢印）
胸骨左縁左室長軸断面． LA：左房，LV：左室

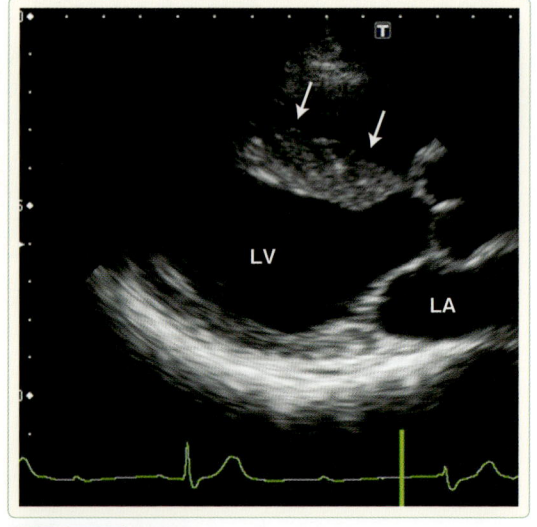

図6 ▶動画 壁肥厚
胸骨左縁左室長軸断面．非対称性中隔肥大を認め，肥大型心筋症様形態を呈している． LA：左房，LV：左室

▶ ③ 不均一な壁厚（図7）
- 壁肥厚や菲薄化が混在し，壁厚が不均一となる．心室中隔基部以外でも限局的に菲薄化や壁肥厚を認める場合には，サルコイドーシスを強く疑う．

▶ ④ 心室瘤（図8）
- 副徴候となっている．
- 心内血栓や心室性不整脈の原因となりうる．

LA：左房
LV：左室

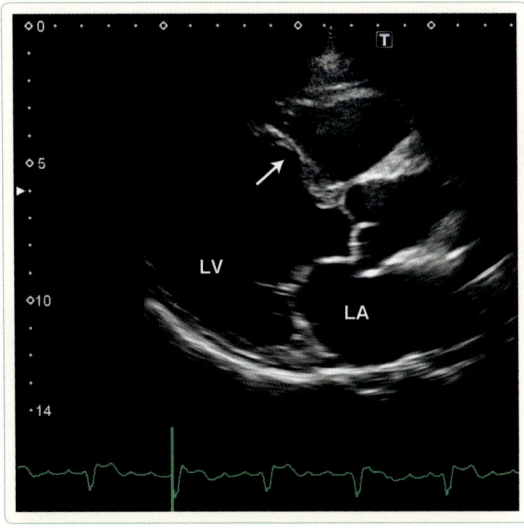

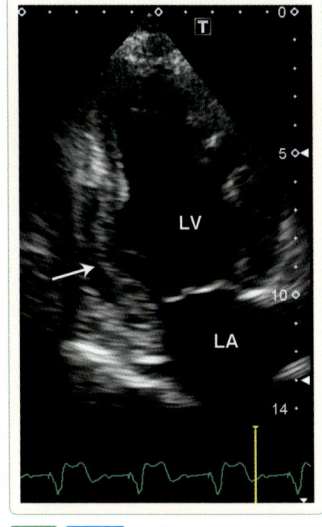

図7 ▶動画 不均一な壁厚

胸骨左縁左室長軸断面．心室中隔基部は肥厚しているが，中部（矢印）は菲薄化し，壁運動低下を伴っている．

図8 ▶動画 心室瘤

心尖部二腔断面．下壁基部に心室瘤（矢印）を認める．

> **! Pitfall**
> 前側壁や心尖部は心エコー図検査で検出しにくい部位であり，左室造影で初めて心室瘤に気づくこともある．すべての断面で形態と壁運動の詳細な観察を要する．

▶ ⑤ その他の所見

①心膜液貯留
- 心外膜に病変が及ぶと心膜炎を合併し，心膜液貯留がみられる．

②右室病変
- 右室自由壁は好発部位である．

③腫瘤性病変 （図9）
- 稀に心室中隔に腫瘤性病変が認められる．

図9 ▶動画 腫瘤性病変

a：胸骨左縁左室長軸断面．
b：胸骨左縁左室短軸断面．
心室中隔に腫瘤性病変（矢印）を認める．同部はCMRのT2強調画像で高信号を呈した．
Ao：大動脈，LA：左房，LV：左室

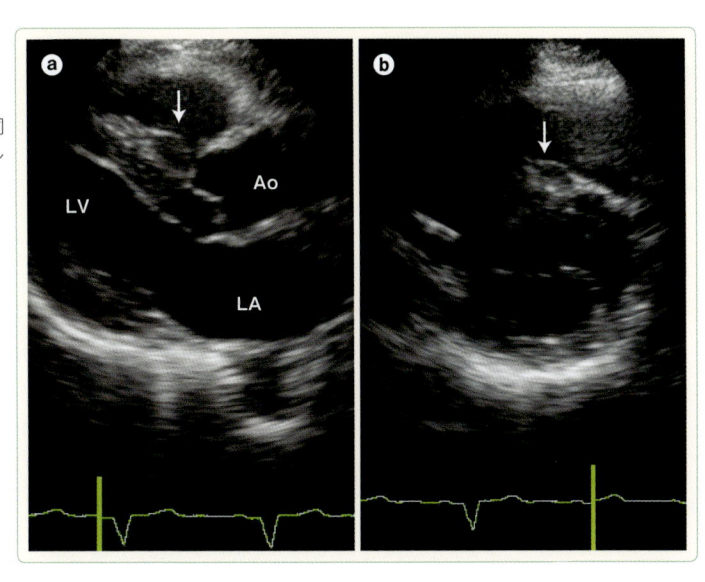

7 心サルコイドーシス

機能異常

▶ ① 局所壁運動異常
- 冠動脈支配領域に一致しない壁運動異常を認める．

▶ ② びまん性壁運動低下（図10）
- 心腔拡大を伴うと，拡張型心筋症様となる．

図10 ▶動画 びまん性壁運動低下
心腔拡大（矢印）とびまん性の壁運動低下を認める．

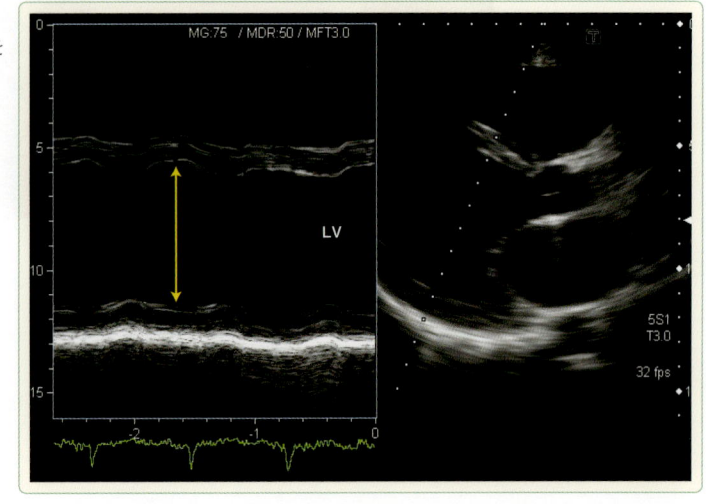

▶ ③ 拡張障害
- 収縮障害を伴わず，拡張障害のみを認める場合がある．左室流入血流速度波形，僧帽弁輪移動速度波形，左房容量などを評価する．

▶ ④ 僧帽弁逆流
- 左室拡大や限局病変による乳頭筋位置の偏位，tethering, 乳頭筋不全から僧帽弁逆流を併発する．重症の場合には，心不全治療の介入ポイントとして重要である．

心不全病態評価

▶ ① 血行動態指標の推定
- うっ血と低心拍出の病態を評価する．左室拡張末期圧，左房圧，肺動脈楔入圧，肺動脈圧，右房圧，心拍出量の推定を行う．
  - 左室流出路における径と時間速度積分（TVI）を計測する．
  - 左室入流路波形，僧帽弁輪移動速度波形を解析する．
  - 三尖弁逆流，肺動脈弁逆流の速度から圧較差を推定する．
  - 下大静脈径と呼吸性変動から右房圧を推定する．

▶ ② dyssynchrony の有無
- 低左心機能例では，CRT を検討する上で，参考とする．

検査の進め方

		Bモード法 ➡基礎と撮り方 P14, 27, 86	Mモード法 ➡基礎と撮り方 P32, 78	ドプラ法 ➡基礎と撮り方 P36, 96		
				カラー	パルス	連続波
胸骨左縁 左室長軸 断面		□左室壁厚 □左室壁運動異常 □dyssynchrony □心室瘤 □心膜液 □右室形態 □左室流出路径(拡大像)	□dyssynchrony □<u>左室径</u> □<u>左房径</u> □<u>大動脈径</u>	□僧帽弁逆流		
胸骨左縁 左室短軸 断面		□左室壁厚 □左室壁運動異常 □dyssynchrony □心室瘤 □右室形態		□三尖弁逆流 □肺動脈弁逆流 □三尖弁逆流 □僧帽弁逆流		□<u>三尖弁逆流速度</u> □<u>肺動脈弁逆流速度</u> □<u>三尖弁逆流速度</u>
心尖部 四腔断面		□左室壁厚 □左室壁運動異常 □dyssynchrony □心室瘤 □右室形態 □modified Simpson法 □tenting height		□僧帽弁逆流 □三尖弁逆流	□<u>左室流入速度波形</u> □<u>僧帽弁輪速度波形</u>	□<u>三尖弁逆流速度</u>
心尖部 二腔断面		□左室壁厚 □左室壁運動異常 □dyssynchrony □心室瘤 □modified Simpson法		□僧帽弁逆流		
心尖部 長軸断面		□左室壁厚 □左室壁運動異常 □dyssynchrony □心室瘤		□僧帽弁逆流	□<u>左室流出路血流速度波形(TVI)</u>	
心窩部 下大静脈		□<u>下大静脈径</u>・呼吸性変動				

下線：計測項目

僧帽弁逆流 ➡心臓弁膜症 P60
三尖弁逆流 ➡心臓弁膜症 P72
肺動脈弁逆流 ➡心臓弁膜症 P84

7 心サルコイドーシス

文献
1) サルコイドーシスの診断基準と診断の手引き―2006 要約. 日本サルコイドーシス／肉芽腫性疾患学会雑誌 26: 78-82, 2006
   http://www.jssog.com/papers/2006-15.pdf
2) 日本循環器学会：循環器病の診断と治療に関するガイドライン(2008年度合同研究班報告). 急性および慢性心筋炎の診断・治療に関するガイドライン(2009年改訂版).
   http://www.j-circ.or.jp/guideline/pdf/JCS2009_izumi_h.pdf
3) 日本サルコイドーシス／肉芽腫性疾患学会, 日本呼吸器学会, 日本心臓病学会, 日本眼科学会, 厚生省科学研究―特定疾患対策事業―びまん性肺疾患研究班(編)：サルコイドーシス治療に関する見解－2003. 日本サルコイドーシス／肉芽腫性疾患学会雑誌 23: 105-114, 2003
   http://www.jssog.com/papers/2003-16.pdf

8 脚気心
beriberi heart

概念
- 脚気心（beriberi heart）：ビタミン B_1（Vit B_1）不足によって生じる両心不全
- 脚気衝心：ショック状態に陥った脚気心
- 神経障害のみの脚気：dry beriberi
- 脚気心を伴う場合：wet beriberi

病因（Vit B_1 欠乏の原因）
- 精白米ばかり食べて，肉や麦食を食べない（過去に多かった）．
- 極端な栄養失調（過度な偏食と摂食障害を含む）
- アルコール依存症
- 小腸の吸収障害
- 減量手術の合併症
- 医原性 Vit B_1 欠乏：Vit B_1 を入れ忘れた長期の経静脈栄養．

病態生理
- **水溶性の Vit B_1 はクエン酸回路の必須補酵素**
- Vit B_1 欠乏 → 糖代謝障害 → ピルビン酸と乳酸の蓄積 → 代謝性アシドーシス
  Vit B_1 欠乏 → 細動脈拡張 → 末梢血管抵抗低下 → 血圧低下 → 代償性心拍出量増加
  注）細動脈：arteriole，直径 100〜200μm
- **末梢細動脈拡張の機序**
  ① Vit B_1 欠乏による神経障害で血管神経活動性が抑制された説
  ② 代謝性アシドーシスによる末梢血管拡張説
- **高心拍出量心不全の成り立ち**
  ① 血圧維持のため代償性心拍出量増加 → 静脈還流増加 → 心拍出量増加
  ② 血圧低下 → 体液貯留 → 循環血液総量増加
  ③ ①＋② ＝ 高心拍出量状態
  ④ **予備能を超える心拍出量増加 → 両心室充満圧上昇（＝両心房圧上昇）→ 両心不全**
  - 理解のためのイメージ：拡張期により多くの血液が僧帽弁と三尖弁を通過するため，両心房が圧を上げて血液を心室に押し込まないと間に合わない．頻脈になればさらに拡張期短縮も加わるので，さらに心房圧が高くなる．
  - Vit B_1 欠乏から脚気心までの機序を（図1）に示す．

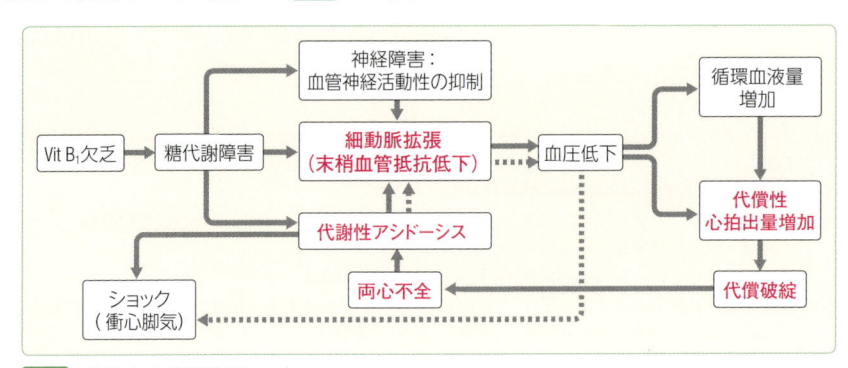

図1 脚気心の病態生理

- 心筋エネルギー代謝の特徴
  - 安静時の正常心のエネルギー：約 70 ～ 80 %が脂肪酸代謝
  - 脚気心の病初期は糖代謝障害 → 心室筋の正常収縮～過収縮が可能
  - 長期の Vit B$_1$ 欠乏 → 高度のエネルギー産生障害 → 心筋収縮低下→ Vit B$_1$ 補充で心筋収縮改善（図2 ▶動画 p.85）
- 心臓の病理所見はいずれも非特異的．
  - ①剖検では心臓拡大のみ
  - ②早期の組織所見：心筋細胞の空胞化と細胞間質浮腫
  - ③後期の組織所見：心筋細胞肥大，線維化，炎症細胞浸潤

症状

- 左心不全の症状：労作時息切れ～安静時呼吸困難．
- 右心不全の症状：四肢浮腫，易疲労．
- 神経障害の症状：痙攣発作，不随意運動，慢性てんかん，四肢の運動と感覚障害，乳幼児では発達遅延．

身体所見

- 低血圧（末梢血管拡張のため）．
- 四肢末端が温かい（末梢血管拡張のため，必須所見ではない）．
- 右心不全による四肢浮腫．
- 左心不全による湿性ラ音．
- 高度の低酸素があればチアノーゼの出現．

心電図と胸部レントゲン所見

- 心電図は非特異的：QRS の低電位，QT 間隔の延長，T 波の減高～陰転．
- 胸部レントゲンでは心胸郭比増大，肺うっ血像．

鑑別診断

- 高心拍出量の心不全の鑑別診断を（表1）に列挙する．

表1　脚気心と鑑別すべき高心拍出量心不全
・先天性の動 - 静脈シャント
・高度の貧血
・甲状腺機能亢進症
・急性または慢性腎不全
・肝硬変による肝内／肺内シャント
・骨格疾患（ページェット病，多発性骨髄腫）
・HFPEF 型心不全

治療法

- 急性期は Vit B$_1$ を 100 ～ 500 mg 静注し，その後は毎日 25 ～ 100 mg の経口投与に切り替える．鉄と葉酸の欠乏による貧血が合併すれば，その治療．さらに Mg 欠乏が合併すれば，Mg の同時投与．

診断法

- 脚気心の診断基準を表2に示す．

❶ 両心不全で脚気心を疑わせる所見

- 低血圧．
- 大きな心臓に収縮は正常〜過収縮．
- 高度な僧帽弁や大動脈弁逆流がない．
- 左→右シャントの心疾患がない．
- 肺血流量増加と左房圧上昇による軽度〜中等度の肺高血圧
- 心タンポナーデはない．

❷ ショック状態で脚気心を疑わせる所見

- 出血源がない．
- カテコラミン投与と輸液をしても血圧が保てない．
- 大きめの心臓が正常収縮〜過収縮．
- 左室の収縮低下があっても心原性ショックと思わせるほどではない．
- 心原性ショックの原因となる高度な僧帽弁や大動脈弁の病変がない．
- 肺高血圧は軽度〜中等度で，肺塞栓症によるショックではない．
- 心タンポナーデはない．
- 上記の2つの状態で四肢末端が温かい場合は脚気心の確率がさらに高くなる（末梢血管拡張→四肢末端が温かい）．

❸ 問診の要点

- 飲酒歴．
- 偏食（拒食）歴．
- 治療歴：手術歴，経静脈栄養歴，利尿剤使用歴．

表2	脚気心の診断基準

- 3カ月以上の Vit B$_1$ 欠乏食生活
- 正常洞調律で拡大した心臓
- ペラグラまたは神経炎の所見
- 末梢浮腫，肺水腫
- 非特異的 ST-T 変化などの軽度の心電図異常
- ほかに同定できる心疾患の原因がない
- Vit B$_1$ 投与療法に反応する

❹ 血液検査

- 血中 Vit B1 濃度低下．
- ピルビン酸と乳酸の濃度増加．
- 赤血球 transketolase の活性低下．
- サイアミンピロリン酸効果の増加．

❺ 診断的治療

- p.85の心エコー図所見と問診所見に基づき，採血したら Vit B$_1$ 静注を試みる．すぐに血圧が上昇すれば，脚気心と診断できる．

❻ 合併症の検査

- 慢性アルコール中毒によるアルコール性心筋症疑い．
  → 禁酒による心機能回復（月単位の経過観察が必要）．
- 鉄と葉酸欠乏による貧血．
  → 貧血があれば，鉄と葉酸の血中濃度測定．
- ループ利尿剤の長期投与で合併する低 Mg 血症
  → 利尿剤常用歴があれば，Mg の血中濃度測定

心エコー所見

- 左室の拡大と正常収縮〜過収縮.
- 右心系拡大と軽度〜中等度の肺高血圧.
- 高度な弁逆流（特に僧帽弁閉鎖不全症）と左 → 右シャントの欠如.
- 脚気心特有ではないが，たまに心筋が"浮腫んでいる"ように見えることがある（図2）．また，同じ見た目"収縮が正常"のHFPEF（heart failure with preserved ejection fraction）は小さめの左室が特徴であるのに対し，脚気心の左室は拡大している．

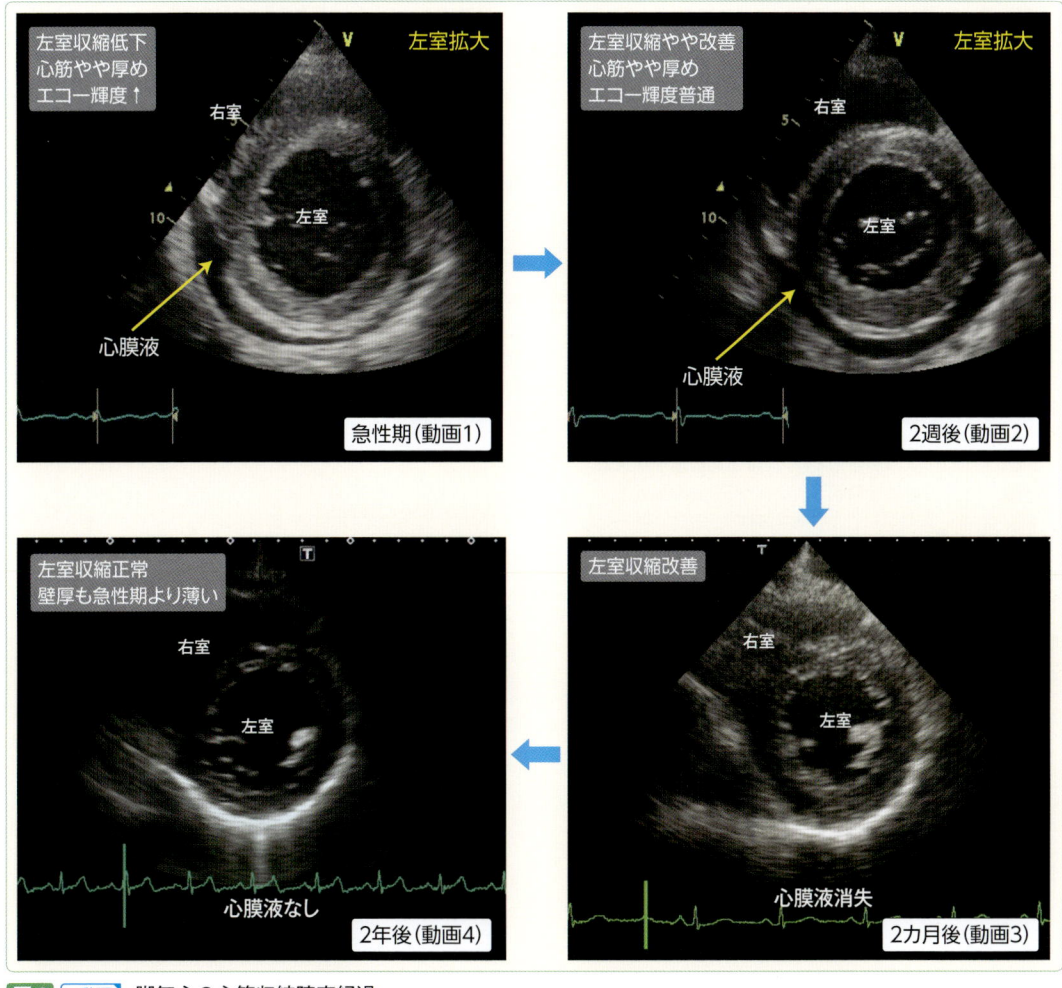

図2 ▶動画　脚気心の心筋収縮障害経過

42歳男性の脚気衝心の症例．急性期では収縮低下と心膜液貯留を認め，心筋が"浮腫んでいる"ように見える（心筋内エコー輝度上昇，"ザラザラ"した感じ）．実際，心筋生検で心筋浮腫が認められた．2週間後もまだわずかしか改善されず，2カ月後はほぼ改善され，2年後の画像は正常に戻っている．

検査の進め方

	Bモード法 ➡基礎と撮り方 P14, 27, 86	Mモード法 ➡基礎と撮り方 P32, 78	ドプラ法 ➡基礎と撮り方 P36, 96 カラー	パルス	連続波
胸骨左縁左室長軸断面	□左室と左房拡大 □<u>左室駆出率</u>正常～高値 ＊心膜液貯留	□左室と左房拡大 □Teichholz法：<u>左室駆出率</u>正常～高値 ＊心膜液貯留	□高度僧帽弁逆流（－）		
胸骨左縁左室短軸断面	□左室の正常収縮～過収縮 ＊心筋エコー輝度上昇 ＊心膜液貯留			□<u>右室流出路血流の最高速度とTVI</u>高値	
心尖部四腔断面	□左室と左房拡大 ＊右房と右室拡大 □modified Simpson法		□高度僧帽弁逆流（－） □高度三尖弁逆流（－）	□僧帽弁流入速波形と三尖弁血流速波形のE波増高	□<u>三尖弁逆流最高速度</u>測定
心尖部二腔断面	□modified Simpson法				
心尖部長軸断面	□左室と左房拡大 □左室の正常収縮～過収縮		□高度僧帽弁逆流（－） □<u>左室流出路血流の最高速度とTVI</u>高値	□僧帽弁流入速波形のE波増高	
心窩部下大静脈	□<u>下大静脈径</u>拡大と呼吸性変動低下	□<u>下大静脈径</u>拡大と呼吸性変動低下			

<u>下線</u>：計測項目
＊：必須所見ではない
TVI：time velocity integral
僧帽弁逆流 ➡心臓弁膜症 P60
三尖弁逆流 ➡心臓弁膜症 P72

9 筋ジストロフィーに伴う心筋疾患
myocardial diseases associated with muscular dystrophy

- 筋ジストロフィーは，筋線維に変性や壊死を生じ進行性に筋力低下を示す遺伝性疾患である．主要な疾患，病変遺伝子については（表1）に示した．

表1 心臓病変を伴う筋ジストロフィー

分類			遺伝形式	遺伝子
ジストロフィン異常	Duchenne 型筋ジストロフィー	DMD	X染色体劣性	ジストロフィン遺伝子(Xp21)
	Becker 型筋ジストロフィー	BMD		
	X連鎖性拡張型心筋症	XLCM		
肢帯型(limb-girdle)筋ジストロフィー		LGMD1	常染色体優性	ラミンA/C遺伝子その他
		LGMD2	常染色体劣性	サルコグリカン遺伝子その他
Emery-Dreifuss 型筋ジストロフィー		EDMD	X染色体劣性	エメリン遺伝子
			常染色体優性	ラミンA/C遺伝子
筋緊張性ジストロフィー			常染色体優性	myotonin protein kinase 遺伝子のCTGリピート

▶ Duchenne 型筋ジストロフィー

病態

- 筋ジストロフィーの中で最も頻度が高く重篤な経過を示す疾患がDuchenne型筋ジストロフィー（DMD）である．DMDでは，Xp21に局在する細胞骨格蛋白ジストロフィンが欠損するために発症する．ここでは，本症を中心に解説する．

身体所見，検査

- 幼少期から四肢筋力が低下し，2〜5歳で転びやすくなり，近位筋の萎縮と腓腹部の仮性肥大を認める．そして，10歳以降に歩行不能となる．その後，胸郭や脊柱の変形を合併し，呼吸筋や心筋症に病変が進行する．30歳代で呼吸不全や心不全で死亡する例が多い．
- 胸郭変形に伴い僧帽弁逸脱を生じ，聴診では収縮中期クリックや僧帽弁逆流による収縮期雑音を聴取することがある．
- 一般に血中脳性ナトリウム利尿ペプチド（BNP）の測定は心不全の重症度評価に有用とされる．しかしながら，DMDでは患児が臥床しているため心筋への過度の張力がかからないこと，前負荷軽減状態であることなどの理由で，高度に心収縮力が低下するまではBNPは上昇しない（図1）[1]．
- なお，DMD女性保因者は心合併症を認めないとされているが，稀に心不全症状を呈する例がある．

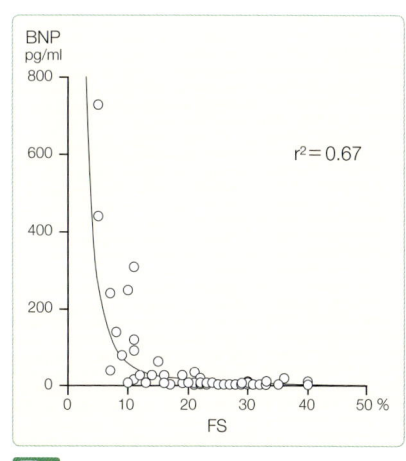

図1 DMDにおける左室内径短縮率（FS）と血中脳性ナトリウム利尿ペプチド（BNP）の関係

DMDではFSが15％程度に低下するまでBNPの上昇を認めない症例が多い．逆に，BNPが100 pg/ml以上の症例は，「左室機能が高度に障害されている」と判定できる．

心電図 図2

- 副交感神経機能の低下によると考えられる洞性頻脈が早期の所見である．また，V1の高いR，下壁および側壁誘導のQ波が特徴的で，線維化に伴い左側胸部誘導のT波平坦化や陰性化を認める．

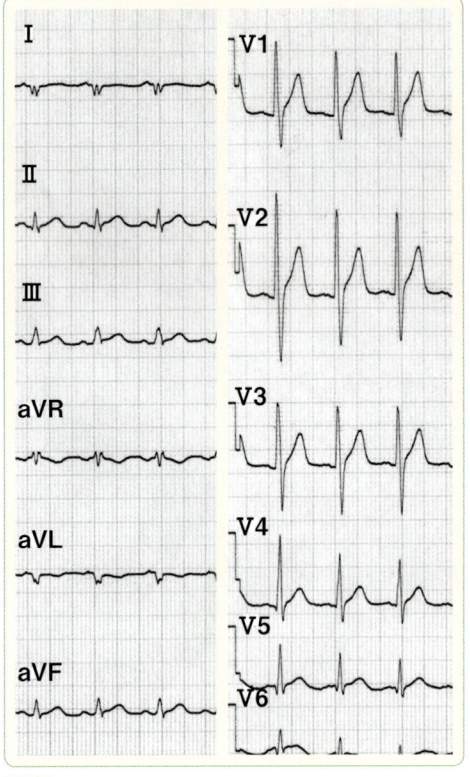

図2　心電図（19歳）
電気軸は右軸．V1でRが高いが，V5，V6ではRの電位が低い．V6ではT波が陰性である．I，aVLにQ波を認める．

胸部レントゲン 図3

- 10歳後半からは胸郭や椎体の変形を認め，心拡大の評価が困難な例がある．また，左室機能が低下しても，慢性の前負荷軽減状態のために**心拡大をきたしにくい**．

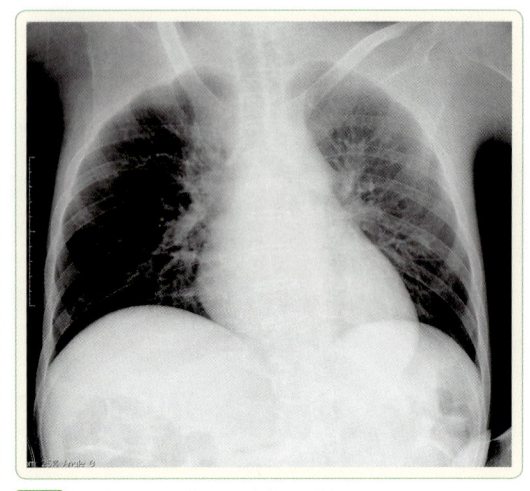

図3　胸部レントゲン写真（30歳）
臥位，側弯などのため心拡大の評価が困難な場合がある．本症例の左室内径短縮率は16％で心機能低下を認めるが，著明な心拡大とはいえない．

治療法

- 呼吸器症状として，10歳代から睡眠中の低酸素血症が出現する．その後に進行する呼吸不全に対し，非侵襲的陽圧呼吸（NPPV）を主体とした人工呼吸管理を早期に導入する．
- 心筋障害に対しては，アンジオテンシン変換酵素阻害剤（エナラプリル）やβブロッカー（カルベジロール）による血管拡張剤による治療を早期から導入する．DMDでは心不全の臨床症状の把握が困難な例が稀ではなく，定期な心エコー検査が不可欠である．

心エコー所見[2]

- 胸郭変形や人工呼吸器装着などのため，心エコー検査が容易でない症例がある．特に脊柱側弯の強い例では心臓は横位となり四腔断面の記録が困難である（図4 ▶動画）．心機能異常は骨格筋力低下と**相関しない**例が多い．

図4 ▶動画 **心尖部四腔断面（31歳）**
胸郭変形，側弯のために左室は右側に圧排され変形している．三尖弁逸脱と僧帽弁逸脱を認める．動画の最下段の心音図には人工呼吸器のノイズが入っている．
LA：左房，LV：左室，RA：右房，RV：右室，Sp：脊柱

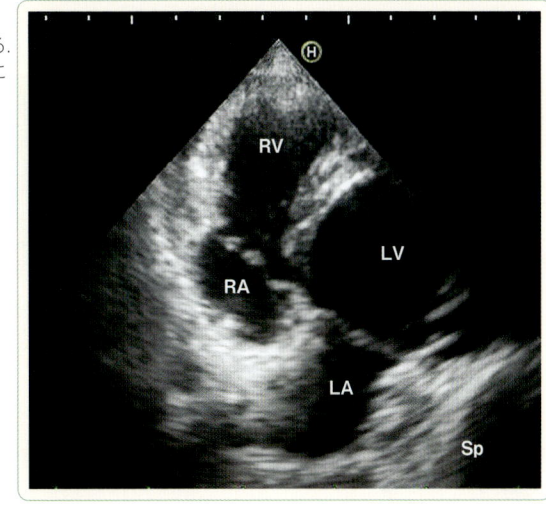

左室

- 10歳前後の例では，**左室壁の肥厚**と，**過剰収縮**（FS>40％），**頻脈**を認めることがある．また，左室は下行大動脈や脊柱に圧迫されて歪な収縮を呈する．
- 左室収縮が低下する以前から，左室後壁心基部の**心外膜側**では，心筋のエコー輝度上昇を認める．これは，病理所見やガドリニウム遅延造影心臓MRIで認められる線維化に一致する所見である（図5 図6 ▶動画）．その後，左室壁は次第に菲薄となり，内腔が拡大して拡張型心筋症様になる．急速な心機能低下例では，2次性に左室緻密化障害（left ventricular noncompaction）を伴う場合がある[3]．

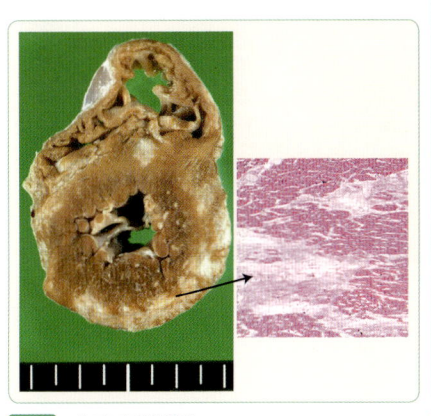

図5 左室病理所見
左室の後側壁の外膜側に白色の線維巣を認める．右側のHE染色でも線維化が目立つ．
画像提供：香川典子先生（徳島大学大学院ヘルスバイオサイエンス研究部保健学部門）

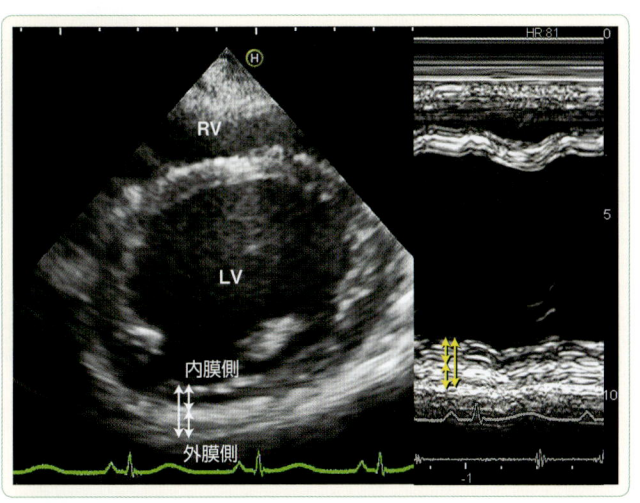

図6 ▶動画 **胸骨左縁左室短軸断面（37歳）**
左室内径短縮率は10％と低下し，左室内径は52 mmに拡大している．左室後壁は外膜側の輝度が内膜側よりも亢進し「2層」に見える．この左室後壁が外膜側の輝度亢進はDMDに特徴的であり，左室収縮の低下より先行する．壁が菲薄化して心収縮が更に低下すると「2層構造」は不明瞭となる．
LV：左室，RV：右室

| 左房 | ●左房は脊柱に圧迫されてしばしばヒョウタン型となる．前負荷減少のため，**左房は小さい**（図7 ▶動画）．また，心臓の変形のために高頻度に僧帽弁逸脱および僧帽弁逆流を認める．しかし，前負荷が少ないため，逆流量は著明には増大しない（図8 ▶動画）． |

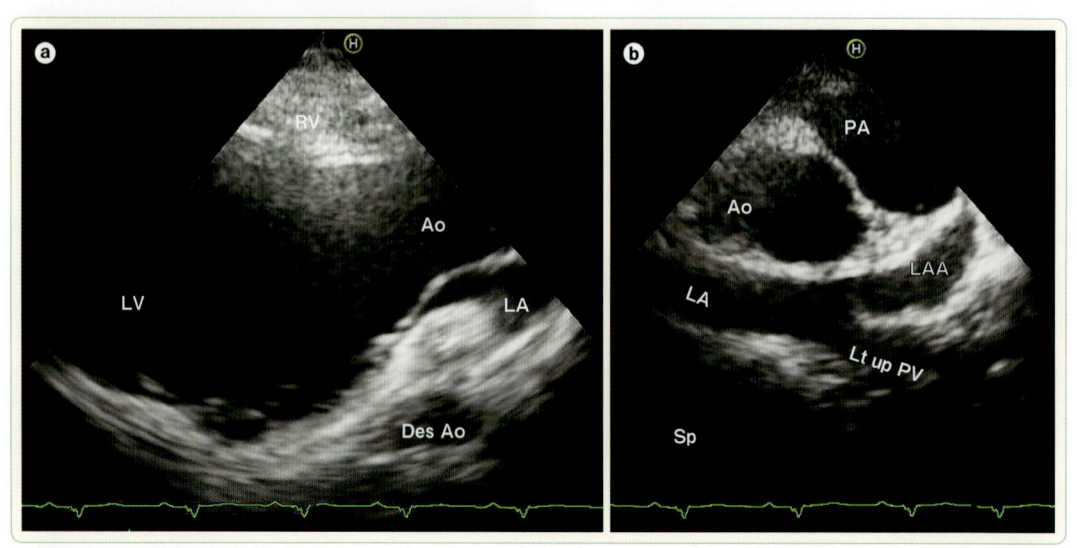

図7 ▶動画　左房の形態（32歳）
a：胸骨左縁左室長軸断面．b：大血管短軸断面．
脊柱および大動脈に圧排されて，左房は前後に変形している．左室内径 58 mm，左室内径短縮率 16 ％と左心不全を認める．
Ao：大動脈，Des Ao：下行大動脈，LA：左房，LAA：左心耳，Lt up PV：左上 PV，LV：左室，PA：肺動脈，RV：右室，Sp：脊柱

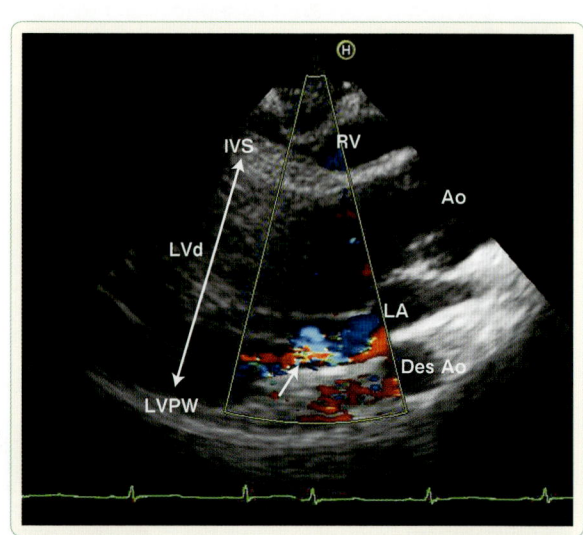

図8 ▶動画　僧帽弁逆流（35歳）
胸骨左縁左室長軸断面．下行大動脈と脊柱のために左室と左房は変形している．左室拡大を認めるが，左房の拡大は著明ではない．僧帽弁逆流は左房後方へ向かい，左房内で反転している．
Ao：大動脈，Des Ao：下行大動脈，IVS：心室中隔，LA：左房，LV：左室，LVd：左室径，LVPW：左室後壁，RV：右室

90　9　筋ジストロフィーに伴う心筋疾患

その他の左心機能

▶ ① 僧帽弁血流波形と肺静脈血流波形

- 一般に心筋障害では収縮能よりも拡張能が先に低下する．DMD では，頻脈，左室前負荷が低下，左房自体が歪んだ形態であるなどの点から，「僧帽弁血流波形による左室拡張能の評価」が困難である．また，心房筋にも心筋病変が出現する可能性があり，弛緩障害パターンを認めにくい．一方，肺静脈血流波形で収縮期順行波（S 波）が低下する例では，中等度以上の拡張障害があると判定される．

▶ ② スペックルトラッキング法による strain 解析（図9）

- 先に DMD では，左室後壁の心外膜側優位に病変をきたすことを記した．この所見はスペックルトラッキング法を用いた左室後壁の radial strain の解析で更に明瞭に示される[4]．

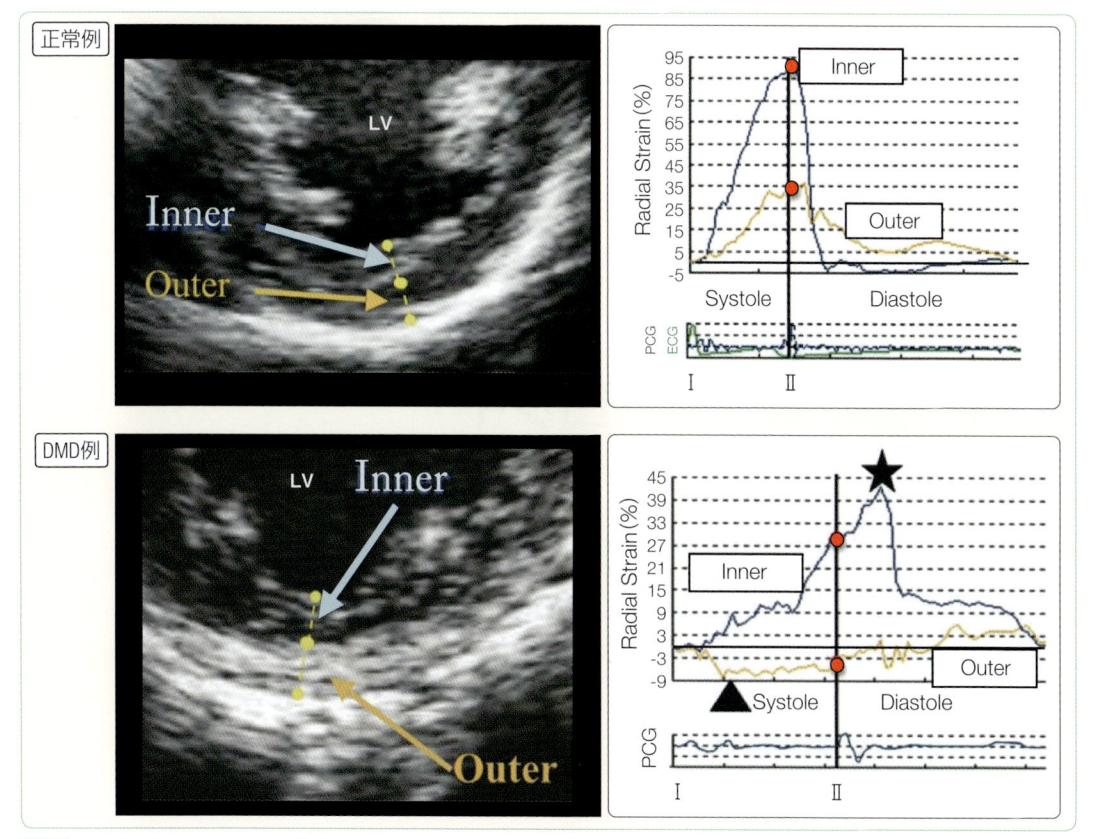

図9 スペックルトラッキング法による左室後壁の radial strain 解析

左室後壁を内膜側（Inner）と外膜側（Outer）に分けて radial strain を測定した．
上段：正常例．内膜側（青色），外膜側（橙色）ともⅡ音に一致してピークを有するが，内膜側が高値である（赤丸：内膜側 93 %，外膜側 35 %）．
下段：DMD（19 歳）．後壁の外膜側（橙色）の輝度は亢進している．内膜側（青色）のピークは拡張期にずれ込んでいる（★：postsystolic shortening）．外膜側は，収縮期に弛緩している（▲：systolic thinning）．Ⅱ音における strain 値は，内膜側 28 %，外膜側 − 5 %で，正常例（上段）とは全く異なる（赤丸）．

9 筋ジストロフィーに伴う心筋疾患

③ 心臓の回転運動

- 左室短軸断面乳頭筋レベルで，反時計回転（収縮期）＋時計回転（拡張期）の総和を検討すると，左室収縮正常のDMDでは健常人よりも**過剰に回転**している（図10 ▶動画）．これは左室機能低下に先行する交感神経機能亢進と関連している．その後，左室収縮の低下に伴い，短軸方向の回転は低下する[5]．また，心尖部四腔断面で左室心尖部のshuffle motion（側方へ回転する動き）を認め非同期収縮となる．

図10 ▶動画
左室短軸断面（乳頭筋レベル）での左室回転運動

a：乳頭筋レベルでは，収縮期に反時計回転，拡張期に時計回転する．ここでは，その絶対値の総和を回転角として算出した．正常人（×印）では平均5.2°であった．
左室収縮が正常の間は，正常例（×印）に比してDMD（丸印）では過剰な回転運動を示す．左室内径短縮率が低下すると回転角度は減少し，両者間には正の相関を認める（r＝0.89）．

b：17歳のDMD．左室収縮は正常である．収縮期の反時計回転＋拡張期時計回転の総和は正常例よりも増大している．心内膜面（黄色の点）がどの方向へ回転していくかを橙色の線で呈示した．

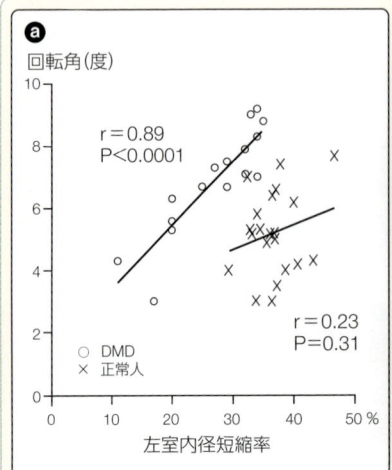

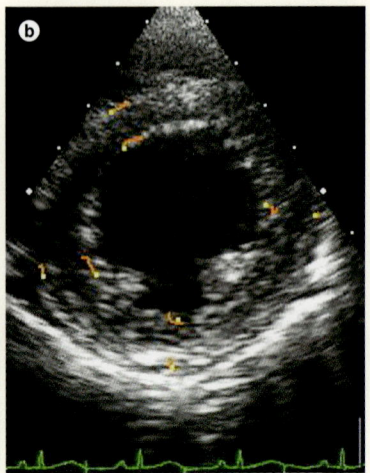

▶その他の筋ジストロフィー

Becker型筋ジストロフィー（BMD）

- DMDに比して骨格筋障害の進行が遅く，歩行不能となるのは20歳後半以降である．本症ではジストロフィンの欠損が不完全であり，筋生検でジストロフィンを染めると，DMDでは全く染まらないのに対してBDMではまだらに染まる．骨格筋病変が軽度で，creatinine kinase高値の拡張型心筋症として発見される例がある．

肢帯型（limb-girdle）筋ジストロフィー（LGMD）

- 四肢近位筋に限局した筋虚弱を生じる．常染色体性劣性遺伝の例が多く，原因遺伝子は多岐にわたる．心臓合併症の頻度は低いが，成人期の伝導障害や心筋障害が報告されている．

Emery-Dreifuss型筋ジストロフィー（EDMD）

- 筋力低下よりも，早期からの肘，手，足関節の拘縮が特徴的である．心電図異常（伝導障害）により突然死する頻度が高い．拡張型心筋症様の心筋障害を急速に呈する例があり，海外では心臓移植の報告も散見される．

検査の進め方

	Bモード法 ➡基礎と撮り方 P14, 27, 86	Mモード法 ➡基礎と撮り方 P32, 78	ドプラ法 ➡基礎と撮り方 P36, 96
胸骨左縁 左室短軸断面	□ 左室拡大 □ 脊柱や大動脈による左室変形 □ 左室後壁外膜側の輝度上昇 　（DMDに特徴的！） □ <u>左室内径短縮率</u>が保たれる間は，回転運動が正常より増強	□ 左室壁の菲薄化 　（病初期には壁肥厚例がある） □ <u>左室内径短縮率</u>の低下 　（FSが極端に低下するまでBNP上昇はない！） □ 病初期には交感神経亢進のため，<u>左室内径短縮率</u>が増大する例がある	
胸骨左縁 左室長軸断面	□ 左室拡大 □ 脊柱や大動脈による左房の変形 □ 僧帽弁逸脱	□ <u>左房径</u>はむしろ小さい	□ 僧帽弁逆流
心尖部 四腔断面	（人工呼吸装着例では描出困難） □ 右心系の変形 □ 三尖弁逸脱 □ 心尖部のシャッフル運動など非同期収縮 □ 心室内血栓		□ 僧帽弁血流 　（弛緩障害パターンは稀） □ 肺静脈血流 　（収縮期波の減速）

下線：計測項目
BNP：脳性ナトリウム利尿ペプチド
僧帽弁逆流 ➡心臓弁膜症 P60

文献
1) Mori K, et al: Plasma levels of natriuretic peptide and echocardiographic parameters in patients with Duchenne's progressive muscular dystrophy. Pediatr Cardiol 23: 160-166, 2002
2) 尾形仁子：神経筋疾患と心疾患. 心エコー 14: 286-293, 2012
3) Kimura K, et al: Prognostic impact of left ventricular noncompaction in patients with Duchenne/Becker muscular dystrophy - prospective multicenter cohort stuty. Int J Cardiol 168: 1900-1904, 2013
4) Miyazaki T, et al: Segmental myocardial strain of the left ventricle in patients with Duchenne muscular dystrophy using two-dimensional speckle tracking echocardiography. J Echocardiogr 6: 100-108, 2008
5) Miyazaki T, et al: Increased mid-left ventricular rotation in patients with Duchenne muscular dystrophy using two-dimensional speckle tracking echocardiography. J Echocardiogr 8: 14-24, 2010

10 Fabry病
Fabry disease

病態生理

- **典型的 Fabry 病**はリソソーム加水分解酵素の一つである α-galactosidase A の酵素活性低下または欠損により，スフィンゴ糖脂質，特に globotriaosylceramide が全身の臓器の細胞のリソソームに進行性に蓄積することにより発症する先天性スフィンゴ糖脂質代謝異常症である．
- **心 Fabry 病**は典型的 Fabry 病の一病型（亜型）であり，心臓の細胞へのスフィンゴ糖脂質の蓄積により心障害や心症状を呈するが，他の臓器障害やそれに伴う症状を欠く[1]．
- 典型的 Fabry 病や心 Fabry 病では，**左室肥大**や右室肥大を認め，**左室拡張能障害**，**左室収縮能障害**，不整脈を含む心電図異常を示す．これらの心障害は進行性である．
- 遺伝形式は X 染色体性であり，米国人男性における頻度は 40,000 人に 1 人である．

身体所見

- 心 Fabry 病では，病初期には無症状のことが多い．
- 心 Fabry 病の中高年以降になると症状が出現することが多く，病期の進行とともに**左心不全症状**，右心不全症状，不整脈による症状など，心障害に起因した症状が出現する．
- 聴診所見としては，肥大型心筋症様の病態を呈する症例においてはⅣ音を聴取する．心不全を併発した症例ではⅢ音や機能性僧帽弁閉鎖不全または三尖弁閉鎖不全による全収縮期雑音を聴取する．左室流出路狭窄を伴う症例では，収縮期雑音を聴取する．
- 心 Fabry 病ではみられないが，典型的 Fabry 病では以下の多臓器障害による症状がみられる．
  ①四肢末端痛：突然に出現する四肢末端の激痛
  ②被角血管腫：腹部，臀部，外陰部に好発する暗赤色や赤紫色の小丘疹
  ③低汗症，無汗症：若年より出現する発汗障害
  ④角膜混濁：渦巻き状，放射状またはびまん性の角膜混濁
  ⑤消化器症状：腹痛，嘔気，嘔吐，便秘，下痢
  ⑥自律神経障害：立ちくらみなど
  ⑦精神症状：人格変化，うつ症状など
  ⑧聴覚障害
  ⑨脳血管障害：脳梗塞，多発性小梗塞を多く認める．脳出血をきたすこともある．
  ⑩腎障害：若年より尿蛋白，血尿，腎機能の低下などが出現，40 歳代以後は進行性に増悪して腎不全に至る．

心電図 図1 図2 [2)]

- **左室側高電位**：病期の進行とともに，心エコー図で左室肥大を認めるにもかかわらず心電図では左室側高電位が消失する症例も多い．
- 異常Q波，QSパターン
- ST-T変化，陰性T波
- 洞性徐脈，洞機能不全
- 進行性に増悪する房室および心室内伝導障害
- 上室性期外収縮，上室性頻拍，心室性期外収縮，心室頻拍などの不整脈

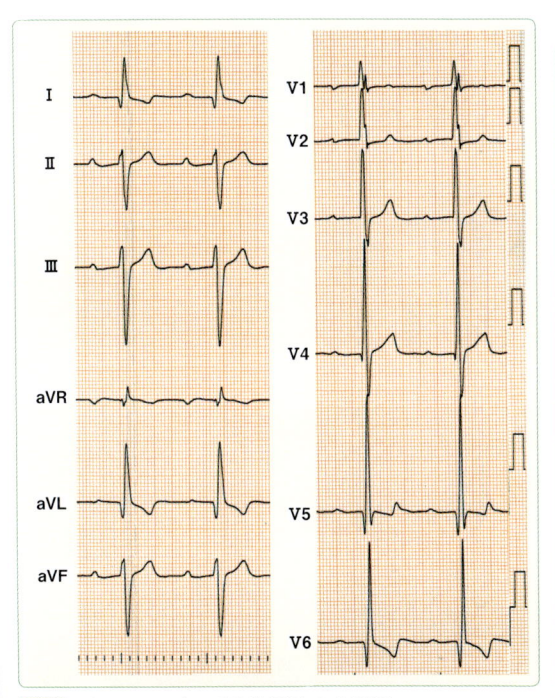

図1 心Fabry病，52歳男性の心電図
PQ時間は360 msecで延長し，房室伝導障害を認める．左軸変位．右脚ブロック，左室側高電位，Ⅰ，aVL，V6誘導に陰性T波を認め左室肥大の所見である．

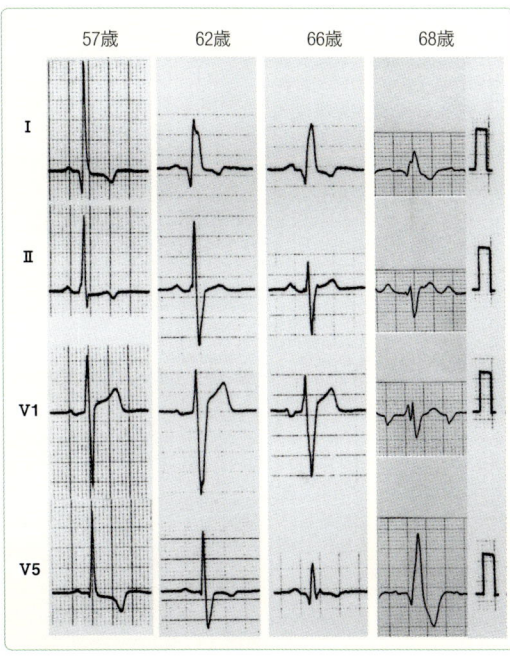

図2 心Fabry病症例の57歳，62歳，66歳，68歳時の心電図のⅠ，Ⅱ，V1，V5誘導の経年変化
57歳時はⅠ，V5の左室側誘導で高電位と陰性T波を認めている．62歳，66歳になるとこれらの誘導のR波高は徐々に低下している．68歳時には左脚ブロックが出現している．

治療法

- 典型的Fabry病や心Fabry病に対する根本的治療法として，遺伝子組み換えヒトα-galactosidase A酵素蛋白を用いた**酵素補充療法**がある．
- 酵素補充療法は初期には，心臓の毛細血管内皮細胞の病変に対して有効性が報告されているが，進行例に対する有用性については今後の検討が待たれる[3), 4)]．
- その他には心不全および不整脈に対する一般的治療を行う．

心エコー所見

さまざまな左室肥大
図3 図4 図5

- 心室中隔または左室後壁壁厚 13 mm 以上の左室肥大や右室自由壁壁厚 4 mm 以上の右室肥大を認める.
- 左室肥大の程度は軽度から高度まで幅広く, 肥大の様式も対称性, 非対称性など多様である.
- 左室流出路狭窄や閉塞を示す症例もある.
- **肥大型心筋症**との鑑別は困難である.

図3 ▶動画

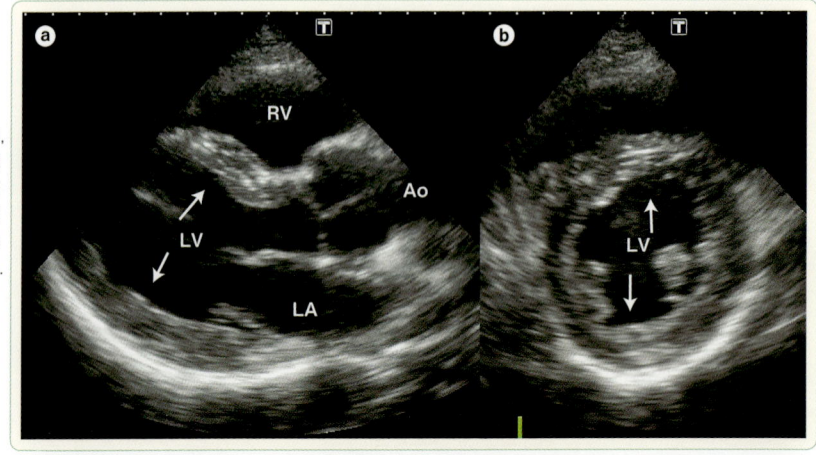

心Fabry病, 34歳男性

a:胸骨左縁左室長軸断面.
b:胸骨左縁左室短軸断面.
左室壁厚は心室中隔 15 mm, 後壁 15 mm の対称性左室肥大を呈している. 左室拡張末期径は 49 mm であり, 左室拡大を認めず, 左室壁運動は良好, 駆出率は 58 %である.
Ao:大動脈, LA:左房, LV:左室, RV:右室

図4 ▶動画

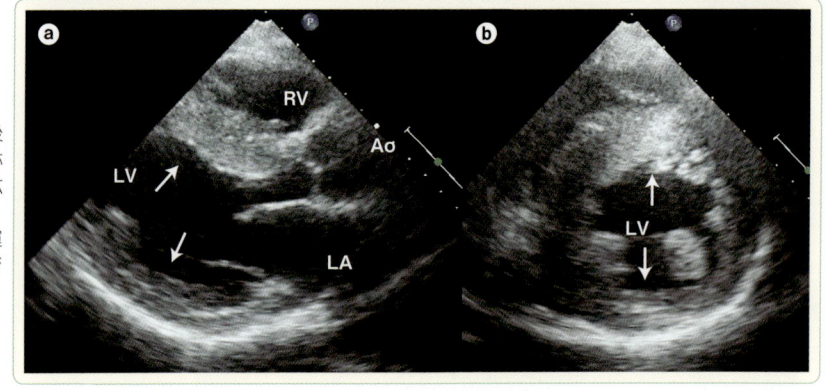

心Fabry病, 60歳男性

a:胸骨左縁左室長軸断面.
b:胸骨左縁左室短軸断面.
心室中隔壁厚は 27 mm, 後壁厚は 13 mm であり非対称性肥大を呈している. 左室拡張末期径は 53 mm であり, 左室拡大を認めず, 左室壁運動は良好, 駆出率は 56 %である.
Ao:大動脈, LA:左房, LV:左室, RV:右室

図5 ▶動画

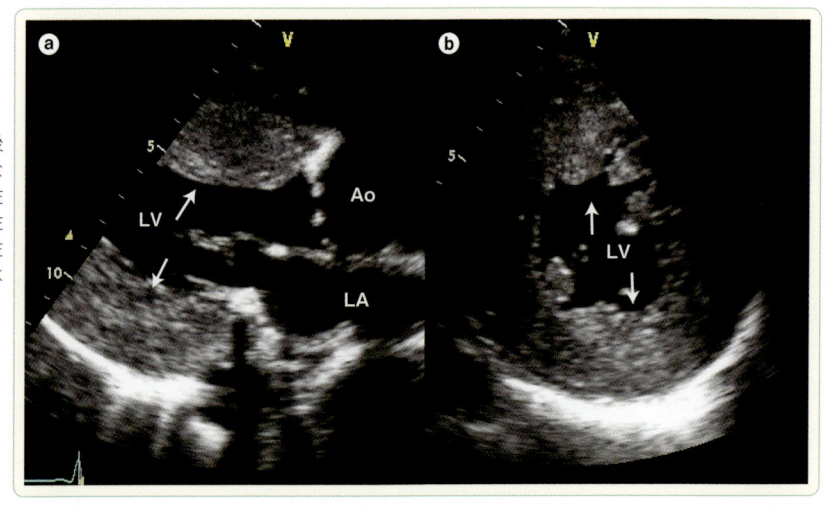

心Fabry病, 44歳男性

a:胸骨左縁左室長軸断面.
b:胸骨左縁左室短軸断面.
心室中隔壁厚は 28 mm, 後壁厚は 27 mm であり著明な対称性肥大を呈している. 左室拡張末期径は 38 mm と左室内腔は狭小化している. 左室壁運動は良好, 駆出率は 66 %である.
Ao:大動脈, LA:左房, LV:左室

左室後壁基部の壁運動異常と菲薄化

図6
- 左室肥大は通常進行性であるが，病期が進行し末期に至ると肥大の退縮や左室後壁基部に限局した菲薄化・壁運動異常が生じる．

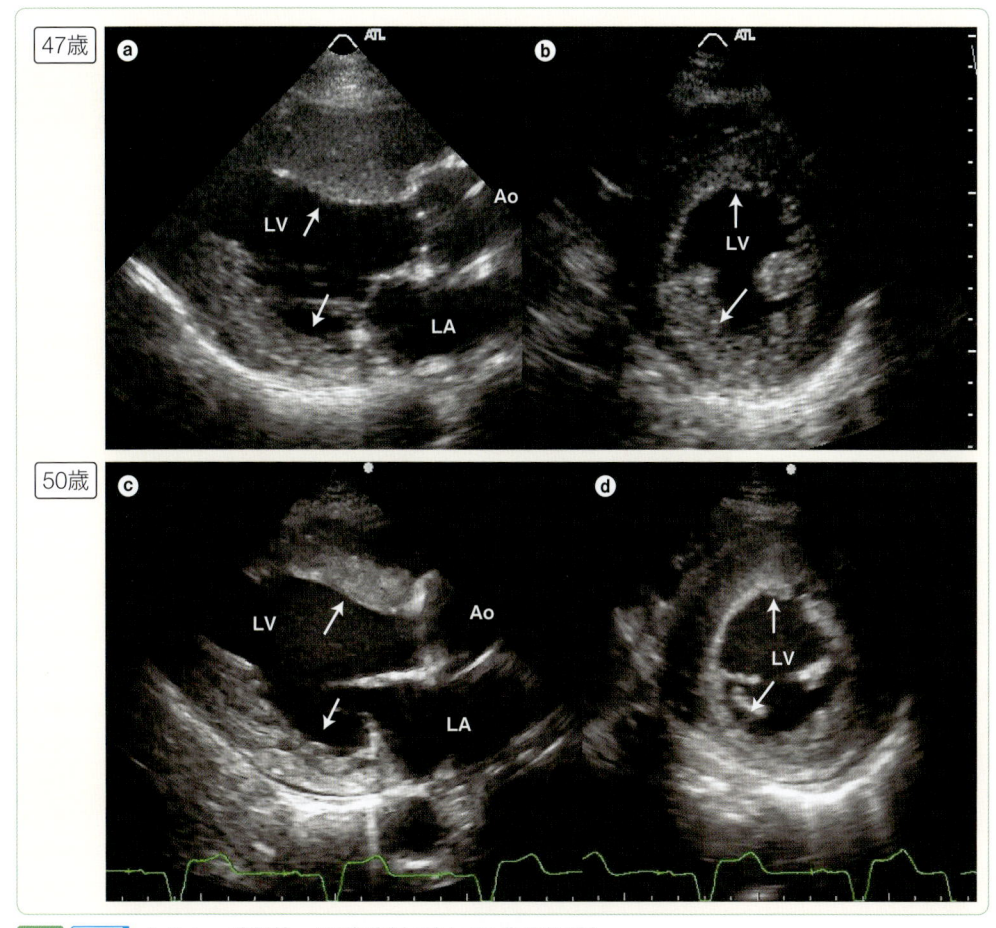

図6 ▶動画 心Fabry病男性，47歳時（上段）と50歳時（下段）

a, c：胸骨左縁左室長軸断面．b, d：胸骨左縁左室短軸断面．
47歳時，心室中隔壁厚は18 mm，後壁厚は12 mmの非対称性中隔肥大を呈している．左室拡張末期径は44 mmと正常，左室壁運動は後壁でhypokinesisを呈しているが，その他の部位の壁運動は良好であり，駆出率は52 %である．3年後の50歳時には後壁基部の厚さは10 mmと薄くなっており，同部位から下壁にかけての壁運動はakinesisを呈している．左室拡張末期径は61 mmと拡大し，駆出率は33 %と低下している．
Ao：大動脈，LA：左房，LV：左室

拡張相肥大型心筋症様所見

図7
- 病期の進行とともにびまん性または限局性の左室壁運動異常が出現し，左室収縮能障害，左室拡大をきたし，**拡張相肥大型心筋症**様の病態に至る．
- 心機能低下による機能性僧帽弁閉鎖不全や三尖弁閉鎖不全が出現する．また弁を構成する細胞へのスフィンゴ糖脂質の蓄積によると考えられる僧帽弁閉鎖不全，僧帽弁逸脱，三尖弁閉鎖不全，大動脈弁閉鎖不全などを合併する．

図7 ▶動画
心 Fabry 病，74 歳男性
a：胸骨左縁左室長軸断面．
b：胸骨左縁左室短軸断面．
心室中隔壁厚は 11 mm，後壁厚は 5 mm であり，後壁は菲薄化している．左室拡張末期径は 61 mm と拡大し，左室壁運動は下壁から後壁にかけて広範囲に akinesis を呈している．駆出率は 37 % と低下し，拡張相肥大型心筋症様の所見である．
Ao：大動脈，LA：左房，LV：左室

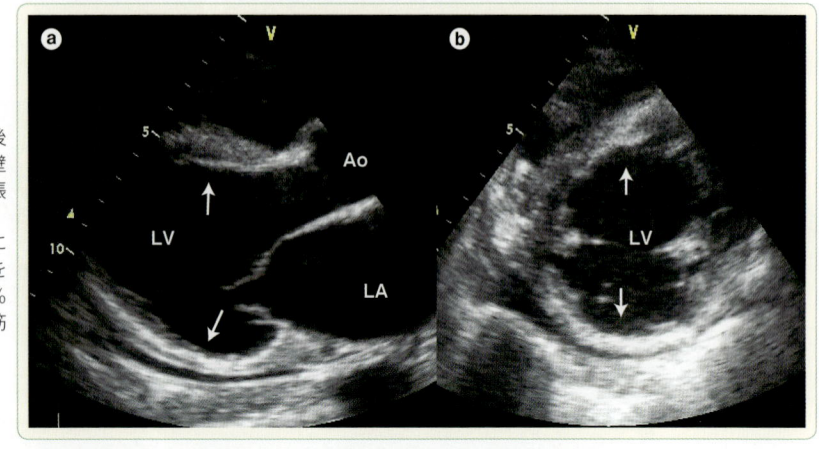

> **Point** 心エコーで典型的 Fabry 病・心 Fabry 病の診断をすることはできない．本症が疑われた場合には 図8 の検査の進め方に従って，診断を進めるべきである．

図8 心 Fabry 病診断のための検査の進め方

> 対称性あるいは非対称性左室肥大を主とした心障害を認めるが，心臓以外の臓器障害やそれに伴う症状を欠く．
>
> ↓
>
> 各検査により以下のいずれかを確認する
>
> | 生化学的検査 | ・α-galactosidase A 活性の著しい低下（正常平均値の 20 %未満）
・α-galactosidase A 蛋白の欠損
・α-galactosidase A 蛋白の機能異常 |
> |---|---|
> | 遺伝子検査 | ・α-galactosidase A 遺伝子に病因となる異常 |
>
> なお，本症は X 染色体劣性の遺伝形式をとるため，女性保因者（ヘテロ接合体）に関し，α-galactosidase A 活性低下が確認されず，α-galactosidase A 遺伝子異常の同定が困難な場合は，家族歴（父親，息子，兄弟）や病理所見などから総合的に判断すること．

> **Pitfall** 心エコー上の左室心内膜の binary appearance（心内膜の白い線状エコー）はスフィンゴ糖脂質の心内膜下層への沈着を反映し，本症診断の所見として 2006 年に報告された．しかしその後の検討により，この所見は心肥大を有する症例にもみられ，典型的 Fabry 病・心 Fabry 病を診断する所見としての信頼性は低下してきている[6]．

検査の進め方

	Bモード法 ➡基礎と撮り方 P14, 27, 86	Mモード法 ➡基礎と撮り方 P32, 78	ドプラ法 ➡基礎と撮り方 P36, 96 カラー	パルス	連続波
胸骨左縁左室長軸断面	□ 心室中隔および左室後壁壁厚 □ 右室壁厚 □ 左室径 □ 左房径 □ 僧帽弁収縮期前方運動 □ 左室壁運動異常 □ 左室後壁基部菲薄化	□ 左室Mモード □ 僧帽弁Mモード □ 大動脈弁Mモード	□ 僧帽弁逆流 □ 大動脈弁逆流		
胸骨左縁左室短軸断面	□ 左室壁厚 □ 右室壁厚 □ 左室壁運動異常 □ 後壁基部菲薄化		□ 僧帽弁逆流		
心尖部四腔断面	□ 左室壁運動異常 □ modified Simpson法		□ 僧帽弁逆流	□ 左室流入血流速度波形(E) □ 僧帽弁輪速度波形(E', E/E')	
心尖部二腔断面	□ 左室壁運動異常 □ modified Simpson法		□ 僧帽弁逆流		
心尖部長軸断面	□ 左室壁運動異常 □ 僧帽弁収縮期前方運動 □ 後壁基部菲薄化		□ 僧帽弁逆流 □ 大動脈弁逆流		□ 左室流出路血流速度
右室流入路長軸断面			□ 三尖弁逆流		□ 三尖弁逆流速度

下線：計測項目

大動脈弁逆流 ➡心臓弁膜症 P32
僧帽弁逆流 ➡心臓弁膜症 P60
三尖弁逆流 ➡心臓弁膜症 P72

文献

1) Nakao S, et al: An atypical variant of Fabry's disease in men with left ventricular hypertrophy. N Engl J Med 333: 288-293, 1995
2) Takenaka T, et al: Characteristic yearly progression of electrocardiographic abnormalities in cardiac Fabry disease. Eur Heart J 23 suppl: 257, 2002
3) Weidemann F, et al: Long-term effects of enzyme replacement therapy on fabry cardiomyopathy: evidence for a better outcome with early treatment. Circulation 119: 524-529, 2009
4) Pieroni M, et al: Progression of fabry cardiomyopathy despite enzyme replacement therapy. Circulation 128: 1687-1688, 2013
5) Kawano M, et al: Significance of asymmetric basal posterior wall thinning in patients with cardiac Fabry's disease. Am J Cardiol 99: 261-263, 2007
6) Mundigler G, et al: The endocardial binary appearance ('binary sign') is an unreliable marker for echocardiographic detection of Fabry disease in patients with left ventricular hypertrophy. Eur J Echocardiogr 12: 744-749, 2011

11 ミトコンドリア心筋症・心合併症
mitochondrial cardiomyopathy・cardiac complication

病型分類

❶ 心形態から

- 肥大型／左心室肥大型：～40％と病型では最も頻度が高い．
  LVHの38～56％にA3243G変異がみられる．この場合，骨格筋症状も存在することが多い．心のみにミトコンドリアDNA変異の高度蓄積をきたした場合，心症状の孤発型となる．
- 拘束型：A3243G変異では稀．A1555G変異では唯一の症状となる．
- 拡張型：最初から拡張型をとる場合と肥大型から増悪して拡張型になる場合がある．A3243G変異では稀である．

❷ 刺激伝導系から

- 不完全から完全房室ブロック．
- ＷＰＷ症候群．

病態生理

- ミトコンドリアDNAあるいは核DNA変異に基づくミトコンドリアの機能障害により，肥大型，拘束型もしくは拡張型の心筋症をきたした場合，ミトコンドリア心筋症と称する．中でもミトコンドリアDNAの変異により起こるものが最も頻度が高い．
- 病気の本態は，ヒトのエネルギー代謝の中核として働く細胞内小器官ミトコンドリアの機能不全により，心不全をきたすことである．
- 電子伝達系酵素，ピルビン酸代謝，TCAサイクル関連代謝，脂肪酸代謝，核酸代謝，ATP転送など多岐にわたる原因が存在するため，症状は心筋症単独の場合もあるが，それ以外に，神経・筋，腎，内分泌，消化器，感覚器，血液など，実に多彩な症状をきたす症例もある．
- ミトコンドリア機能不全がどのような機序で心筋肥大を起こすのかは不明である．エネルギー不全による心筋収縮障害が心筋細胞の内的負荷の増大をきたし，種々の遺伝子のダウンレギュレーションをきたす結果，種々の肥大促進因子が活性化する結果と考えられている．

身体所見

- 図1 にミトコンドリア病でみられる臓器別の症状を示す．本症がATP合成の不全を伴うことから，種々の臓器症状を合併することが多い．中でも，中枢神経系，骨格筋系，内分泌系の症状を示すことが多い．
- ミトコンドリアDNAが母系遺伝を示すことから，家系検索で母系家族に 図1 に示すような症状，特に神経難聴，糖尿病，低身長，原因不明の精神運動発達遅滞，片頭痛があった場合，ミトコンドリアDNAの異常症を疑う．また，ミトコンドリア心筋症が全身病の部分症状で発見されることがある．
- 表1 に主なミトコンドリア病の病型を示す．症候が揃った場合は，ミトコンドリア病の亜型として診断される．

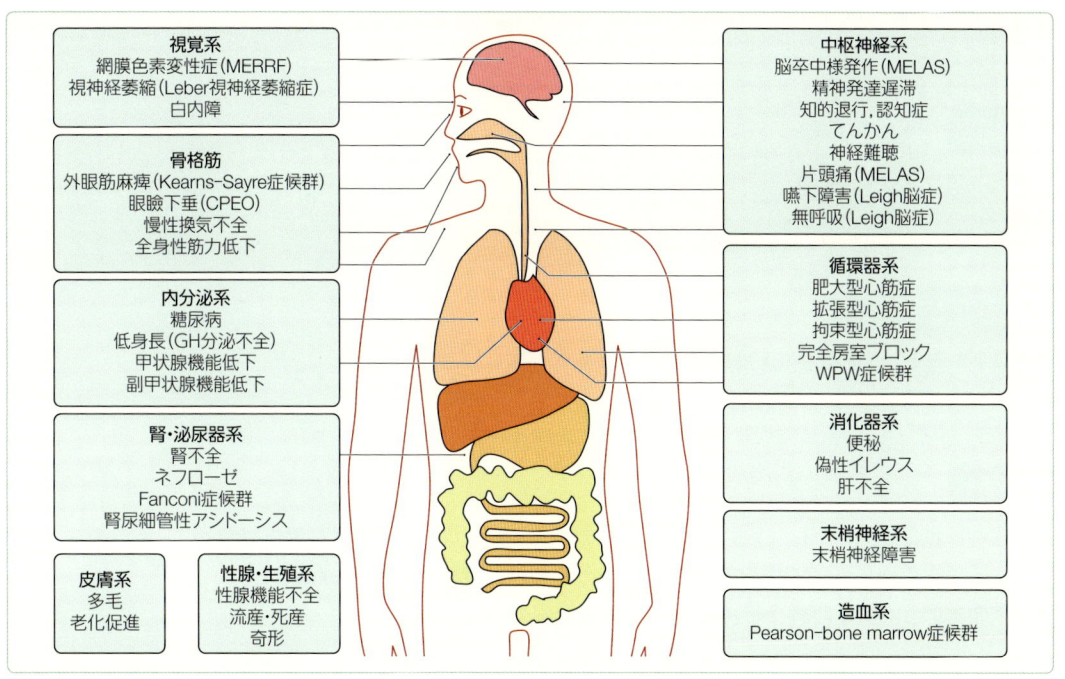

図1 ミトコンドリア病でみられる臓器別の諸症状

視覚系
網膜色素変性症(MERRF)
視神経萎縮(Leber視神経萎縮症)
白内障

骨格筋
外眼筋麻痺(Kearns-Sayre症候群)
眼瞼下垂(CPEO)
慢性換気不全
全身性筋力低下

内分泌系
糖尿病
低身長(GH分泌不全)
甲状腺機能低下
副甲状腺機能低下

腎・泌尿器系
腎不全
ネフローゼ
Fanconi症候群
腎尿細管性アシドーシス

皮膚系
多毛
老化促進

性腺・生殖系
性腺機能不全
流産・死産
奇形

中枢神経系
脳卒中様発作(MELAS)
精神発達遅滞
知的退行, 認知症
てんかん
神経難聴
片頭痛(MELAS)
嚥下障害(Leigh脳症)
無呼吸(Leigh脳症)

循環器系
肥大型心筋症
拡張型心筋症
拘束型心筋症
完全房室ブロック
WPW症候群

消化器系
便秘
偽性イレウス
肝不全

末梢神経系
末梢神経障害

造血系
Pearson-bone marrow症候群

ミトコンドリア病がATP合成の不全を伴うことから, 種々の臓器症状を合併することが多い. 心筋症を有する患者に, 図に示す多臓器の症状がみられる場合, ミトコンドリア心筋症を疑う. 一方, 発端者が心筋症単独の症状であっても, 母系家族にこのような多臓器の罹患者が存在する場合も, 本症を疑う根拠となる.

表1 代表的なミトコンドリア病の病型

組織	症状／兆候	D-mtDNA KSS	D-mtDNA Pearson	tRNA MERRF	tRNA MELAS	ATPase6 NARP	ATPase6 MILS
中枢神経系	てんかん	−	−	+	+	−	+
	失調	+	−	+	+	+	+/−
	ミオクローヌス	−	−	+	+/−	−	−
	精神遅滞	−	−	−	−	−	+
	知的退行	+	−	+/−	+	−	−
	片麻痺／片不全麻痺	−	−	−	+	−	−
	皮質盲	−	−	−	+	−	−
	片頭痛様頭痛	−	−	−	+	−	−
	ジストニア	−	−	−	+	−	+
末梢神経系	末梢神経障害	+/−	−	+/−	+/−	+	−
骨格筋	筋力低下	+	−	+	+	−	−
	外眼筋麻痺	+	+/−	−	−	−	−
	眼瞼下垂	+	−	−	−	−	−
目	網膜色素変性症	+	−	−	−	+	+/−
	視神経萎縮	−	−	−	−	+/−	+/−
	白内障	−	−	−	−	−	−
血液	鉄芽球性貧血	+/−	+	−	−	−	−
内分泌	糖尿病	+/−	−	−	+/−	−	−
	低身長	+	−	+	+	−	+
	副甲状腺機能低下症	+/−	−	−	−	−	−
心	心伝導ブロック	+	−	−	+/−	−	−
	心筋症	+/−	−	−	+/−	−	+/−
消化器系	膵外分泌機能不全	+/−	+	−	−	−	−
	偽性腸閉塞	−	−	−	−	−	−
耳鼻咽喉科	感音性難聴	−	−	+	+	+/−	−
腎	ファンコニー症候群	+/−	+/−	−	+/−	−	−
検査データ	乳酸アシドーシス	+	+	+	+	−	+/−
	筋生検で赤ぼろ線維	+	+/−	+	+	−	−
遺伝	母系遺伝	−	+	+	+/−	+	+
	弧発例	+	−	−	+/−	−	−

網掛けの症候は, 各疾患における必須となる症状を示す.
KSS：Kearns-Sayre症候群は, 外眼筋麻痺, 網膜色素変性症, 心伝導ブロックが特徴であり, ミトコンドリアDNAの大欠失が知られている. また, Pearson-Bone Marrow症候群は, KSSと遺伝子異常のパターンは同じであるが, 新生児期に鉄不応性の貧血と膵外分泌機能障害をきたす. Pearson-Bone Marrow症候群が治療により生存した場合に成人期にKSSを発症することが知られている. MELAS: mitochondrial myopathy, encephalopathy lactic acidosis and stroke-like episode. MERRF: myoclonus epilepsy and ragged-red fibers. NARP: neurological atrophy with retinitis pigmentosa. MILS: maternal inherited Leigh syndrome.

心電図

- ミトコンドリア心筋症に特徴的な心電図はない．

胸部レントゲン

- ミトコンドリア心筋症に特徴的な胸部レントゲンはない．

治療法

- 現在行われているミトコンドリア異常症に対する治療法は，少数の症例報告を参考にした治療法であり，治験研究を経た十分なエビデンスに基づいた治療法は世界でも存在しない．
- 内服薬については 表2 にまとめた．

表2 代表的な内服薬

薬剤名	解説
アルギU細粒（L-アルギニン塩酸塩）	・MELASでの脳卒中様発作の予防目的で血管内皮機能改善薬として使用する． ・MELAS患者の脳卒中様発作寛解期にL-アルギニンを投与することで，発作の予防および重症度の軽減にも有効であり，医師主導治験を経て，有効性が確認された（平成26年12月承認申請）．
ザイロリック錠	・高乳酸血症（血漿中乳酸値が40 mg/dl以上の場合）では，腎尿細管での尿酸排泄が競合阻害を受けるため，高尿酸血症の合併が多い．
ウラリット錠	・尿をアルカリ化し尿酸排泄を促す．
ハイシー細粒	・フリーラジカルのスカベンジャー． ・生体内で酸化還元反応に関与し他酵素を活性化する．ストレスに対する抵抗力を増加させる． ・血管内皮機能の改善としての効果あり．副作用に悪心，嘔吐などがある．
ノイキノン錠	・電子伝達系供与体． ・リンパ管を経て吸収され，細胞内ミトコンドリアに取り込まれる．抗酸化作用を有し，酸素利用効率を改善する． ・日常生活動作の改善，血中乳酸・ピルビン酸値の低下を認める報告がある． ・中枢神経系の乳酸・ピルビン酸も低下させるが，外因性CoQ10は脳の血液脳関門を通過しないので，外因性CoQ10は中枢神経系に対して間接的に関与していると考えられている． ・副作用に発疹，胃部不快感，食欲減退などがある．イデベノンは，CoQ10と似た化学構造をしているがイソプレノイド残基が少なく，血液脳関門を通過する． ・細胞内ミトコンドリア内で抗酸化作用を有する．
アリナミンF錠	・ピルビン酸脱水素酵素の補酵素としての賦活作用． ・生体内でATPからピロリン酸の転移をうけコカルボキシラーゼとなってピルビン酸，あるいはα-ケトグルタル酸などの脱炭酸反応の補酵素として作用する．
エルカルチン錠	・炭素数8以上の中鎖および長鎖脂肪酸の膜透過を助長し，エネルギー産生系を活性化
ユベラN（カプセル）	・フリーラジカルのスカベンジャー． ・ミトコンドリアなどの生体膜を安定化させ，血管壁の透過性や抵抗性を改善する．また末梢血行を促すとともに，血小板粘着・凝集能を抑制して微小循環系の動態を改善する． ・体内で強力な抗酸化作用を示し，過酸化脂質の精製を抑制する．
バイアスピリン	・血小板に作用して抗凝固作用を期待する．
ピルビン酸ナトリウム（工業用試薬）	・ミトコンドリア異常症のcytopathyを予防する唯一の化合物．ミトコンドリア異常症では，ATP産生不足により細胞のアポトーシスが進行し，最終的にはLeigh脳症に代表される重要細胞の脱落変性が生じる． ・高乳酸血症が重度で，L/P比が25.6以上になる患者では，解糖系のATP合成もストップするため，このアポトーシスが急速に進行すると考えられる．この化合物は，DCA同様，ピルビン酸脱水素酵素複合体（PDHC）を最大限に活性化させる働きのほかに，レドックスステートを25以下に温存し，解糖系のATP合成をレストアする働きがあり，アポトーシスを予防することが考えられる． ・平成24年から厚生労働省科学研究難治疾患克服研究事業の重点研究として試薬からの医薬品開発として研究が採択され現在ステップ1研究がすすめられている（主任研究者：久留米大学：古賀靖敏）．

診断アルゴリズム

- 図2にミトコンドリア心筋症の診断アルゴリズムを示す．
- 心筋症があり，図1に示す症状が合致すれば，尿沈渣を利用した一般的な変異解析を行う．一方，心筋症が唯一の臨床症状であれば，心筋生検もしくは筋生検を行う．その後，組織化学検査および生化学検査結果を踏まえて，遺伝子解析へと進む．

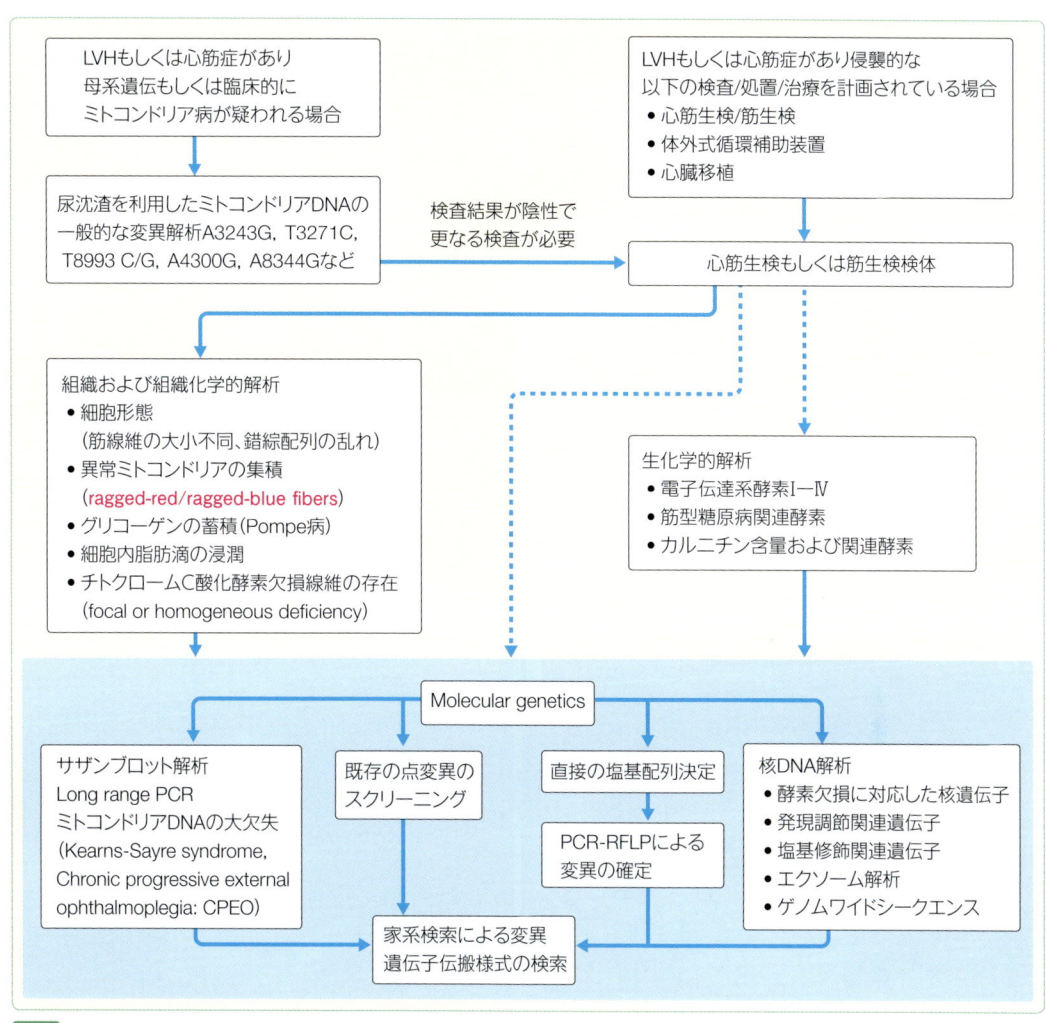

図2 ミトコンドリア心筋症の診断アルゴリズム

（フローチャート）

- LVHもしくは心筋症があり母系遺伝もしくは臨床的にミトコンドリア病が疑われる場合
  → 尿沈渣を利用したミトコンドリアDNAの一般的な変異解析 A3243G, T3271C, T8993 C/G, A4300G, A8344Gなど
  → 検査結果が陰性で更なる検査が必要

- LVHもしくは心筋症があり侵襲的な以下の検査/処置/治療を計画されている場合
  - 心筋生検/筋生検
  - 体外式循環補助装置
  - 心臓移植
  → 心筋生検もしくは筋生検検体

- 組織および組織化学的解析
  - 細胞形態（筋線維の大小不同，錯綜配列の乱れ）
  - 異常ミトコンドリアの集積（ragged-red/ragged-blue fibers）
  - グリコーゲンの蓄積（Pompe病）
  - 細胞内脂肪滴の浸潤
  - チトクロームC酸化酵素欠損線維の存在（focal or homogeneous deficiency）

- 生化学的解析
  - 電子伝達系酵素I－IV
  - 筋型糖原病関連酵素
  - カルニチン含量および関連酵素

- Molecular genetics
  - サザンブロット解析 Long range PCR ミトコンドリアDNAの大欠失（Kearns-Sayre syndrome, Chronic progressive external ophthalmoplegia: CPEO）
  - 既存の点変異のスクリーニング
  - 直接の塩基配列決定 → PCR-RFLPによる変異の確定
  - 核DNA解析
    - 酵素欠損に対応した核遺伝子
    - 発現調節関連遺伝子
    - 塩基修飾関連遺伝子
    - エクソーム解析
    - ゲノムワイドシークエンス
  → 家系検索による変異遺伝子伝搬様式の検索

心エコー所見

● ミトコンドリア心筋症では心肥大がみられる（図3, 図4）．

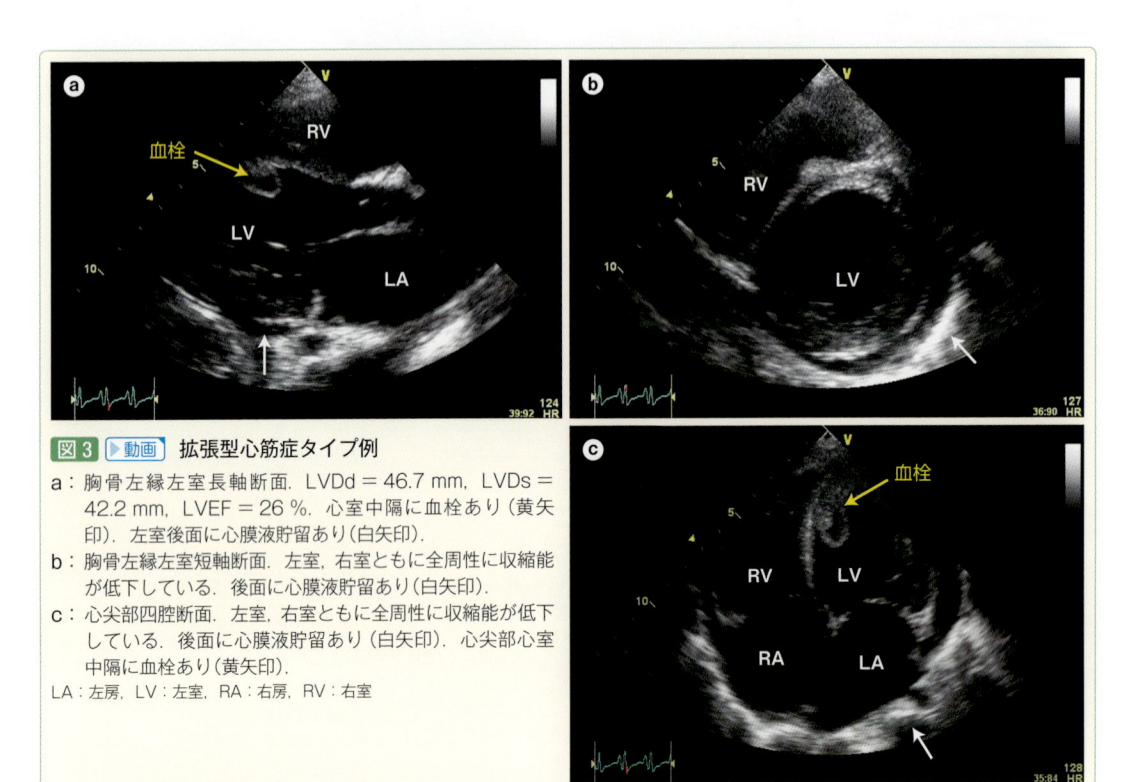

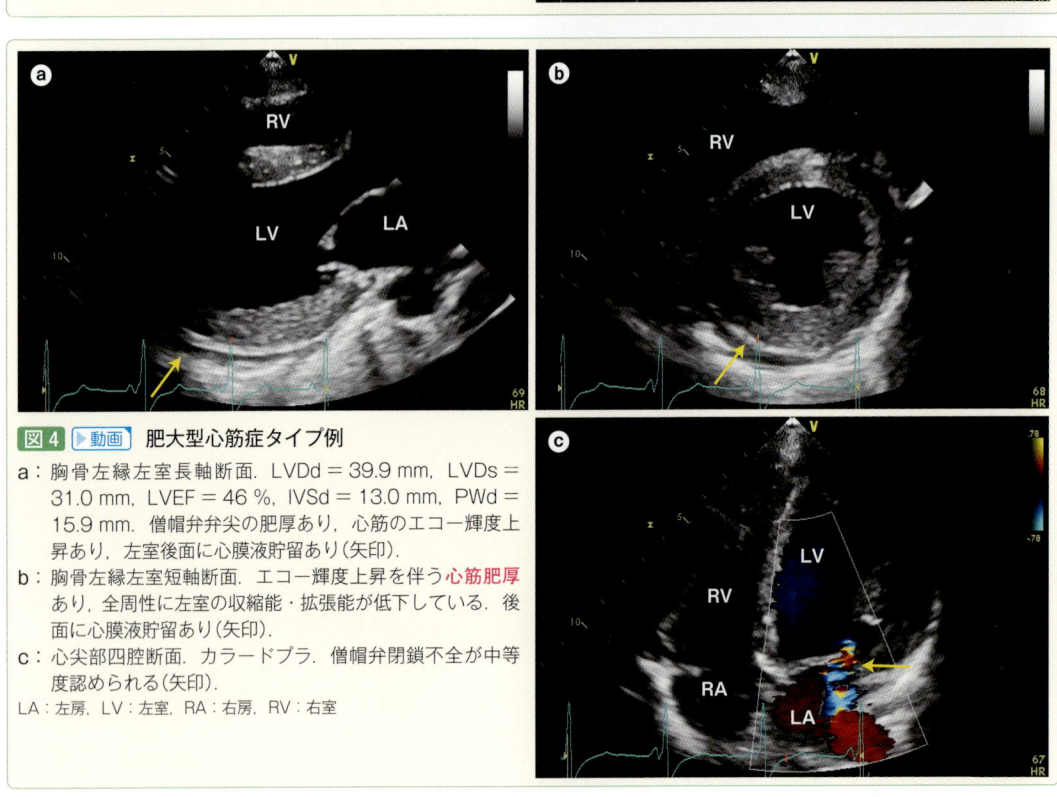

図3 ▶動画　拡張型心筋症タイプ例

a：胸骨左縁左室長軸断面．LVDd = 46.7 mm，LVDs = 42.2 mm，LVEF = 26 %．心室中隔に血栓あり（黄矢印）．左室後面に心膜液貯留あり（白矢印）．
b：胸骨左縁左室短軸断面．左室，右室ともに全周性に収縮能が低下している．後面に心膜液貯留あり（白矢印）．
c：心尖部四腔断面．左室，右室ともに全周性に収縮能が低下している．後面に心膜液貯留あり（白矢印）．心尖部心室中隔に血栓あり（黄矢印）．
LA：左房，LV：左室，RA：右房，RV：右室

図4 ▶動画　肥大型心筋症タイプ例

a：胸骨左縁左室長軸断面．LVDd = 39.9 mm，LVDs = 31.0 mm，LVEF = 46 %，IVSd = 13.0 mm，PWd = 15.9 mm．僧帽弁弁尖の肥厚あり，心筋のエコー輝度上昇あり，左室後面に心膜液貯留あり（矢印）．
b：胸骨左縁左室短軸断面．エコー輝度上昇を伴う心筋肥厚あり，全周性に左室の収縮能・拡張能が低下している．後面に心膜液貯留あり（矢印）．
c：心尖部四腔断面．カラードプラ．僧帽弁閉鎖不全が中等度認められる（矢印）．
LA：左房，LV：左室，RA：右房，RV：右室

11　ミトコンドリア心筋症・心合併症

検査の進め方

| | Bモード法
➡基礎と撮り方 P14, 27, 86 | Mモード法
➡基礎と撮り方 P32, 78 | ドプラ法 ➡基礎と撮り方 P36, 96 |||
			カラー	パルス	連続波
胸骨左縁左室 長軸断面	□ 心膜液	□ <u>左室径</u> □ <u>中隔壁厚(IVSD)</u> □ <u>左室後壁厚(PWD)</u>	□ 僧帽弁逆流 □ 大動脈弁逆流		
胸骨左縁左室 短軸断面	□ 左室壁運動				
心尖部 四腔断面	□ 左室壁運動 □ <u>modified Simpson法</u>		□ 僧帽弁逆流 □ 三尖弁逆流		□ <u>三尖弁逆流速度</u>
心尖部 二腔断面	□ 左室壁運動 □ <u>modified Simpson法</u>				
心尖部 長軸断面			□ 僧帽弁逆流	□ <u>左室流入部血流速</u> <u>度波形</u> □ <u>僧帽弁輪速度波形</u>	□ <u>左室流出路狭窄</u>

下線：計測項目

大動脈弁逆流 ➡心臓弁膜症 P32
僧帽弁逆流 ➡心臓弁膜症 P60
三尖弁逆流 ➡心臓弁膜症 P72

11 ミトコンドリア心筋症・心合併症

12 産褥(周産期)心筋症
peripartum cardiomyopathy

疾患概要と病態生理

- 産褥(周産期)心筋症とは,心疾患既往のない女性が,妊娠・産褥期に拡張型心筋症様の心機能低下(左室駆出率<45 %)をきたし,心不全を発症する心筋症であり[1, 2],二次性心筋症の一つに挙げられている.
- 疾患特異的な診断項目がなく,あくまで除外診断である.一部に拡張型心筋症の遺伝背景を持つものも含まれている.
- 原因は特定されていないが,炎症性,ウイルス性,自己免疫性などの説に付け加え,近年,切断プロラクチンによる血管障害によるとする説が報告されている[3].
- 妊娠に伴うダイナミックな循環変化(表1)に,上記のような機序が加わり,心筋症,心不全を発症すると考えられている.
- 心不全の診断時期は分娩から産後1カ月の間が最も多く,7割の患者が産後発症である(図1)[4].妊娠中に発症した3割の患者では,子宮内胎児死亡や早産など胎児予後にも関連する.
- 危険因子として,高齢妊娠,妊娠高血圧症候群の合併,多胎妊娠,子宮収縮抑制剤の使用などが知られている.

表1 正常妊娠による循環変化

循環血漿量	妊娠初期から徐々に増加.妊娠30週前後で非妊時の+50 %
心拍数	妊娠初期から徐々に増加.妊娠後期で非妊時の+20 %
1回心拍出量	妊娠中期以降最大.非妊時の+30 %
心拍出量	妊娠初期から徐々に増加.妊娠30週前後で非妊時の+50 %
血圧	妊娠初期~中期に低下.妊娠後期にやや上昇
血管抵抗	妊娠中は低下

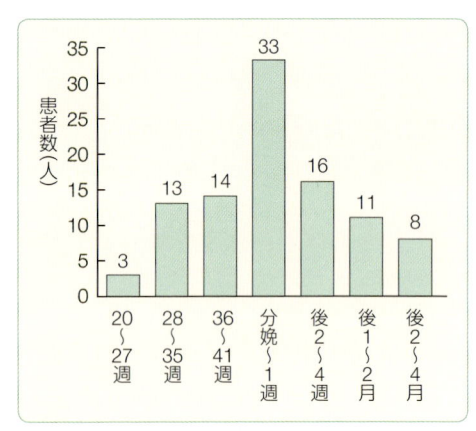

図1 日本における周産期心筋症の診断時期

患者数(人): 20~27週:3, 28~35週:13, 36~41週:14, 分娩~1週:33, 後2~4週:16, 後1~2月:11, 後2~4月:8

身体所見

- 他の収縮不全による心不全患者と同様,呼吸困難,浮腫,咳嗽などのうっ血性心不全症状を訴えることが多い.
- 労作時息切れや体重増加など,症状が軽微なうちは,健常妊産褥婦でも訴える症状であるため,診断が遅延する場合がある.患者の多くが,診断時NYHA Ⅲ~Ⅳ度にあり,致死性不整脈やショック,意識障害などの重篤な症状をきっかけに診断がつくものもいる.
- 視診・触診:頸静脈怒張,全身浮腫,肝腫大,四肢チアノーゼ,低血圧,泡沫状痰など
- 聴診:湿性ラ音,喘鳴,Ⅲ音やⅣ音など.

心電図

- 軽微な ST や T 波異常や，前胸部誘導での R 波減高などを認めることが多い．心筋梗塞や心筋炎のような ST-T 変化に乏しいのが特徴である．
- 心室頻拍や心室細動が出現し，産褥心筋症と診断される症例もある（図2）．

胸部レントゲン

- 心拡大と，急性期には，肺うっ血，胸水を認める（図3）．

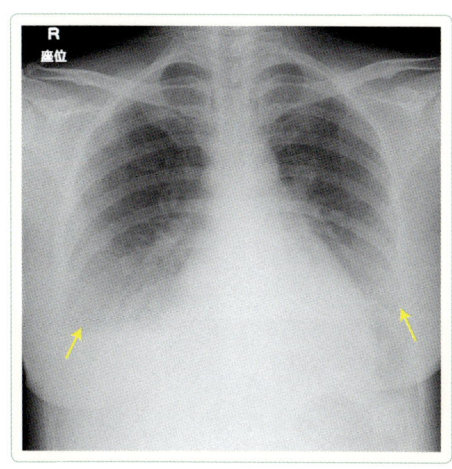

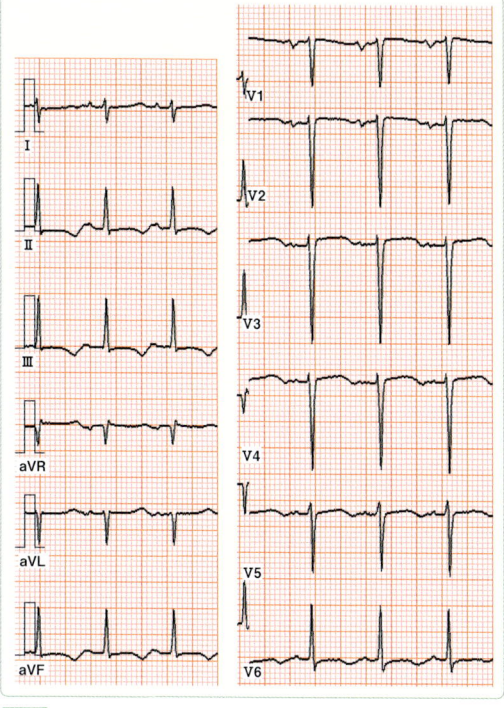

図2 心電図
心拍数 111/分．R 波減高（V2～V4），陰性 T 波（Ⅱ，aVF），左房負荷 P 波（Ⅱ，V1）の所見を認める．

図3 胸部レントゲン
心拡大と胸水貯留（矢印），肺うっ血を認める．

治療法

- 一般的な心不全に対する治療が広く行われている．
- 5～10 % 程度の患者で，経皮的心肺補助装置（percutaneous cardiopulmonary support, PCPS）や大動脈内バルーンパンピング（intra-aortic balloon pumping, IABP）の機械的サポートが必要となる．治療抵抗性の症例では，左室補助人工心臓（left ventricular assist device, LVAD）を装着して，心臓移植待機となる．
- ACE 阻害薬や β 遮断薬，利尿剤などの内服治療が行われるが，**ACE 阻害薬は妊娠中の使用が禁忌**（胎児の腎機能障害）となっているため，注意が必要である．
- 切断プロラクチンが発症に関与しているとの報告を受け，ブロモクリプチンによる**抗プロラクチン療法**が開始され，その効果が検討されている[5]．
- 低心機能例では，抗凝固療法も必要となる．
- 約 1 割の患者が死亡もしくは心臓移植待機となる一方，慢性期には，約 6 割の患者が正常心機能に回復し，残りの患者では心機能低下が残存する．

> **! Pitfall**
> 妊娠中から産褥期にかけて血液凝固能は亢進する．産褥心筋症にしばしば左室内血栓が合併し，予後増悪因子でもある．LVEF＜35％の症例では，抗凝固療法の併用が考慮されるが，妊娠中に診断されて分娩を予定している症例や，帝王切開術中から術直後に診断されたような症例では，出血リスクも増加するため，慎重な投与が必要である．

12 産褥（周産期）心筋症

心エコー所見

- 心循環系のダイナミックな変化を受け，正常妊娠においても，心エコー上の変化がみられる（表2）．

表2 正常妊娠でみられる心エコー上の変化

- 左室径の軽度拡大 ｝ 左室重量の増大
- 左室壁厚の増大
- 収縮能の軽度増加
- 左心房・右心房・右室の軽度拡大
- 僧帽弁，三尖弁，肺動脈弁逆流の出現・軽度増加
- 少量の心膜液貯留

- 産褥心筋症では主に**左室拡大**と**収縮能低下**を認める（図4）．
- 短期間で心機能が回復する症例も多く，経時的に心エコー検査を行う（図5　図6　表3）．
- 三尖弁逆流最大速度の増加から，肺高血圧が推定される（図7）．
- 下大静脈径は，妊娠後期には子宮の増大に伴って狭小化しているため，妊娠中に発症した症例では，必ずしも下大静脈径が右房圧と相関していない場合がある．径の拡大を認めれば，右房圧上昇を強く疑う（図8）．
- 左室流入血流速波形パターンの異常など，拡張障害も合併していることが多い．

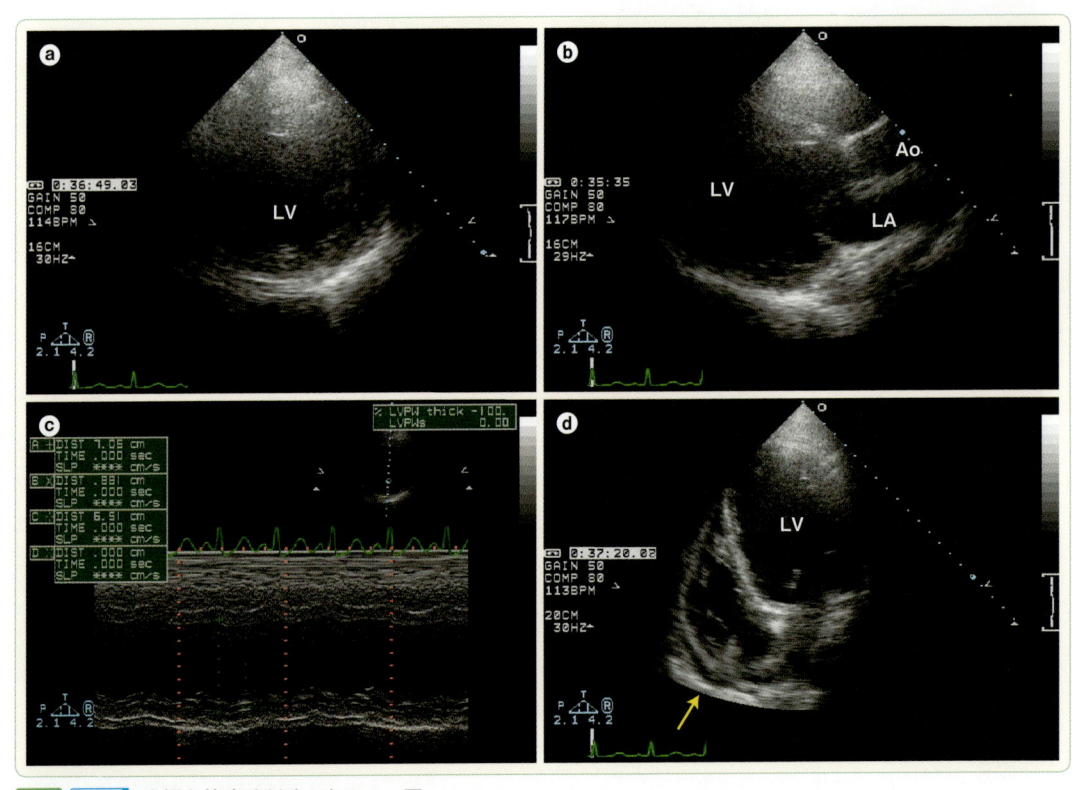

図4 ▶動画 産褥心筋症診断時の心エコー図
a：胸骨左縁左室短軸断面．b：胸骨左縁左室長軸断面．c：Mモード．d：心尖部四腔断面．
左室拡張末期径（LVDd）／左室収縮末期径（LVDs）71/65 mm，左室内径短縮率（%FS）8 %．左室の著明な拡大と壁運動の低下，少量心膜液（矢印）貯留を認めた．
Ao：大動脈，LA：左房，LV：左室

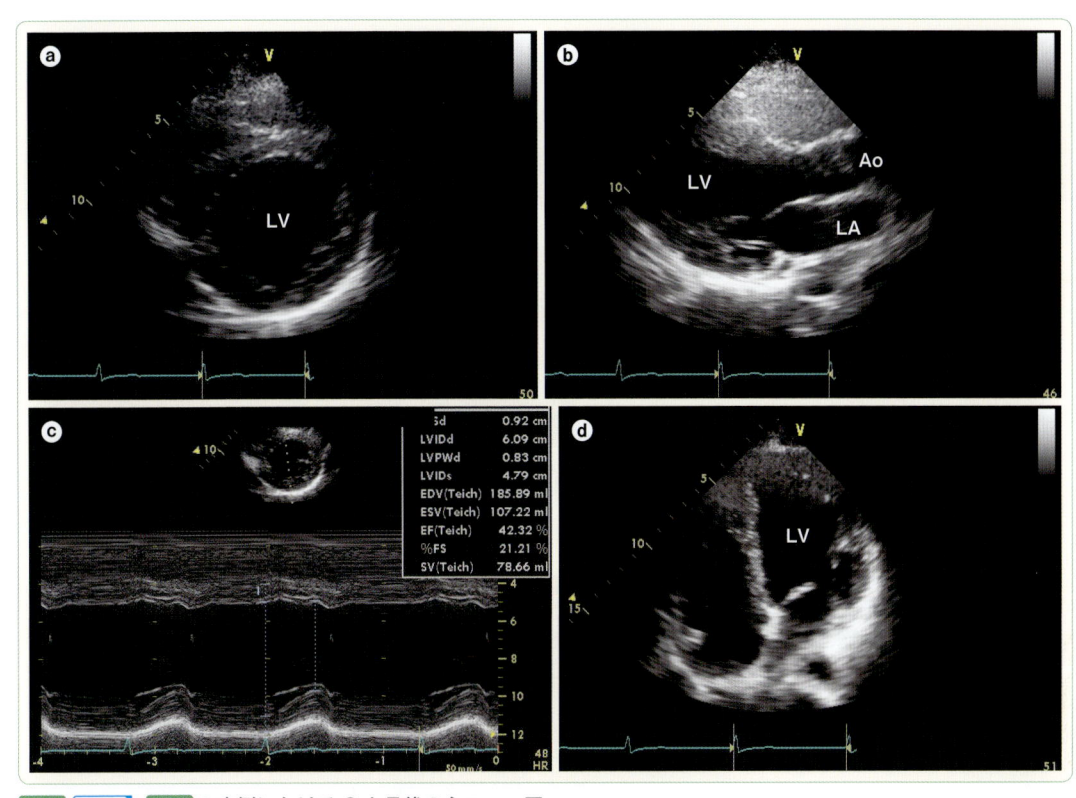

図5 ▶動画　**図4**の症例における3カ月後の心エコー図
a：胸骨左縁左室短軸断面．b：胸骨左縁左室長軸断面．c：Mモード．d：心尖部四腔断面．
LVDd/LVDs 61/48 mm，%FS 21%．左室の縮小と壁運動の改善を認めた．

Ao：大動脈，LA：左房，LV：左室

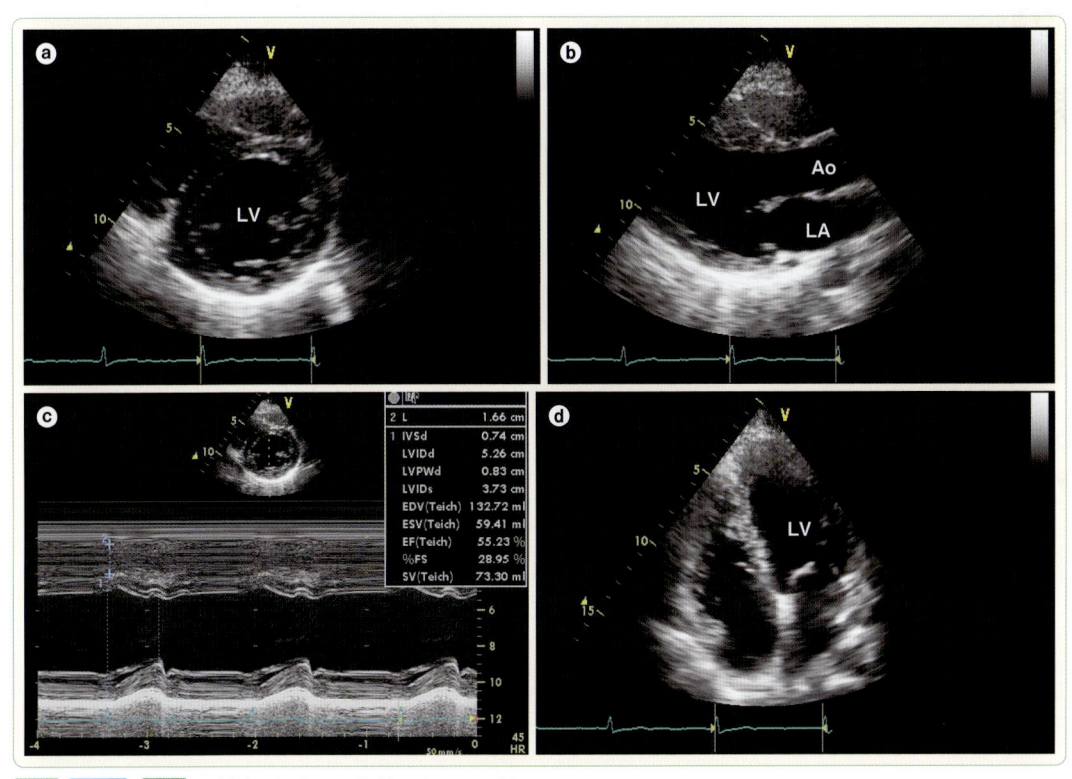

図6 ▶動画　**図4**の症例における1年後の心エコー図
a：胸骨左縁左室短軸断面．b：胸骨左縁左室長軸断面．c：Mモード．d：心尖部四腔断面．
LVDd/LVDs 53/37 mm，%FS 29%．心室径，壁運動はほぼ正常化している．

Ao：大動脈，LA：左房，LV：左室

表3 診断時と慢性期（平均約10カ月後）の心エコー指標と血清BNPの平均値[4]

	診断時	慢性期
LVDd(mm)	56.5	49.0
LVDs(mm)	47.9	34.8
LVEF(%)	31.6	54.6
血清BNP(pg/ml)	1,258	44

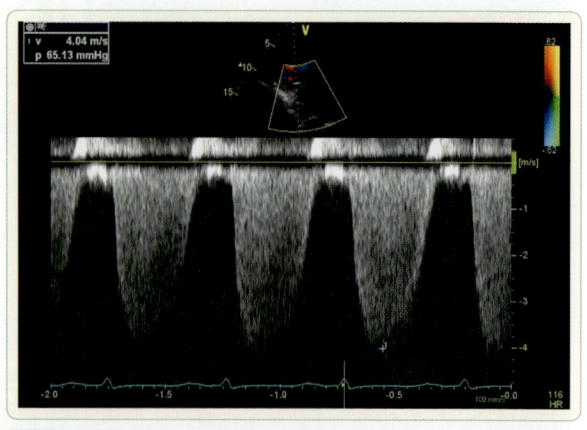

図7 ▶動画 三尖弁逆流最大速度の増加

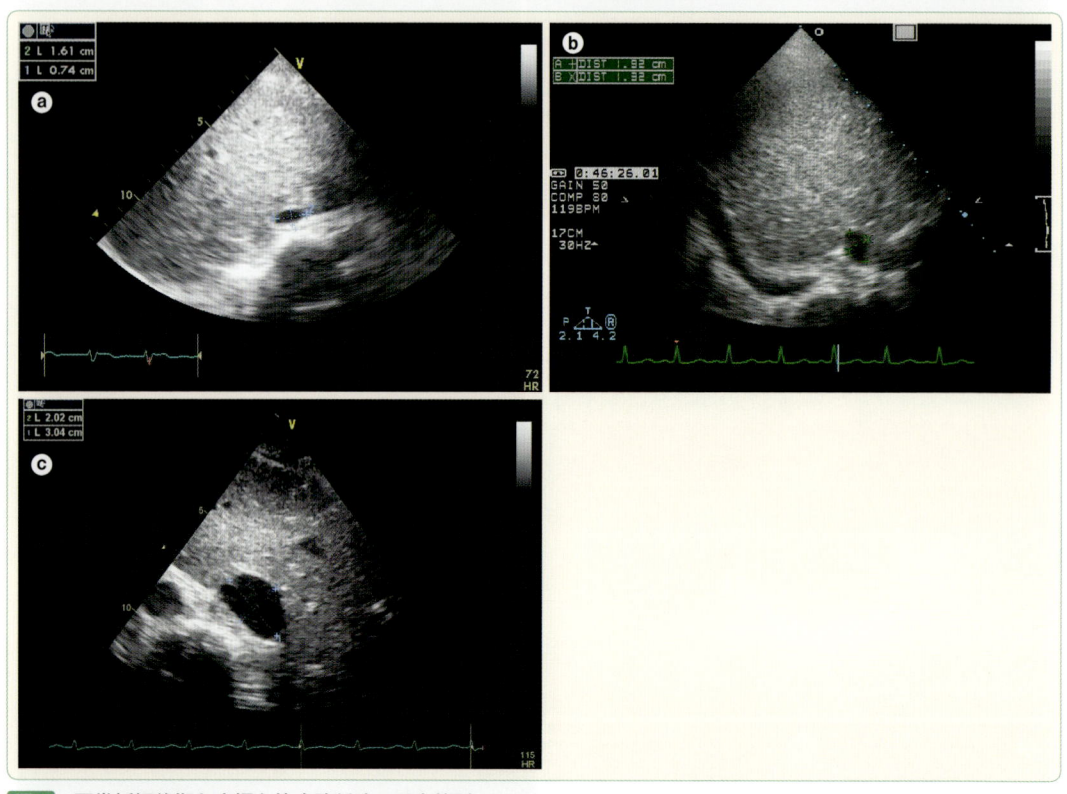

図8 正常妊娠後期と産褥心筋症診断時の下大静脈
a：正常妊娠後期の下大静脈．虚脱(collapse)気味である．
b：妊娠中に診断された症例．胸腹水も貯留していたが，増大子宮による圧排で，下大静脈径は19×13 mmと拡張を認めない．
c：産後に診断された症例．30×20 mmと下大静脈の著明な拡張と呼吸性変動の消失を認めた．

検査の進め方

	Bモード法 ➡基礎と撮り方 P14, 27, 86	Mモード法 ➡基礎と撮り方 P32, 78	ドプラ法 ➡基礎と撮り方 P36, 96		
			カラー	パルス	連続波
胸骨左縁 左室長軸 断面	□左室拡大 □左室壁厚 □心拍出量：左 　室流出路径	□<u>左室径</u> □<u>左室壁厚</u> □<u>左房径</u> □<u>大動脈径</u>	□僧帽弁逆流		
胸骨左縁 左室短軸 断面	□左室拡大 □左室壁厚 □左室壁運動 □心膜液				
右室流入路 長軸断面	□右心系拡大		□三尖弁逆流		□<u>三尖弁逆流速度</u>
右室流出路 長軸断面			□肺動脈弁逆流		□<u>肺動脈弁逆流拡張 早期・末期速度</u>
心尖部 四腔断面	□心拡大 □modified 　Simpson法	□<u>TAPSE</u>	□僧帽弁逆流 □三尖弁逆流	□<u>左室流入血流速度波形</u> □<u>僧帽弁輪速度波形</u>	□<u>三尖弁逆流速度</u> □<u>僧帽弁逆流血流速 波形(dP/dt)</u>
心尖部 二腔断面	□modified 　Simpson法				
心尖部 長軸断面			□僧帽弁逆流	□心拍出量：左室流出路 　血流速度波形(TVI)	
心窩部下 大静脈	□<u>下大静脈径・ 　呼吸性径変動</u>				

下線：計測項目
TAPSE：tricuspid annular plane systolic excursion（三尖弁輪収縮期移動距離）

僧帽弁逆流 ➡心臓弁膜症 P60
三尖弁逆流 ➡心臓弁膜症 P72
肺動脈弁逆流 ➡心臓弁膜症 P84

12 産褥（周産期）心筋症

文献
1) Demakis JG, et al: Peripartum cardiomyopathy. Circulation 44: 964-968, 1971
2) Sliwa K, et al: Current state of knowledge on aetiology, diagnosis, management, and therapy of peripartum cardiomyopathy: a position statement from the Heart Failure Association of the European Society of Cardiology Working Group on peripartum cardiomyopathy. Eur J Heart Fail 12: 767-778, 2010
3) Hilfiker-Kleiner D, et al: A cathepsin D-cleaved 16 kDa form of prolactin mediates postpartum cardiomyopathy. Cell 128: 589-600, 2007
4) Kamiya CA, et al: Different characteristics of peripartum cardiomyopathy between patients complicated with and without hypertensive disorders. Results from the Japanese Nationwide survey of peripartum cardiomyopathy. Circulation J 75: 1975-1981, 2011
5) Sliwa K, et al: Evaluation of bromocriptine in the treatment of acute severe peripartum cardiomyopathy: a proof-of-concept pilot study. Circulation 121: 1465-1473, 2010

13 薬剤誘発性心筋症
drug-induced cardiomyopathy

病態生理

- さまざまな薬物によって心機能異常（心毒性）を生じることが知られているが，中でも抗癌剤による薬剤誘発性心筋症の頻度が増加している（表1）．
- 臨床的には「左室拡大」と「左室収縮能障害」をきたす，拡張型心筋症に類似した病態を示す．
- アントラサイクリン系薬剤の**ドキソルビシン（アドリアシン）**は心筋症を引き起こす代表的な薬剤である．
- アントラサイクリン心筋症には，急性毒性と慢性（遅発性）毒性が存在する．慢性毒性は蓄積性の心毒性であり，総投与量に比例して出現する．体表面積 (m^2) あたりの総投与量が 400 mg で 3〜5 %，550 mg で 7〜26 %，700 mg で 18〜48 % の患者が顕性心不全症状を呈する．
- 分子標的薬である**トラスツズマブ（ハーセプチン）**は，可逆性の心機能障害を生じることが知られている．
- 抗癌剤による心毒性は，（表2）に示すようにアントラサイクリン系型（タイプ1）とトラスツズマブ型（タイプ2）に分けられる．
- 最近では，**血管新生阻害薬**など新しい作用機序の薬剤が開発されており，高血圧症，血栓塞栓症，虚血性心疾患，弁膜症など多彩な心血管系の副作用が報告されている．

表1 抗癌剤と心毒性

薬剤		心毒性
アントラサイクリン系	ドキソルビシン	心不全，左室機能低下，不整脈，心筋症
	ダウノルビシン	心不全，左室機能低下，心電図異常，心筋症，心筋炎
	エピルビシン	心不全，左室機能低下，心筋炎
アルキル化剤	シクロホスファミド	心不全，心筋炎，心嚢液貯留，不整脈
	イホスファミド	不整脈，心不全
	ブスルファン	心内膜線維症
	シスプラチン	不整脈，心不全，心筋虚血，血栓症，高血圧
DNAトポイソメラーゼ阻害薬	イリノテカン	心筋虚血，不整脈，血栓症
	エトポシド	心筋虚血（冠攣縮）
代謝拮抗薬	メトトレキセート	不整脈，心筋虚血
	フルオロウラシル	心筋虚血（冠攣縮），不整脈
	シタラビン	徐脈，心膜炎，心筋虚血，心不全
	カペシタビン	心筋虚血（冠攣縮）
微小管阻害薬	パクリタキセル	徐脈，房室ブロック，低血圧，心筋虚血
	ドセタキセル	不整脈，浮腫，心不全，心筋虚血
	ビンクリスチン	心筋虚血
インターフェロン	インターフェロンα	不整脈，房室ブロック，低血圧，心筋虚血
分子標的治療薬	トラスツズマブ	心不全，左室機能低下
	ベバシズマブ	高血圧，心不全，心筋虚血，血栓症
	イマチニブ	心不全，左室機能低下，浮腫
	スニチニブ	高血圧，心不全，左室機能低下，心筋梗塞，血栓症，QT延長
	ソラフェニブ	高血圧，心筋虚血，血栓症
	ラパチニブ	左室機能低下，QT延長

文献1より引用．

表2 心毒性のタイプ別分類

	タイプ1（心筋障害）	タイプ2（心機能不全）
代表的薬剤	ドキソルビシ（アドリアシン）	トラスツズマブ（ハーセプチン）
臨床経過 治療反応性	心筋障害は持続的かつ不可逆的 心不全の再燃は，数か月から数年単位でみられる	心筋障害は一般的に可逆的 2〜4か月で回復する可能性が高い
投与量の影響	用量相関性，蓄積性あり	用量相関性なし
機序	活性酸素によるミトコンドリア機能障害 細胞内カルシウム過負荷 フリーラジカル生成	ErbB2（HER2）シグナルを介する心保護作用の阻害
組織学的特徴	超微細構造の異常（心筋線維空洞化，壊死）	超微細構造の異常なし
再投与の影響	高頻度で心筋障害を繰り返す可能性あり	比較的安全性が高い

文献1より引用．

身体所見

- 薬剤誘発性心筋症に特異的な所見はなく，一般的な心不全と同様の自覚症状や身体所見を認める．
- 心不全による症状としては，呼吸困難感や浮腫などの臓器うっ血による症状と，全身倦怠感，易疲労感などの心拍出量低下に基づく症状がある．
- 薬剤誘発性心筋症の場合，癌などの原疾患の症状が全面に出ているため，病初期には診断が困難なことがある．また病状の進行とともに，急速に心不全による症状が出現することがあり注意を要する．
- 担癌状態では，全身的な変化として悪液質による低蛋白血症，血清アルブミンの低下による浸透圧の変化，貧血，種々のサイトカインによる血管内皮透過性亢進などを合併し，全身倦怠感，胸腹水，全身浮腫などを認めることがあり，心不全との鑑別には十分な注意が必要である．

心電図　図1

- 薬剤誘発性心筋症に特異的な心電図所見はない．
- 投与初期には，頻脈，徐脈，QTc延長，心房細動，心室頻拍などの不整脈の出現に注意する．
- 慢性期に左室の拡張や線維化が進行すると，ST-T異常，異常Q波，QRS幅延長，QTc延長，不整脈などが出現する．また原疾患による電解質異常に伴う心電図異常の出現にも注意が必要である．
- 心電図異常を認めた場合は，**CTCAEのグレード**（表3 表4）[2)]に従って，抗癌剤などの薬剤を減量または中止する．

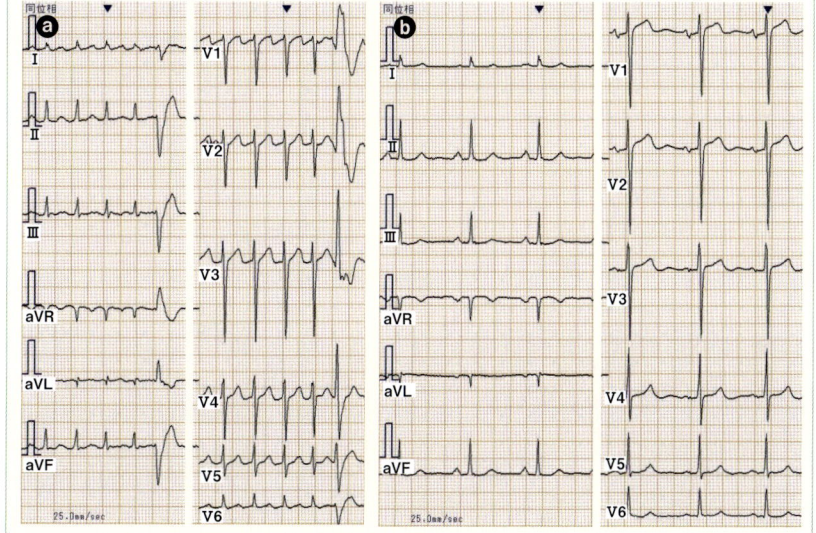

図1 アントラサイクリンによる心不全の1例

a：心不全期には，洞性頻脈（HR165/min），心室性期外収縮を認める．
b：心不全治療後は，脈拍も安定し（HR 69/min），不整脈も消失した．

CTCAE (Common Terminology Criteria for Adverse Events)

- 米国国立がん研究所（National Cancer Institute, NCI）によって作成され，日本語訳は日本臨床腫瘍研究グループ（Japan Clinical Oncology Group, JCOG）が中心に作成した．
- 発現した**有害事象の重篤度**を的確に把握する評価ツールとして，薬剤の減量や休薬，支持療法の必要性などの検討に利用されている．

胸部レントゲン

- **左心不全**により，心拡大（左房または左室の拡大），肺静脈うっ血による間質性浮腫，肺胞性浮腫，胸水貯留を認める（図2）．
- **右心不全**により，右心系の拡大，肺血流減少による肺血管陰影の減少，肺高血圧症をきたすと肺動脈幹または肺動脈中枢部の拡大と末梢側の狭小化を認める．

図2 アントラサイクリンによる心不全の1例
a：心拡大および両側胸水貯留（矢印）を認める．
b：心不全治療により胸水は消失し，心拡大も改善した．
文献1より引用．

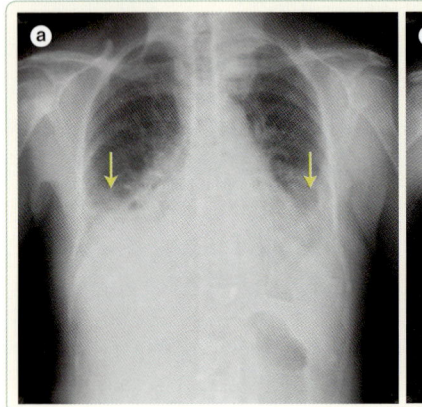

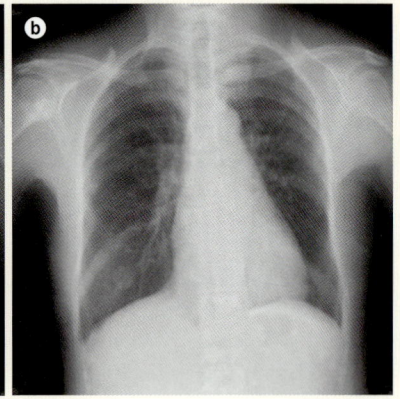

治療法

- 薬剤誘発性心筋症を発症した場合は**CTCAEのグレード**（表3　表4）[2]に従って，抗癌剤などの薬剤を減量または中止する．
- 薬剤誘発性心筋症に対する治療ガイドラインはないため，慢性心不全ガイドライン[3]に従い治療を行う．
- アントラサイクリン系薬剤による心筋症は**不可逆性**であり，心不全治療はより早期に行う必要がある[4]．
- トラスツズマブによる心筋症は**可逆性**であり，心不全治療により心機能の早期改善が見込まれる．

表3 CTCAEのグレード

Grade 1	軽症；症状がない，または軽度の症状がある；臨床所見または検査所見のみ；治療を要さない
Grade 2	中等症；最小限／局所的／非侵襲的治療を要する；年齢相応の身の回り以外の日常生活動作の制限
Grade 3	重症または医学的に重大であるが，ただちに生命を脅かすものではない；入院または入院期間の延長を要する；活動不能／動作不能；身の回りの日常生活動作の制限
Grade 4	生命を脅かす；緊急処置を要する
Grade 5	有害事象による死亡

Grade 説明文中のセミコロン（；）は「または」を意味する．　　　文献2より抜粋引用

表4 CTCAE による心毒性の評価

有害事象	Grade1	Grade2	Grade3	Grade4	Grade5
心電図 QT 補正間隔延長	QTc 450〜480 ms	QTc 451〜500 ms	少なくとも2回の心電図で QTc ≧ 501 ms	QTc ≧ 501 ms またはベースラインから > 60 ms の変化があり，Torsade de pointes，多型性心室頻拍，重篤な不整脈の兆候／症状のいずれかを認める	—
心房細動心房粗動	症状がなく，治療を要さない	内科的治療を要するが緊急性はない	症状があり，内服薬ではコントロール不良，または機器（例：ペースメーカー）やアブレーションによるコントロールが可能	生命を脅かす；緊急処置を要する	死亡
洞性徐脈	症状がなく，治療を要さない	症状があり，内科的治療を要する	重症で医学的に重大；内科的治療を要する	生命を脅かす；緊急処置を要する	死亡
上室性頻脈	症状がなく，治療を要さない	内科的治療を要するが緊急性はない	内科的治療を要する	生命を脅かす；緊急処置を要する	死亡
心室性頻脈	—	内科的治療を要するが緊急性はない	内科的治療を要する	生命を脅かす；血行動態に影響がある；緊急処置を要する	死亡
駆出率減少	—	安静時駆出率（EF）が 50〜40％；ベースラインから 10〜19％低下	安静時駆出率（EF）が 39〜20％；ベースラインから ≧ 20％低下	安静時駆出率（EF）< 20％	—
心不全	症状はないが，検査値（例 BNP［脳性ナトリウム利尿ペプチド］）や画像検査にて心臓の異常がある	軽度から中等度の活動や労作で症状がある	安静時またはわずかな活動や労作でも症状があり重症；治療を要する	生命を脅かす；緊急処置を要する（例：持続的静注療法や機械的な循環動態の補助）	死亡
急性冠動脈症候群	—	症状があり，進行性の狭心症；心筋酵素は正常；循環動態は安定	症状がある不安定狭心症または急性心筋梗塞で，心筋酵素の異常があるが，循環動態は安定	症状がある不安定狭心症または急性心筋梗塞で，心筋酵素の異常があり，循環動態は不安定	死亡
高血圧	前高血圧状態（収縮期血圧 120〜139 mmHg または拡張期血圧 80〜89 mmHg）	ステージ1の高血圧（収縮期血圧 140〜159 mmHg または拡張期血圧 90〜99 mmHg）；内科的治療を要する；再発性または持続性（≧ 24 時間）；症状を伴う > 20 mmHg（拡張期圧）の上昇または以前正常であった場合は > 140/90 mmHg への上昇；単剤の薬物治療を要する	ステージ2の高血圧（収縮期血圧 ≧ 160 mmHg または拡張期血圧 ≧ 100 mmHg）；内科的治療を要する；2種類以上の薬物治療または以前よりも強い治療を要する	生命を脅かす（例：悪性高血圧，一過性または恒久的な神経障害，高血圧クリーゼ）；緊急処置を要する	死亡
血栓塞栓症	静脈血栓症（例：表在性血栓症）	静脈血栓症（例：合併症のない深部静脈血栓症）；内科的治療を要する	血栓症（例：合併症のない肺塞栓症（静脈），心内塞栓（動脈）のない血栓症）；内科的治療を要する	生命を脅かす（例：肺塞栓症，脳血管イベント，動脈系循環不全）；循環動態が不安定または神経学的に不安定；緊急処置を要する	死亡

文献2より抜粋引用．

心エコー所見

- 薬剤性心筋症に特異的な心エコー所見はないため，虚血性心筋疾患（→5，P54），弁膜症性心筋疾患，高血圧性心筋疾患（→6，P66），炎症性心筋疾患（→14，P119）など他の疾患による心筋症との鑑別を行いながら検査を進めていく．
- 薬剤誘発性心筋症では，左室収縮障害に加え，著明な拡張障害を認めることが多い．
- 最近では，組織ドプラ法やスペックルトラッキング法などを用いて局所壁運動の定量化を行い，薬剤誘発性心筋症をより早期に検出する試みがなされている（図3 図4 図5 図6 図7）[5]．

図3 ▶動画
アントラサイクリン心筋症の1例
a：胸骨左縁左室長軸断面（Bモード法）．
b：胸骨左縁左室長軸断面（Mモード法）．
c：胸骨左縁左室短軸断面（Bモード法）．
左房，左室の拡大，左室駆出率の低下を認める．
Ao：大動脈，IVS：心室中隔，LA：左房，LV：左室，LVPW：左室後壁，RV：右室

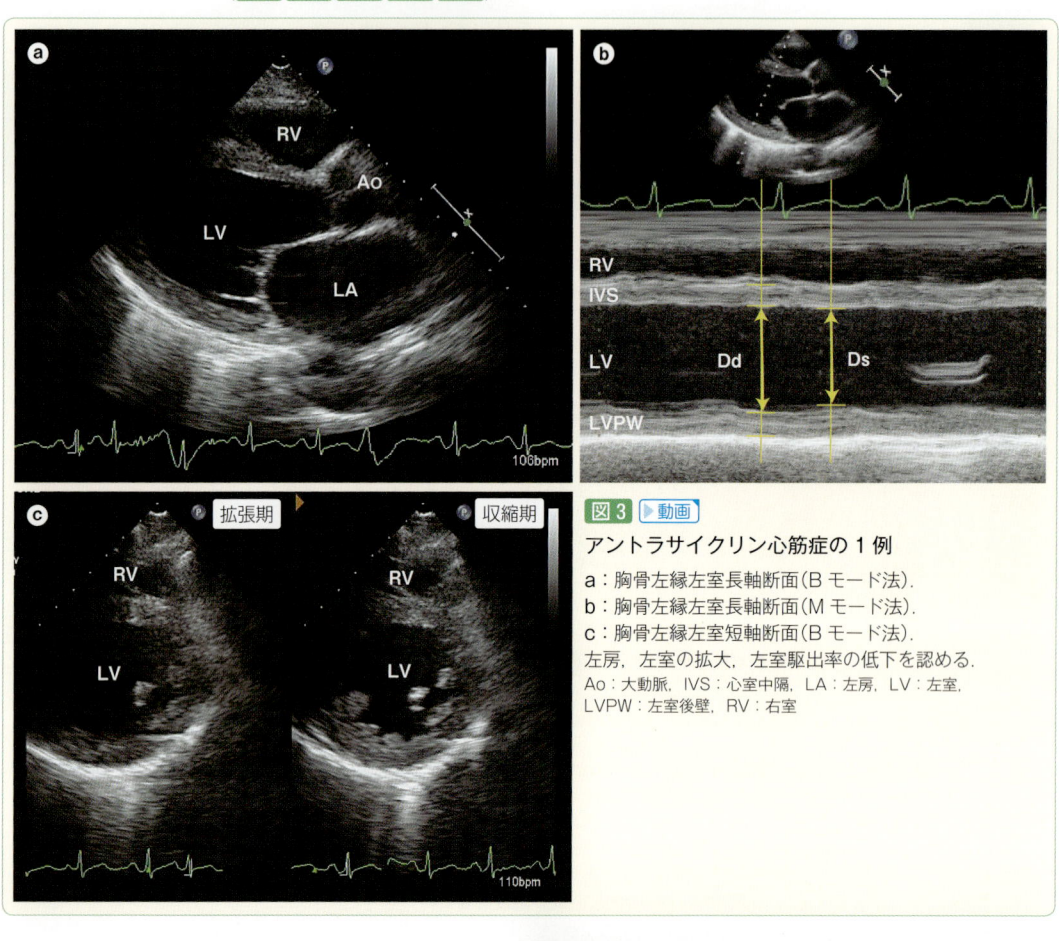

図4 僧帽弁Mモードによる左室拡張能の評価
僧帽弁狭窄症がない場合，僧帽弁MモードでB-B'stepを認めれば，左室拡張末期圧の上昇を示唆する．
B-B'stepは左室拡張末期圧（LVEDP）の上昇を示す所見として重要であるが，LVEDPの上昇がなくとも，I度房室ブロック例で出現することがあり注意が必要である[6]．

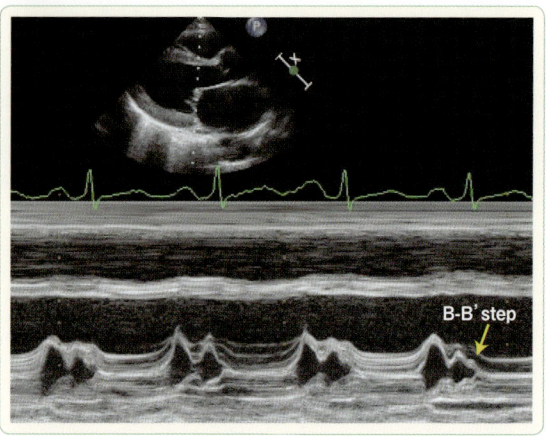

図5
左室流入血流速波形による左室拡張能の評価

アントラサイクリン心筋症の1例.
心不全期（a）には，偽正常化パターン（pseudonormalization pattern）を認めていたが，心不全治療後（b）には正常パターン（normal pattern）に改善した.

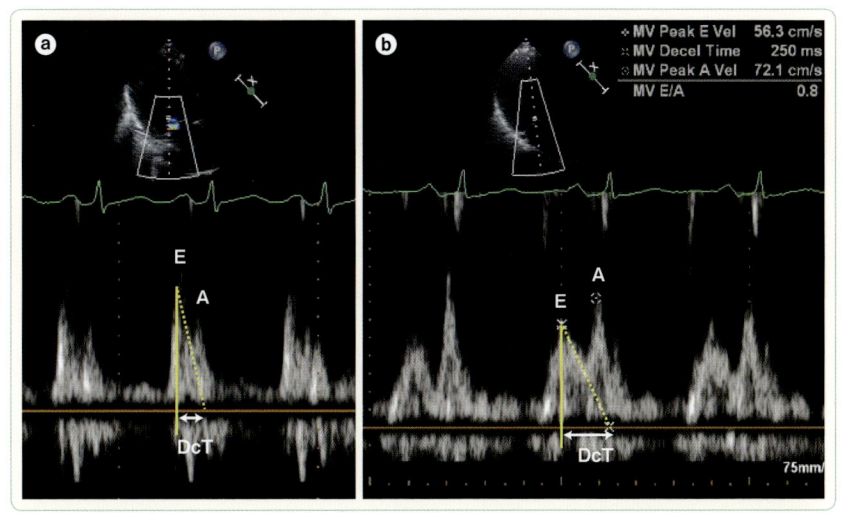

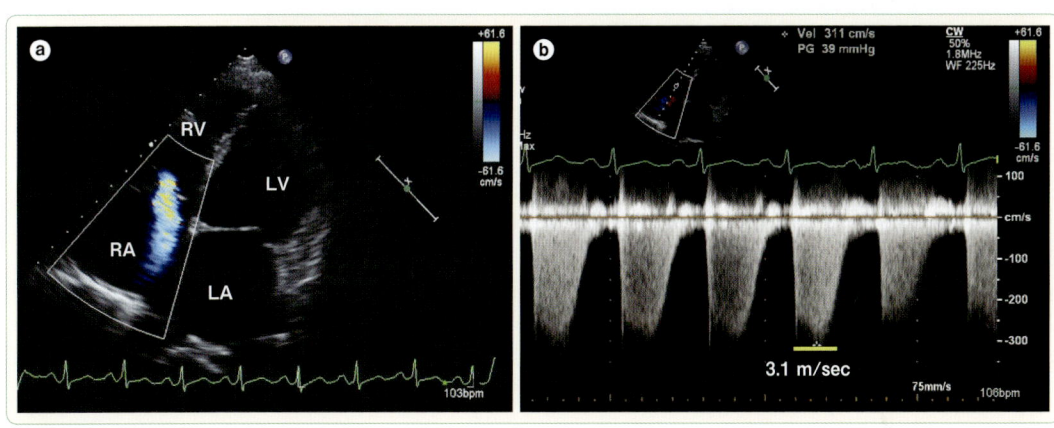

図6 ▶動画 **三尖弁逆流の重症度評価**
a：心尖部四腔断面（カラードプラ法）により，中等度の三尖弁逆流を認めた.
b：連続波ドプラ法にて，三尖弁逆流の最大流速は 3.1 m/sec であり，簡易ベルヌーイ式により収縮期最大圧較差（右室－右房）は 39 mmHg と計測された.
LA：左房，LV：左室，RA：右房，RV：右室

図7 **下大静脈径の評価**
右心不全では，下大静脈や肝静脈の拡張，呼吸性変動の低下がみられる.
IVC：下大静脈

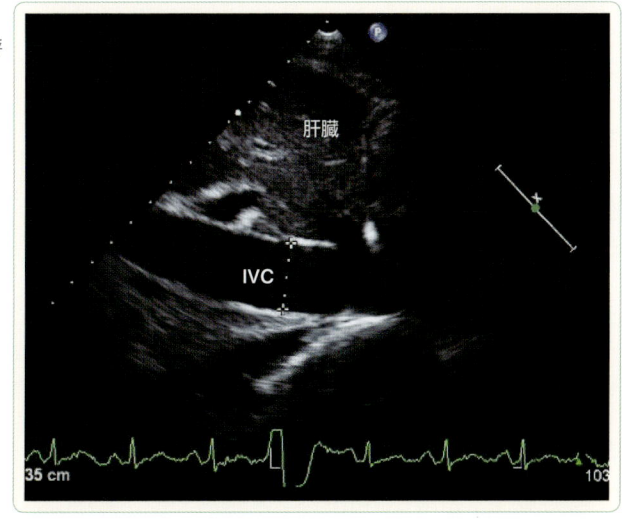

13 薬剤誘発性心筋症

117

検査の進め方

	Bモード法 ➡基礎と撮り方 P14, 27, 86	Mモード法 ➡基礎と撮り方 P32, 78	ドプラ法 ➡基礎と撮り方 P36, 96 カラー	パルス	連続波
胸骨左縁左室長軸断面	□ 左室拡大 □ 左房拡大 □ 局所壁運動異常 □ 壁在血栓の有無	□ <u>大動脈径</u> □ <u>左室径</u> □ <u>左房径</u> □ <u>壁厚</u>	□ 僧帽弁逆流		
胸骨左縁左室短軸断面	□ 左室拡大 □ 局所壁運動異常 □ 右室拡大	□ 僧帽弁エコーで B-B' step の有無			
大動脈弁レベル短軸断面			□ 三尖弁逆流 □ 肺動脈弁逆流		□ <u>三尖弁逆流速度</u> □ <u>肺動脈弁逆流速度</u>
心尖部四腔断面	□ 右心系拡大 □ 局所壁運動異常 □ modified Simpson 法		□ 僧帽弁逆流 □ 三尖弁逆流	□ 左室流入血流速波形 □ 肺静脈血流速波形	□ <u>三尖弁逆流速度</u>
心尖部二腔断面	□ modified Simpson 法				
心尖部長軸断面				□ 左室流入血流速波形	
心窩部下大静脈	□ <u>下大静脈径</u>・呼吸性径変動				

下線：計測項目

僧帽弁逆流 ➡心臓弁膜症 P60
三尖弁逆流 ➡心臓弁膜症 P72
肺動脈弁逆流 ➡心臓弁膜症 P84

文献
1) 塩山 渉, 他：抗がん剤・放射線治療と心疾患. 心エコー 14: 246-252, 2013
2) 有害事象共通用語規準 v4.0 日本語訳 JCOG 版
   http://www.jcog.jp/
3) 日本循環器学会：循環器病の診断と治療に関するガイドライン（2009 年度合同研究班報告）. 慢性心不全治療ガイドライン（2010 年改訂版）.
   http://www.j-circ.or.jp/guideline/pdf/JCS2010_matsuzaki_h.pdf
4) Cardinale D, et al: Anthracycline-induced cardiomyopathy: clinical relevance and response to pharmacologic therapy. J Am Coll Cardiol 55: 213–220, 2010
5) Mercuro G, et al: Early Epirubicin-induced myocardial dysfunction revealed by serial tissue doppler echocardiography: correlation with inflammatory and oxidative stress markers. The Oncologist 12: 1124–1133, 2007
6) 日本超音波検査学会（監）：心臓超音波テキスト第 2 版. 医歯薬出版, 2009

14 心筋炎
myocarditis

病態生理

- 心筋炎とは，心筋を首座とした炎症性疾患の総称である．
- 重症度や経過は幅広く，炎症の首座や広がりにより病態も多岐にわたる．
- 病因，組織，臨床病型により分類される（表1）．
- 発症様式によっては急性心筋炎と慢性心筋炎に分けられ，病態が異なる（図1）．
- 急性心筋炎は症状発現日を発症日として特定でき，中でも発病初期に心肺危機に陥るものを劇症型心筋炎（fulminant myocarditis）という．
- 心筋炎の病態は，炎症の首座の部位や広がりにより決定され，①局所の心筋，②心膜側心筋，③刺激伝導系心筋，④広範囲の心筋，に炎症がおよぶと，それぞれ急性心筋梗塞様病態，心膜炎様病態，伝導障害，心ポンプ失調などを起こす．
- 急性心筋炎の原因の多くが，ウイルス性であるが，特定できないことも多い（表2）．
- 慢性心筋炎には二型あり，急性心筋炎が持続して慢性化する遷延性よりも，発症時期が不明で，慢性心不全や不整脈などの心イベント時に初めて診断される不顕性が大部分である（表3）．
- 慢性心筋炎は，臨床病型が拡張型心筋症に類似し，鑑別が難しい．
- すべての心筋の炎症は不整脈基盤となりうる．

表1　心筋炎の分類

病因分類	組織分類	臨床病型分類
ウイルス	リンパ球性	急性
細菌	巨細胞性	劇症型
真菌	好酸球性	慢性（遷延性）
リケッチア	肉芽腫性	（不顕性）
スピロヘータ		
原虫，寄生虫		
その他の感染症		
薬物，化学物質		
アレルギー，自己免疫		
膠原病，川崎病		
サルコイドーシス		
放射線，熱射病		
原因不明，特発性		

文献1より引用

図1　心筋炎の病態

急性心筋炎
- 病態と症状
- 前駆症状
  - 感冒様症状，消化器症状

炎症の首座と広がり
- 心筋（局所/広範囲）
  - ✓心筋梗塞様／心ポンプ失調
  - ・胸痛，ショック，心不全
- 心膜心筋
  - ✓心膜炎様
  - ・胸痛，心膜液貯留，心タンポナーデ
- 刺激伝導系心筋
  - ✓伝導障害
  - ・失神，意識消失，完全房室ブロック

発症時期不明（不顕性）

慢性心筋炎
- ✓拡張型心筋症様
  - ・内腔拡大
  - ・左室壁運動低下
- ✓遷延性
  - ごく一部が，急性心筋炎からの移行
- ✓不顕性
  - ほとんどが発症時期不明で，
  - ・心不全
  - ・不整脈
  - ・心電図異常などで発見

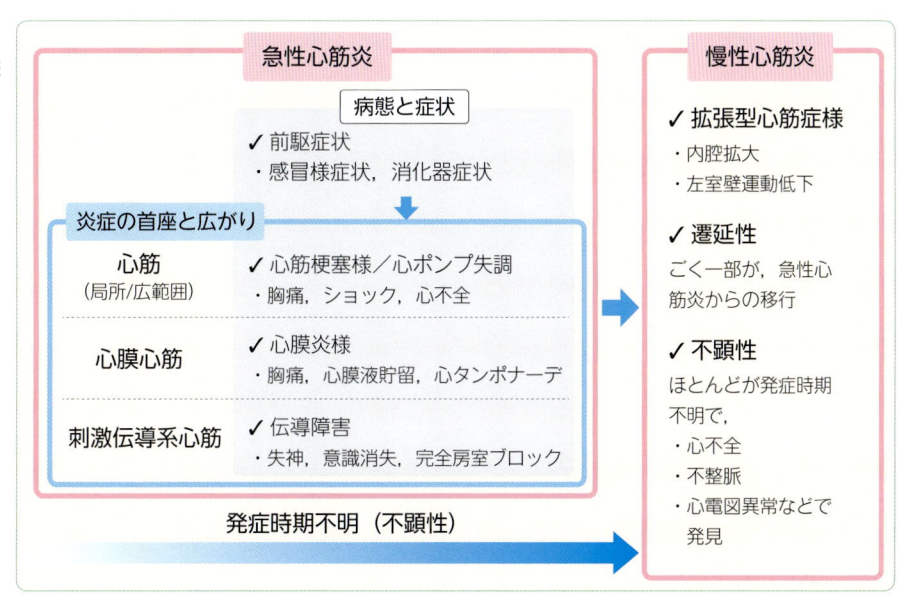

119

表2　急性心筋炎の診断手引き

主要な因子

1. 心症状[1]に先行して，かぜ様症状[2]や消化器症状[3]，また皮疹，関節痛，筋肉痛などを発現する．無症状で経過し，突然死にて発見されることもある
2. 身体所見では，頻脈，徐脈，不整脈，心音微弱，奔馬調律（Ⅲ音やⅣ音），心膜摩擦音，収縮期雑音などがみられる
3. 通常，心電図は経過中に何らかの異常所見を示す．所見としては，Ⅰ～Ⅲ度の房室ブロック，心室内伝導障害（QRS幅の拡大），R波減高，異常Q波，ST-T波の変化，低電位差，期外収縮の多発，上室頻拍，心房細動，洞停止，心室頻拍，心室細動，心静止など多彩である
4. 心エコー図では，局所的あるいはびまん性に壁肥厚や壁運動低下がみられ，心腔狭小化や心膜液貯留を認める
5. 血清中に心筋構成蛋白（心筋トロポニンTやCK-MB）を検出できる．CRPの上昇，白血球の増多も認める．特に，全血を用いたトロポニンTの早期検出は有用である
6. 上記の第2～5の4項目所見は数時間単位で変動する．被疑患者では経時的な観察が必要である．また，徐脈の出現，QRS幅の拡大，期外収縮の多発，壁肥厚や壁運動低下の増強，トロポニンTの高値，トロポニンT値が持続亢進する患者は心肺危機の恐れがある
7. 最終的に，急性心筋梗塞との鑑別診断が不可欠である
8. 心内膜心筋生検による組織像[4]の検出は診断を確定する．ただし，組織像が検出されなくても本症を除外できない
9. 急性期と寛解期に採取したペア血清におけるウイルス抗体価の4倍以上の変動は病因検索にときに有用である．ウイルス感染との証明にはpolymerase chain reaction（PCR）法を用いた心筋からのウイルスゲノム検出が用いられる．加えて，咽頭スワブ，尿，糞便，血液，とりわけ心膜液や心筋組織からのウイルス分離またはウイルス抗原同定は直接的根拠となる

注　1）心症状：胸痛，失神，呼吸困難，動悸，ショック，けいれん，チアノーゼ．2）かぜ様症状：発熱，頭痛，咳嗽，咽頭痛など．
　　3）消化器症状：悪心，嘔吐，腹痛，下痢など．4）表4参照．
文献1より引用．注4)は文献1のなかの表4を指す．

表3　慢性心筋炎の診断手引き

定義

慢性心筋炎とは，数か月間以上持続する心筋炎をいう．しばしば心不全や不整脈を来たし，拡張型心筋症類似の病態を呈する．不顕性に発病し慢性の経過をとるものと，ごく一部に急性心筋炎が持続遷延するもの[1]がある

診断の参考事項

1) 数か月以上持続する心不全や不整脈による症状や徴候がある
2) 心筋生検：
心筋組織には，大小の単核細胞の集簇あるいは浸潤があり[2]，近接する心筋細胞の融解消失や壊死を伴う．また，心筋細胞には大小不同，肥大，配列の乱れがみられる．間質には心筋細胞と置き換った線維組織や脂肪組織が認められる．これら心筋細胞変性，細胞浸潤と線維化・脂肪化の併存は持続する心筋炎の目安となる．また，心筋におけるウイルス遺伝子の検出は診断を支持する
3) 切除心筋や剖検：
心筋生検で診断されず，切除心筋や剖検心ではじめて持続する心筋炎が証明されることがある
4) 心筋シンチグラム：
ガリウムシンチグラム，ピロリン酸シンチグラムでの陽性所見は，心筋炎の活動性の指標として有用である

注　1）炎症の持続遷延とは急性心筋炎発症から数か月後にも心筋炎の持続を認める場合をいう．
　　2）細胞浸潤とは1視野（400倍）で単核細胞が5個以上，集簇とは1視野（400倍）20個以上を認める場合をいう．なお，浸潤細胞の同定には免疫組織化学的方法を行うことが望ましい．
文献1より引用．

症状

❶ 急性心筋炎

- 感冒様症状（悪寒，発熱，頭痛，筋肉痛，全身倦怠感）や食思不振，悪心，嘔吐，下痢などの消化器症状が先行する．
- 心症状が，初期症状から数時間から数日の経過で出現し，病変の部位や炎症の程度，心筋炎の広がりによって規定される．
- 心症状は，①心不全徴候（呼吸困難，浮腫など），②心膜刺激による胸痛，③心ブロックや不整脈に随伴する症状（失神，めまい，動悸など）など多彩である．
- 致死不整脈や急激な心ポンプ失調で，ショックで搬送されることもある．

❷ 慢性心筋炎

- 心筋炎は不顕性が多く，症状は合併する心不全や不整脈によるものである．

身体所見

- 発熱※，脈の異常（頻脈，徐脈，不整），低血圧．
- 奔馬調律（Ⅲ音の出現），湿性ラ音などの肺うっ血徴候，頸静脈怒張や下腿浮腫などの心不全徴候．
- 心膜炎合併例では心タンポナーデが出現しうる．

※発熱は急性心筋炎例．

胸部レントゲン

- 心不全合併例で，心拡大や肺うっ血像を認める（図2）．

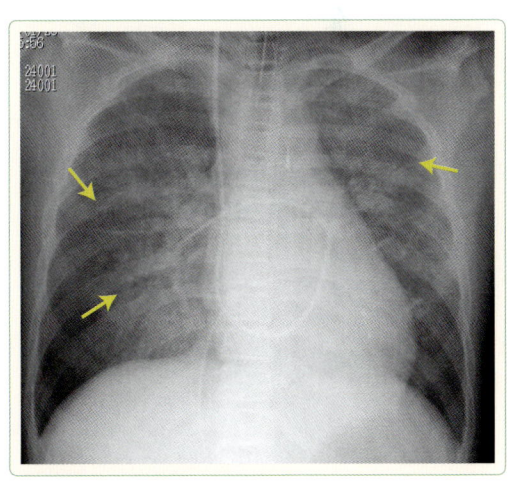

図2 劇症型心筋炎の胸部レントゲン
著明な肺水腫を認める．

> **Pitfall** 急速進行例や右室優位の心筋炎例では，心原性ショックに陥っても，心拡大や肺うっ血像が明瞭でない症例もある．

心電図

❶ 急性心筋炎

- 心電図変化は非特異的で多彩であるが，ST-T異常が最も多い（図3）．
- ST上昇は心膜炎の合併（心膜心筋炎）を示唆し，鏡像を伴わない全誘導（aVRを除く）でのST上昇を認める．
- 限局性のST上昇を呈し，急性心筋梗塞と酷似する例もある．
- 心伝導障害（房室ブロックや脚ブロック，心室内伝導障害など）が高頻度に出現する．
- 徐々に拡大するQRS波幅は悪化の兆しである．
- 心室頻拍，心室細動の致死的不整脈，心静止が起こりうる．

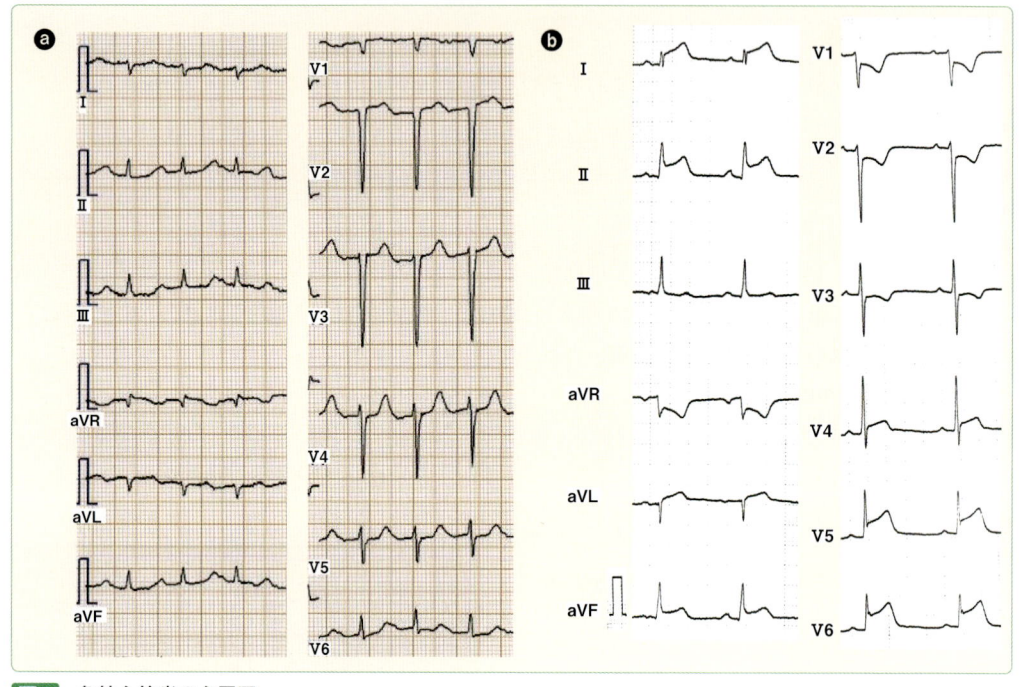

図3 急性心筋炎の心電図
aの症例では，低電位差とpoor R progressionを認めるが，ST-T変化は強くない．一方，bの症例では著明なST-T変化を認め，急性心筋梗塞様の心電図所見を呈している．

> **Point**
> - 冠動脈病変では説明し難い心電図異常や原因不明の不整脈をみたときには，積極的に心膜心筋炎を疑う．
> - 初回の心電図変化は軽微でも経過とともに異常所見が明瞭になり，心電図検査を繰り返す必要がある．
> - 短時間で急激な変化をきたす可能性があり，急性期では連続的な心電図モニターが必須となる．

❷ 慢性心筋炎

- 拡張型心筋症に類似する（➡2 拡張型心筋症，P25）．

その他の検査所見

① 血液検査

- CRP の上昇や AST，LDH，CK-MB，心筋トロポニンなどの心筋構成蛋白の増加が一過性に確認される．慢性心筋炎では必ずしも上昇していない．

② 心臓 MRI（CMR）

- 炎症部位の浮腫を反映して T2 強調画像で高信号となり，細胞膜障害や心筋壊死によりガドリニウム（Gd）遅延造影像が認められる（図4）．

図4
劇症型心筋炎の CMR T2 と，心内膜心筋生検

a：急性心筋炎の CMR．T2 強調画像で左室広範囲に高信号を認める．
b：劇症型心筋炎の心内膜心筋生検所見（HE 染色）．左室心筋に単核細胞浸潤，心筋細胞融解像が認められる．

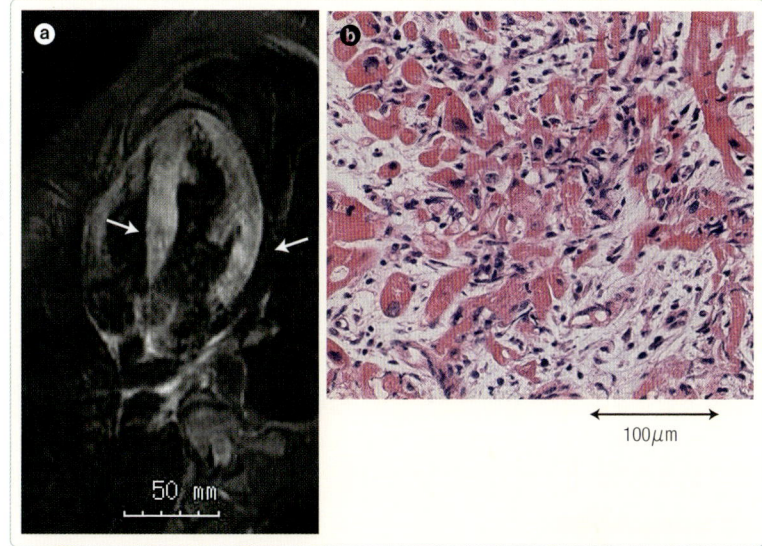

③ 核医学検査

- ^{67}Ga シンチグラフィや ^{99m}Tc ピロリン酸心筋シンチグラフィでは，炎症部位に一致した集積像を認めるが，感度には限界がある．

④ 心臓カテーテル検査（心内膜心筋生検）

- 心筋炎の確定診断となる．冠動脈病変を除外し，心内膜心筋生検（できれば3カ所以上）にて心筋変性や心筋壊死像，近接する炎症細胞の浸潤像，間質の浮腫を検出する．

> **Pitfall** サンプリング・エラーがあり，所見が陰性でも心筋炎の存在は除外できない．

治療法

❶ 急性心筋炎

- 病態は多彩だが，基本経過は炎症期が1～2週間持続した後に回復期に入る．心筋炎では，心筋壊死とともに炎症による機能障害が起こり，心ポンプ失調が起こる．治療介入のポイントは，①原因，②血行動態，③機能抑制の3つに集約される（図5）．

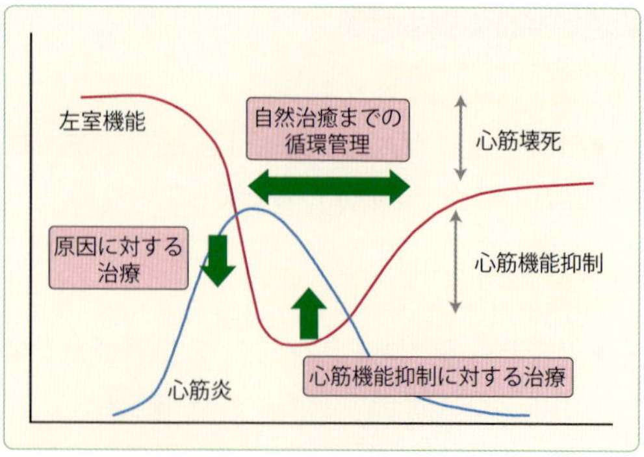

図5 心筋炎における心機能障害の経過と介入ポイント
文献1より引用．

a 無症状・軽微徴候例における対処
- 入院下での安静臥床と劇症化に備えた注意深い経過観察のみで管理する．

b 不整脈治療
- 高度心ブロックによる徐脈には一時的体外式ペーシングを行う．一方，期外収縮の頻発や非持続性心室頻拍に対しては安易な薬物療法を行わない．

c 心不全管理
- 炎症期を過ぎれば回復に向かうため，カテコラミンや補助循環などあらゆる手段を駆使して急性期を乗り越える．

d 難治例への追加治療法
- 炎症が遷延し血行動態の改善が得られない場合には，ステロイド短期大量療法や大量免疫グロブリン療法を試みてもよい．著効例が存在する．巨細胞性心筋炎や好酸球性心筋炎では有効性が示されている．

e 急性期以降の管理
- 心室リモデリングに伴う慢性心不全に対しては，ACE阻害薬やアンジオテンシン受容体拮抗薬を投与する．

❷ 慢性心筋炎

- 原因の特定が困難なため，通常の心不全治療および不整脈治療を行う．

> **Point** 原因疾患に介入できるサルコイドーシスや膠原病などを，徹底的に鑑別することが重要である．

心エコー所見

急性心筋炎の診断

図6 図7 図8

- 炎症部位の壁運動低下と浮腫による壁肥厚を認める．
- びまん性，局所性，拡張型，肥大型，拘束型，虚血性心筋症様などのさまざまな所見をとる．
- 典型例では全周性求心性壁肥厚とびまん性壁運動低下，心腔の狭小化を認める．
- 炎症の心膜波及による心膜液貯留と，時に心タンポナーデの所見を呈する．

Pitfall 初期には壁運動低下がみられない例もあり，経時的な心エコー図検査が必須である．

図6 急性心筋炎の心エコー図
a：胸骨左縁左室短軸断面．著明な壁肥厚（矢印）と心膜液貯留（＊）を認める．
b：Mモード．左室の著明な壁運動低下（矢印）と心膜液貯留（＊）を認める．
LV：左室

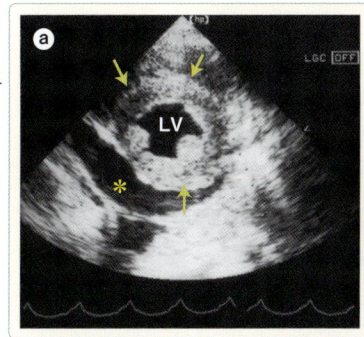

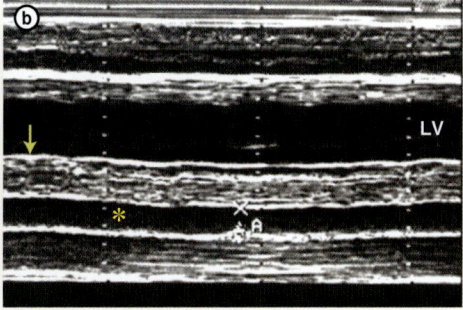

図7 ▶動画
インフルエンザ心筋炎の心エコー図
胸骨左縁左室長軸断面．壁肥厚は認めず，左室腔の拡大と壁運動低下，少量の心膜液貯留（矢印）を認める．
a：拡張末期．
b：収縮末期．
Ao：大動脈，LA：左房，LV：左室

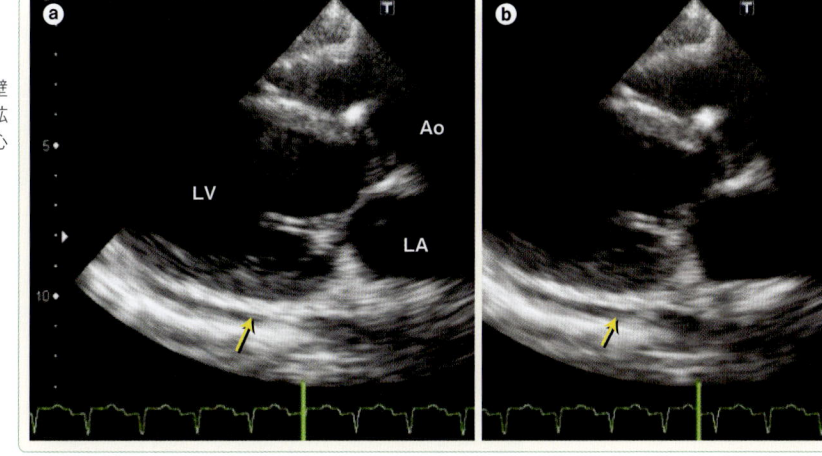

慢性心筋炎の診断

図9

- 拡張型心筋症様の心エコー図所見を呈することが多い．心エコー図による形態機能的評価だけでは，診断はできない．拡張型心筋症様であれば，つねに慢性心筋炎の可能性を考慮する．

図8 ▶動画

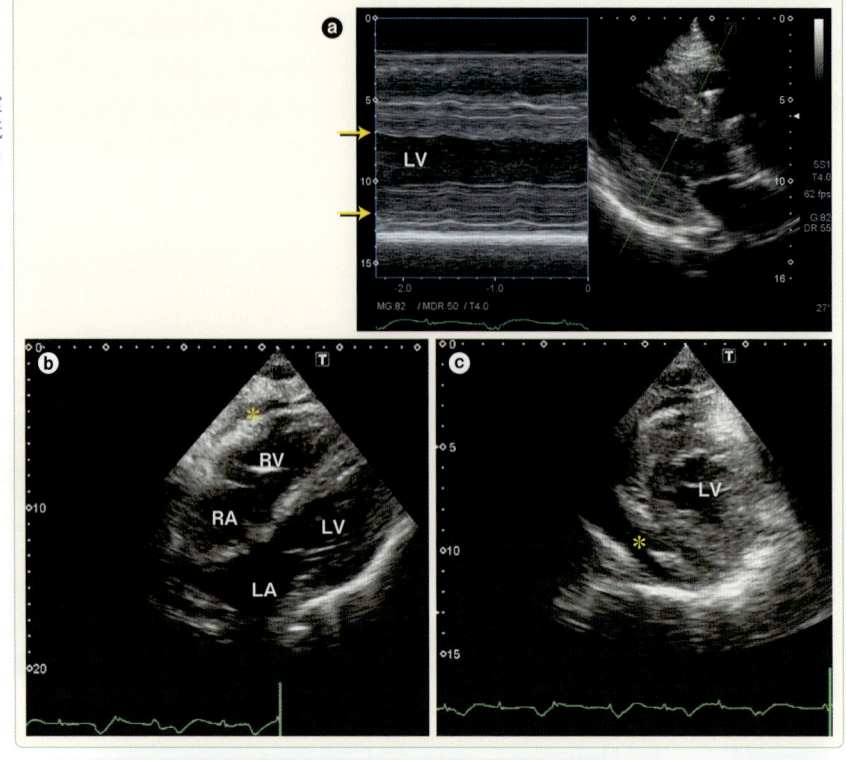

劇症型心筋炎の心エコー図

PCPS挿入下にて，両心室の著明な壁肥厚と壁運動低下（矢印），心膜液貯留（＊）を認めている．
a：Mモード．
b：心窩部四腔断面．
c：胸骨左縁左室短軸断面．
LA：左房，LV：左室，
RA：右房，RV：右室

図9

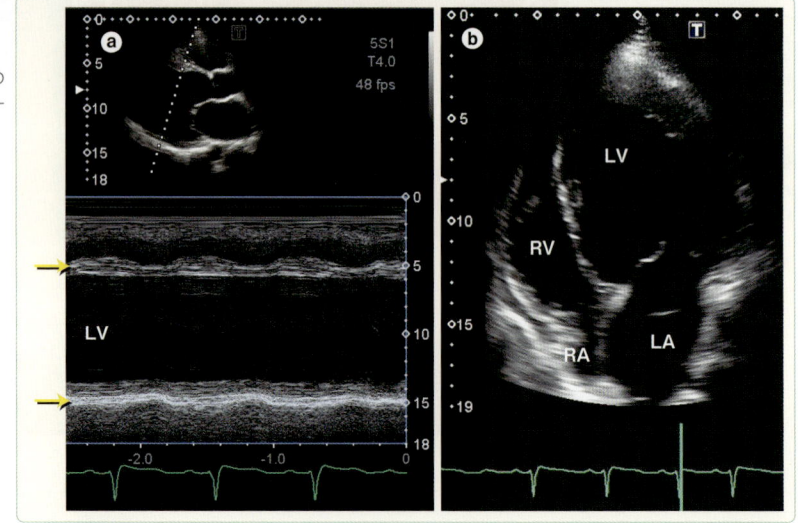

慢性心筋炎の心エコー図

著明な心拡大と壁運動異常を認め（矢印），拡張型心筋症様のエコー所見を呈する
a：Mモード．
b：心尖部四腔断面．
LA：左房，LV：左室，
RA：右房，RV：右室

血行動態および合併病態の評価

- 血行動態や併発する心不全の病態評価に，三尖弁逆流速度波形，肺動脈弁逆流速度波形，拡張早期波（E波）と心房収縮期波（A波）の比E/A，下大静脈径などの測定は有用である．
- 房室弁逆流などの合併症の評価も併せて行う．
- 介入ポイントとしてのdyssynchronyの有無の評価を行う（多くは慢性心筋炎例）．

検査の進め方

	Bモード法 ➡基礎と撮り方 P14, 27, 86	Mモード法 ➡基礎と撮り方 P32, 78	ドプラ法 ➡基礎と撮り方 P36, 96 カラー	パルス	連続波
胸骨左縁 左室長軸 断面	□ 左室壁厚 □ 左室壁運動異常 □ dyssynchrony □ 心膜液 □ 右室虚脱の有無 □ <u>左室流出路径(拡大像)</u>	□ dyssynchrony □ <u>左室径</u> □ <u>左房径</u> □ <u>大動脈径</u>	□ 僧帽弁逆流		
胸骨左縁 左室短軸 断面	□ 左室壁厚 □ 左室壁運動異常 □ dyssynchrony □ 右室虚脱の有無		□ 三尖弁逆流 □ 肺動脈弁逆流 □ 三尖弁逆流 □ 僧帽弁逆流		□ <u>三尖弁逆流速度</u> □ <u>肺動脈弁逆流速度</u> □ <u>三尖弁逆流速度</u>
心尖部 四腔断面	□ 左室壁厚 □ 左室壁運動異常 □ dyssynchrony □ 右室虚脱の有無 □ modified Simpson 法 □ tenting height		□ 僧帽弁逆流 □ 三尖弁逆流 □ 僧帽弁逆流	□ <u>左室流入速度波形</u> □ <u>僧帽弁輪速度波形</u>	□ <u>三尖弁逆流速度</u>
心尖部 二腔断面	□ 左室壁厚 □ 左室壁運動異常 □ dyssynchrony □ modified Simpson 法		□ 僧帽弁逆流	□ <u>左室流出路血流速度</u> <u>波形(TVI)</u>	
心尖部 長軸断面	□ 左室壁厚 □ 左室壁運動異常 □ dyssynchrony				
心窩部 下大静脈	□ 心膜液 □ <u>下大静脈径</u>・呼吸性変動				

下線：計測項目

僧帽弁逆流 ➡心臓弁膜症 P60
三尖弁逆流 ➡心臓弁膜症 P72
肺動脈弁逆流 ➡心臓弁膜症 P84

文献
1) 日本循環器学会：循環器病の診断と治療に関するガイドライン(2008年度合同研究班報告). 急性および慢性心筋炎の診断・治療に関するガイドライン(2009年改訂版).
http://www.j-circ.or.jp/guideline/pdf/JCS2009_izumi_h.pdf

15 心膜炎
pericarditis

病態

- 心膜は心筋表面の脂肪組織を覆う漿膜性の心外膜と，さらにその外側を覆う二層性（漿膜性／線維性）の心膜で構成され，袋状になっている（図1）．これを心嚢，心膜腔と呼ぶ．心嚢内には正常でも 20〜50 ml の液が貯留し，潤滑液の役割を果たしている[1]．
- 心膜の炎症が心膜炎であり，急性心膜炎と 3 カ月を超えて持続する慢性心膜炎とに分けられる．慢性心膜炎には，重篤な心室拡張障害をきたす収縮性心膜炎（→17，P147）や炎症が軽度で症状も軽微なまま経過する症例がある．
- 原因は感染性が多く，次いで自己免疫性や腫瘍性が多い（表1）[2,3]．
- 急性心膜炎では，炎症と液貯留により心膜の過伸展が起こり，胸痛が出現する．胸痛は姿勢や呼吸により変化するのが特徴的である（前屈坐位で軽減）．
- 炎症により心膜液が貯留し，心嚢内圧の過度な上昇が起こると心タンポナーデ（→16，P133）に移行することがある．

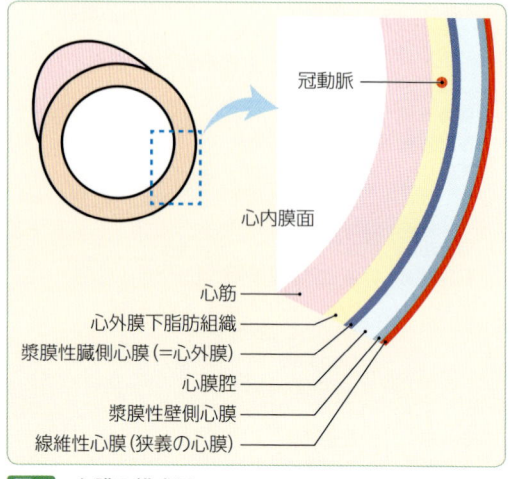

図1 心膜の模式図
心膜液が一定量以上に貯留すると心外膜と心膜の同定は可能である．漿膜性壁側心膜と線維性心膜をエコーで同定することはできない．

表1 心膜炎の主な原因と頻度

原因		頻度（ESC*1988-2001 での検討）
感染性	ウイルス性	30〜50 %
	細菌性	5〜10 %
	真菌性	
特発性		3.5 %
自己免疫性	全身性エリテマトーデス	20〜30 %
	関節リウマチ	
	皮膚筋炎	
周囲臓器による	急性心筋梗塞	
	心筋炎	
	解離性大動脈瘤	
	肺炎	
代謝性	腎不全	
	甲状腺ホルモン異常	
外傷性	胸部外傷	
	放射線治療	
腫瘍性	原発性転移による二次性	35 %
医原性	心臓外科手術後	

文献 2，3 より引用改変．
特発性の中には，ウイルス性のものも含まれていると考えられている．日本のデータで 1978 年のものは結核性が 22 %，次いで心筋梗塞 18 %，腫瘍性 12 % であった．近年は欧米のデータに近いものと推定される． *ESC: European society of cardiology.

身体所見

急性心膜炎

- 発熱
- 心膜摩擦音（図2）
- 血液検査
  - C 反応性蛋白（CRP），白血球数の上昇
  - 心筋炎を合併すると CKMB，トロポニン T が上昇（慢性心膜炎の場合もこれに準ずる）

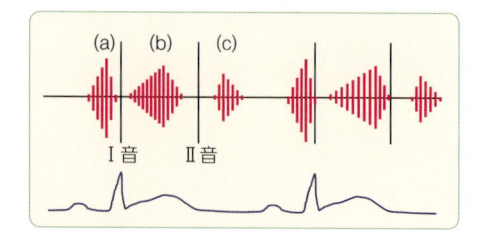

図2 心膜摩擦音（friction rub）
心房収縮（a），心室収縮（b），心室急速充満（c）に一致した高調な雑音が聴取され，locomotive murmur（機関車雑音）と表現される．体位や時間経過により消失することがある．

心電図

- 急性心膜炎の場合，aVR，V1以外の広範囲でST上昇し，時間経過とともにT波陰転化を経て正常化する．ただし，臨床では心電図変化がみられない症例も多々ある．
- 心膜液が大量に貯留すると，**QRS波の低電位**や**電気的交互脈**が認められる（図3）．

図3　腫瘍性心膜炎例の12誘導心電図
24年前に肺癌，6年前に胃癌の手術をしている．食道癌に対し化学療法中．肢誘導でQRS波が低電位を示し，心膜液の大量貯留を疑う．

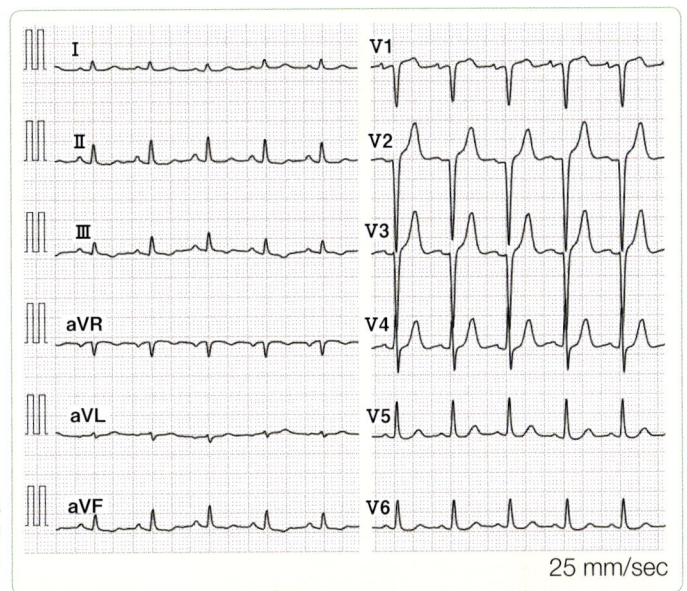

胸部レントゲン

- 特異的所見はない．
- 特に異常を示さない症例もある．
- 心膜液が大量に貯留すると心陰影の拡大（図4）を認め，'water bottle'様の心陰影を呈するものもある．

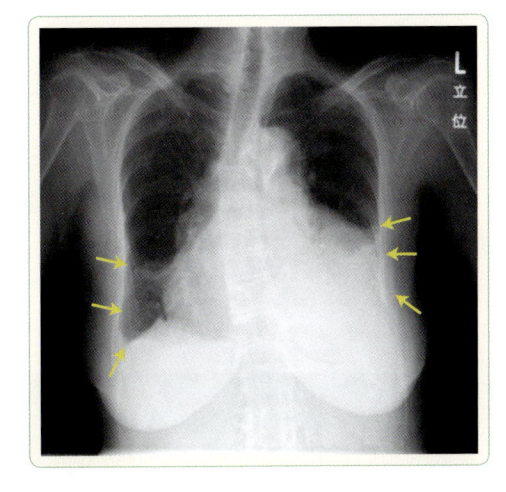

図4　腫瘍性心膜炎例の胸部レントゲン
両側胸水（矢印）と心陰影の著明な拡大を認める．精査により，原発性肺癌と診断された．

治療法

- 多くはアスピリンやイブプロフェンなど非ステロイド系抗炎症薬を投与する．
- 心膜炎の原因が特定できた場合は，原因に応じて治療する（表2）[5]．
- 大量の心膜液貯留により心タンポナーデとなっている場合は，心膜穿刺やドレナージを行う（→ topics，P142）．

表2　心膜炎の治療法

原因		治療法
細菌性		抗生剤投与
特発性		非ステロイド系抗炎症薬投与
自己免疫性	関節リウマチ	非ステロイド系抗炎症薬投与
	全身性エリテマトーデス	副腎皮質ステロイド投与
腫瘍性	大量の場合	心膜穿刺，ドレナージ
代謝性	腎不全	血液透析の導入
	甲状腺機能低下	甲状腺ホルモン補充

文献5より引用改変．

心エコー所見

- 心エコーで「心膜炎」と診断し得る特異的所見はない．
- 急性心膜炎の中には心膜液貯留のない症例もあり，身体所見や血液検査所見，抗炎症薬が有効か否かで判断せざるを得ない症例もある．
- 心膜液が認められたなら，貯留範囲と量（表3），エコー性状，心圧排の有無，心膜穿刺が可能か否かの評価が重要である（図5 図6 図7 図8）．

表3 心膜液貯留量の推定

重症度	エコーフリースペース	貯留量推定
small	≦ 10 mm（収縮期，拡張期とも）	<100 ml
moderate	10〜20 mm swing motion	100〜500 ml
large	≧ 20 mm swing motion（かつ心圧排所見があれば，'very large'）	>500 ml

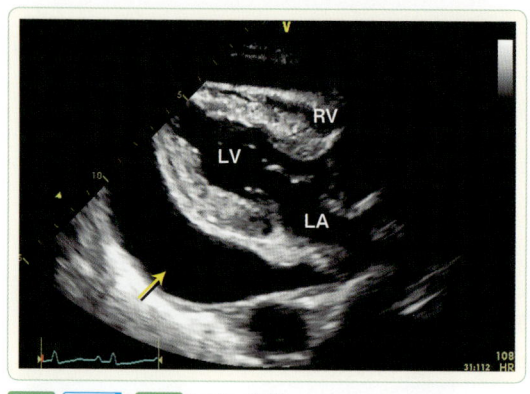

文献3, 6より引用改変．

図5 ▶動画　図3と同一症例
胸骨左縁左室長軸断面．左室後方に 40 mm 以上，右室前面に 20 mm 以上のエコーフリースペース（矢印）を認める．
LA：左房，LV：左室，RV：右室

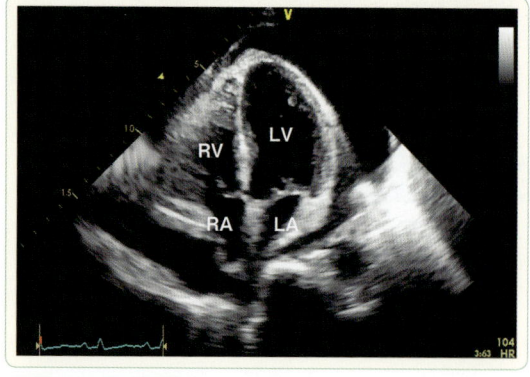

図6 ▶動画　図3と同一症例
心尖部四腔断面．全周性に心膜液が貯留している．右房と右室が小さく，心膜液に圧排されている．
LA：左房，LV：左室，RA：右房，RV：右室

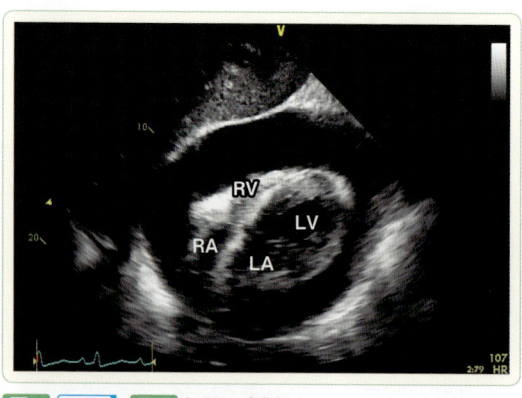

図7 ▶動画　図3と同一症例
心窩部四腔断面．大量に心膜液が貯留している場合，心膜穿刺が可能かを考慮しながら多断面で観察する．
全心周期にわたり，10〜20 mm 貯留しているか，癒着部位はないかをチェックする．
LA：左房，LV：左室，RA：右房，RV：右室

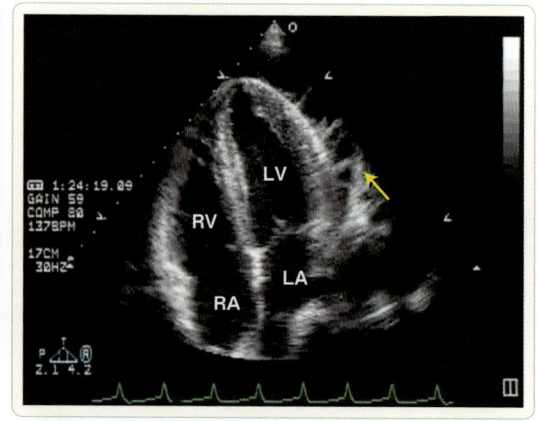

図8 ▶動画　細菌性心膜炎（緑膿菌感染）
心尖部四腔断面．左室側壁側にフィブリン様エコーが認められる（矢印）．
凝血塊が器質化すると重篤な拡張障害を招くため，注意する．
本症例は後の剖検にて，細菌性出血性心外膜炎と診断されている．
LA：左房，LV：左室，RA：右房，RV：右室

> **Point** 虚脱（collapse sign）の診断
> - 虚脱の診断には，Mモード法を用いる．
> - 心膜腔の圧が心内圧を凌駕する所見で，低圧の部位から生じる．心房ならば心室収縮期，心室なら心室拡張期に心腔側に凸になる．**心房自体が収縮している（P波の後の）動きを虚脱と誤らないよう注意する**（図9）．

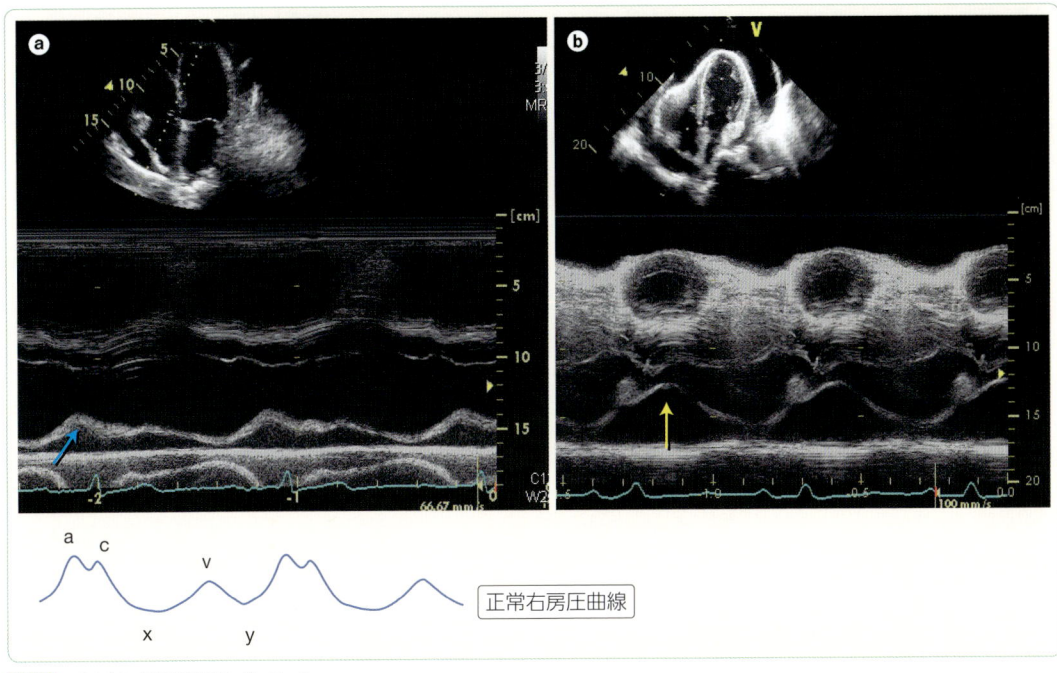

図9　右房の虚脱診断のポイント
a：心房収縮による正常の動き（青矢印）．下段の心房圧の正常パターン（青線）を覚えておくと理解しやすい．
b：右房の虚脱（黄矢印）．右房圧が最も低くなる心室収縮期に生じやすい．

> **Pitfall**
> - 高齢者，肥満例では心膜液と心外膜下脂肪との鑑別も必要である（図10）．
> - 心外膜下脂肪の場合，低エコーに高輝度エコーが粒状・まだら状に混在する．右室周囲に認めることが多く心室と同じ動きを示す．手術歴や慢性の心膜炎がなく，右室前方に限局したものならば脂肪とみなす[2]．判断に迷う場合はCTで評価する．

図10　▶動画　心外膜下脂肪
右室流出路長軸断面．右室流出路前方に高輝度の粒状エコーを伴う心外膜下脂肪を認める（黄矢印）．
AoV：大動脈弁，RA：右房，RVOT：右室流出路

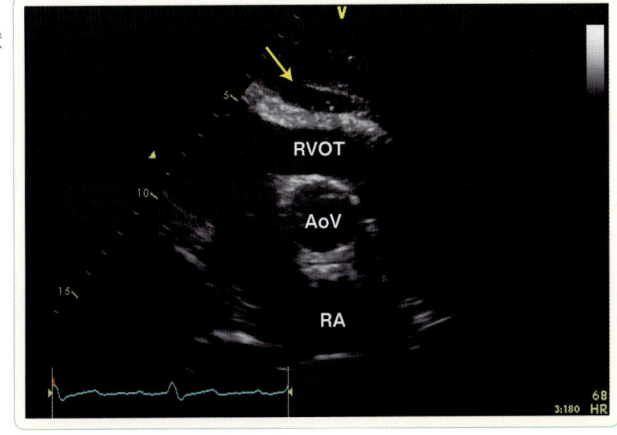

15　心膜炎

検査の進め方

	Bモード法 →基礎と撮り方 P14, 27, 86	Mモード法 →基礎と撮り方 P32, 78	ドプラ法 →基礎と撮り方 P36, 96 カラー	パルス	連続波
胸骨左縁左室長軸断面	□心膜液 □左室壁運動異常 □<u>左房径</u> □<u>左室径</u>				
胸骨左縁左室短軸断面	□右室流出路 □左室壁運動異常 □心膜液	□心膜液貯留部位の虚脱(状況に応じて)		□右室流入血流	
右室流入路長軸断面			□三尖弁逆流		□<u>三尖弁逆流速度</u>
心尖部四腔断面		□心膜液貯留部位の虚脱(状況に応じて)	□三尖弁逆流		□<u>三尖弁逆流速度</u>
心尖部二腔断面	□左室壁運動異常				
心尖部長軸断面	□左室壁運動異常			□左室流入血流速度波形 □左室流出路血流速度波形	
心窩部四腔断面	□心膜液	□心膜液貯留部位の虚脱(状況に応じて)			
心窩部下大静脈	□<u>下大静脈径</u>・呼吸性変動				

下線：計測項目

三尖弁逆流 →心臓弁膜症 P72

文献
1) Spodick DH, et al: The Pericardium. A Comprehensive Textbook. Marcel Dekker Inc, pp15-26, 1999
2) Imazio M, et al: Management of pericardial effusion. European Heart J 34: 1186-1197, 2013
3) Maisch B, et al: Guidelines on the diagnosis and management of pericardial disease executive summary: the task force on the diagnosis and management of pericardial disease of the European society cardiology. Eur Heart J 25: 587-610, 2004
4) Ueda K, et al: A clinicopathological study on pericardial heart disease in aged. Jpn Circ J 42: 167, 1978
5) 牛越博昭, 他：急性心膜炎. 山崎　力(編)：循環器病学. 西村書店, pp1030-1039, 2010
6) Schairer JR, et al: A systematic approach to evaluation of pericardial effusion and cardiac tamponade. Cardiology in Review 19: 233-238, 2011

16 心タンポナーデ
cardiac tamponade

病態生理

❶ 原因疾患

- 心膜内に液体などが貯留するさまざまな疾患で生じうる（表1）.
- 心膜腔内への貯留は，滲出液，血液などの液体が一般的だが，凝血塊など固体の場合もある.

❷ 病態生理　図1

- 心膜腔内への異物貯留により**心膜腔内圧が上昇**する.
- 心膜腔内圧が心腔内圧を超えると心房，**心室の拡張が障害**される．この状態を心タンポナーデという．通常，心膜腔内圧は左右の心室拡張期圧より数mmHg低く保たれ，呼吸により変動している.
- **右房への静脈還流が阻害**され，体静脈圧が上昇する.
- 肺静脈還流が減少し，**心拍出量が低下**するが，頻脈，体血管抵抗の上昇などで心係数や血圧を保とうとする代償機序が働く.
- 代償機序が破綻すると，血圧も低下し，ショックに至る.

❸ 発生規定因子

- 上述のように，**心膜腔内圧と心腔内圧とのバランス**で本症は発生する.
- ①心膜液の貯留量，②心膜液の貯留速度，③心膜の伸展性の3つは，関連因子ではあるが，圧較差を生じるための絶対因子ではない．例えば，心膜液が多量でも，徐々に貯留した場合は心膜が伸展するため心膜腔内圧は上昇しにくく，心タンポナーデを呈さない．逆に，急激に貯留した場合は少量でも心膜腔内圧は容易に上昇するため，心タンポナーデとなる.

❹ 特殊な病態の心タンポナーデ

a 低圧タンポナーデ（low pressure tamponade）
- **高度の脱水，出血**など循環血流量が低下している状態では，心腔内圧が低いため，心膜腔内圧の上昇が軽度でも心タンポナーデが起こりうる．奇脈や頸静脈の怒張は認めない.

b コアグラタンポナーデ
- **開心術後早期**に発生．胸骨背側に**血腫**や**凝血塊（コアグラ）**が貯留し，右房，右室を圧排するため，拡張が障害され低心拍出状態になる.

表1 心タンポナーデの原因

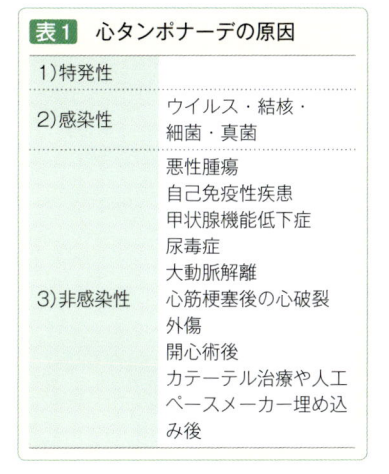

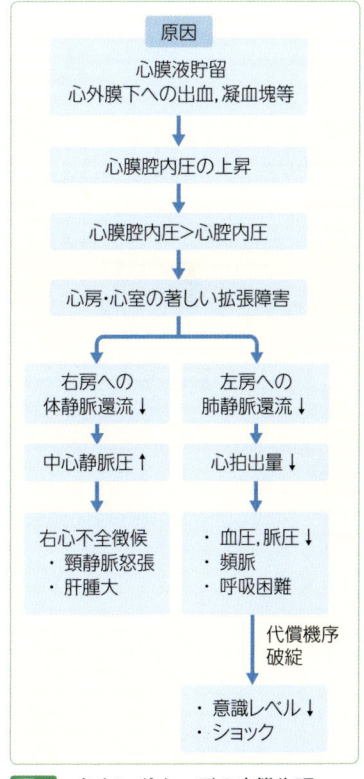

1）特発性	
2）感染性	ウイルス・結核・細菌・真菌
3）非感染性	悪性腫瘍 自己免疫性疾患 甲状腺機能低下症 尿毒症 大動脈解離 心筋梗塞後の心破裂 外傷 開心術後 カテーテル治療や人工ペースメーカー埋め込み後

図1 心タンポナーデの病態生理

身体所見

- **奇脈**（吸気時に収縮期血圧が 10 mmHg 以上低下する）
- 血圧，脈圧の低下
- 頸静脈怒張
- 心音の微弱化（多量の心膜液の影響で聞こえにくくなる）
- 頻脈
- 頻呼吸

　　血圧低下，頸静脈怒張，心音微弱化を **Beck の三徴**という．

心電図　図2

- **低電位**
- 頻脈
- **電気的交互脈**は特異的な所見であるが，頻度は少ない．

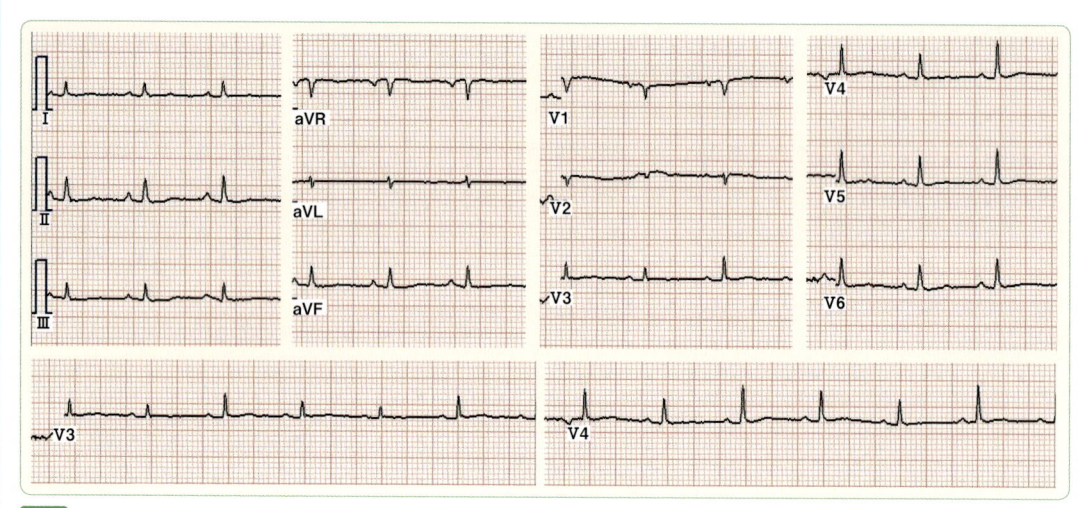

図2 心電図
低電位である．呼吸による心臓の心膜液内の移動を反映し，数拍ごとに QRS 電位が変化している(V3，V4)．

胸部レントゲン 図3

- 氷嚢のような形の心拡大
- 肺血流量が低下するため，肺野は明るい．

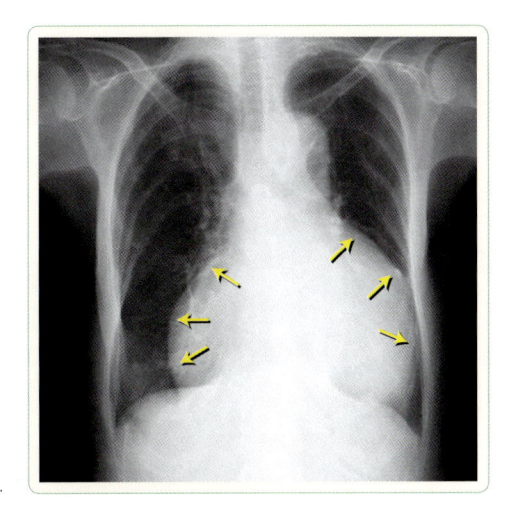

図3 胸部レントゲン
多量の心膜液貯留のため，氷嚢様の心拡大を認める．

治療法 表2

❶ 補液

- 心膜液排除による心臓の圧排解除をすぐに実施できない場合には，輸液により循環血液量を維持して血行動態がさらに悪化するのを防ぐ．
- 心不全と誤診されて利尿薬を投与されると急激に悪化する．

❷ エコーガイド下心膜穿刺

➡ topics 心膜液性穿刺排液法，P142

❸ 外科的手術

- 心膜穿刺不成功例や出血性タンポナーデで再度貯留がみられる例では，剣状突起下または開胸による心膜切開術を行う．
- 大動脈解離，心筋梗塞後心破裂，外傷，心臓手術直後の心タンポナーデは緊急手術の適応である．原因疾患の外科的処置も当然行う[2]．

表2 心タンポナーデの治療

クラスⅠ	補液 エコーガイド下心膜穿刺 外科的手術
クラスⅡa	血圧維持のための昇圧剤投与
クラスⅡb	非エコーガイド下心膜穿刺
クラスⅢ	利尿薬投与

文献1より引用．

心エコー所見

心膜液の貯留
- 心周囲の**エコーフリースペース**.
- **振り子様運動**（pendulum motion または swing motion）.
  - 大量に心膜液が貯留すると，心臓は心膜液の中で浮遊し，心基部が固定されているため，長軸断面では心尖部は拡張期に前胸壁に近く，収縮期には背方へという振り子運動を呈する．短軸断面では回旋運動をしている（図4）．ただし，この運動は心膜液が多量にある所見で，心タンポナーデの所見ではない．

図4 ▶動画
多量の心膜液と振り子様運動
a：拡張末期．
b：収縮末期．
上段：胸骨左縁左室長軸断面．
下段：心尖部短軸断面．
Ao：大動脈，LA：左房，
LV：左室，RV：右室．
＊：心膜液

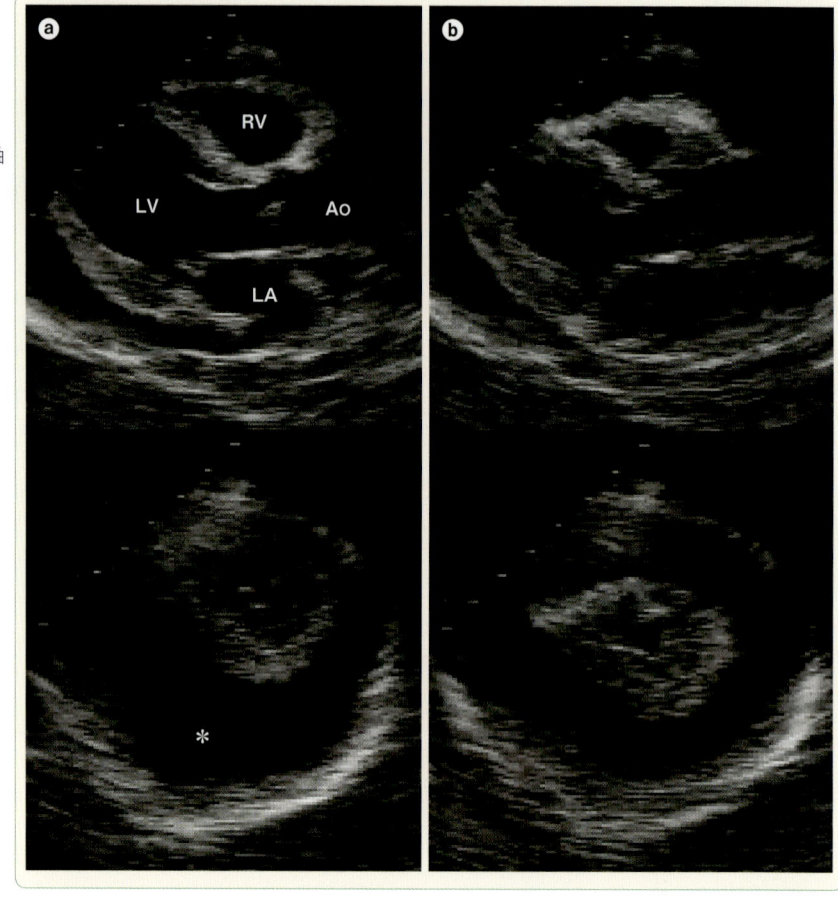

虚脱（collapse）所見の検出

> **Point** 虚脱の時相は，必ずMモード記録で確認をする．正常の心房収縮や心室収縮による内方運動と間違わないよう注意する．

▶ ① **右房の虚脱**
- 心房の拡張期にあたる**心室収縮早期の右房壁の内方運動**（図5 矢印）．
- 低圧腔から影響を受けるため，**右房の虚脱は右室の虚脱よりかなり早期に出現**する．右房のみに虚脱を認める場合はまだ血行動態的に深刻なタンポナーデの状態には至っていないことが多い．

136　16 心タンポナーデ

図5 ▶動画 **右房の虚脱**
心尖部四腔断面.
Ao：大動脈, LA：左房, LV：左室, RV：右室,
＊：心膜液

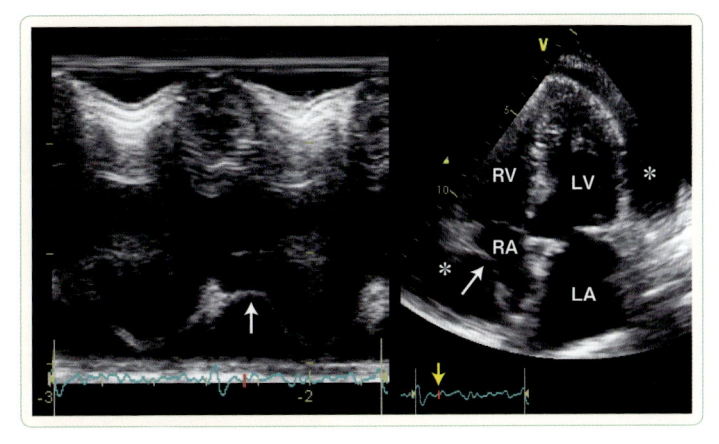

▶ ② **右室の虚脱**
- **右室自由壁の拡張早期の内方運動**. 右室壁は収縮末期よりもさらに内側へ落ち込んでいる（**図6**矢印）.
- 右室流出路は柔らかく, 虚脱を生じやすい（**図7**矢印）.

Pitfall　肺高血圧症や右室心筋梗塞合併例, 大量の輸液がなされている状態では, 心膜腔内圧が高くても, 右室虚脱は認められない.

図6 ▶動画 **右室の虚脱**
胸骨左縁左室長軸断面.
Ao：大動脈, LA：左房, LV：左室, ＊：心膜液

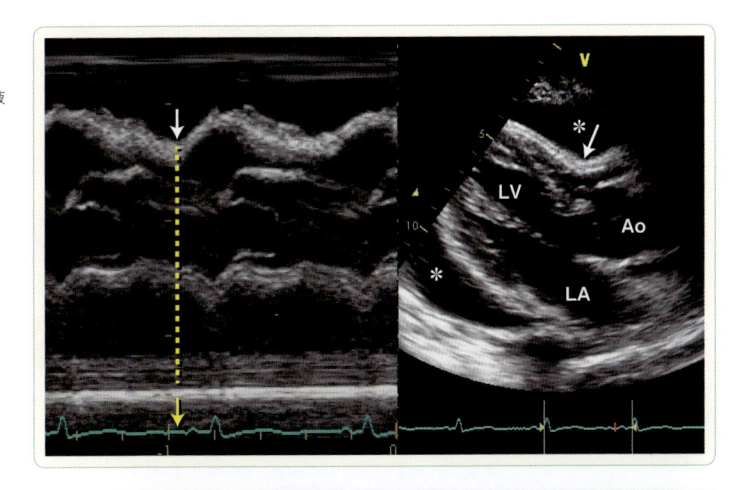

図7 ▶動画 **右室流出路の虚脱**
右室流出路断面.
Ao：大動脈, RV：右室, PA：肺動脈, ＊：心膜液

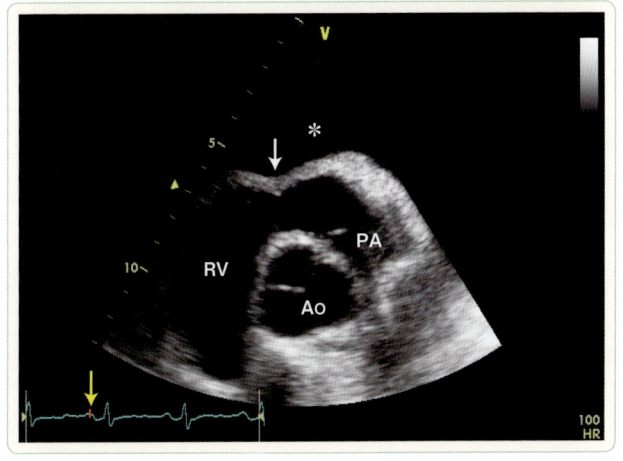

16 心タンポナーデ

- ③ 左房の虚脱
  - 心房の拡張期にあたる**心室収縮早期の左房壁の内方運動**（図8 矢印）．
  - 心尖部四腔断面では，左房に加え右房の虚脱も確認できる（図9 矢印）．

図8 左房の虚脱

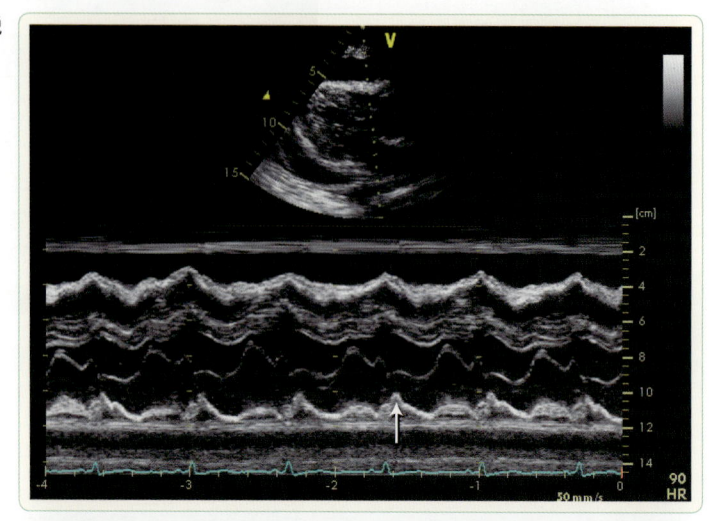

図9 ▶動画 両心房の虚脱
心尖部四腔断面．
a：収縮早期，b：収縮末期．
LA：左房，LV：左室，RA：右房，＊：心膜液

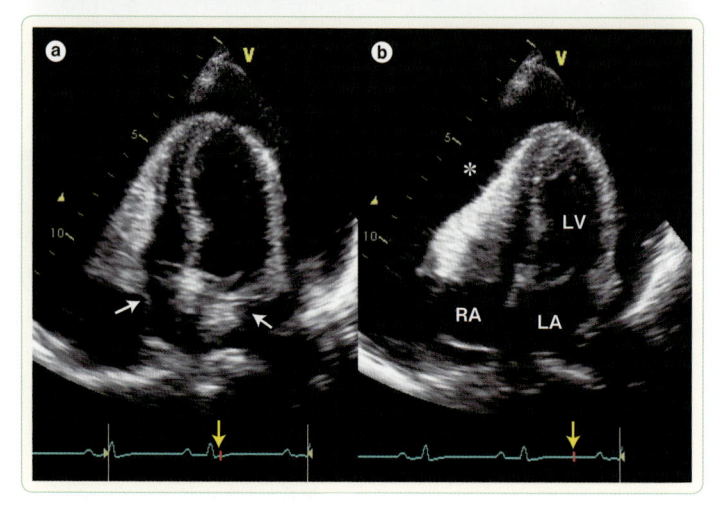

血行動態の呼吸性変動

- ① 左右心室流入血流の呼吸性変動（図10）
  - **吸気時の体静脈還流増大が顕著**に現れ，右室流入血流は増加し，吸気時の左室への流入が低下する．呼気時には逆の挙動を示す．

- ② 心室中隔の呼吸性変動（図11）
  - 心室への流入血流の変動を反映して，吸気時に心室中隔が左室側へ押され，右室径は増大，左室径は減少している．

- ③ 呼吸性変動の病態生理（図12）
  - 正常では，吸気による胸腔内圧の低下に伴い，肺動脈楔入圧（pulmonary capillary wedge pressure, PCWP）と左室拡張期圧（left ventricular diastolic pres-

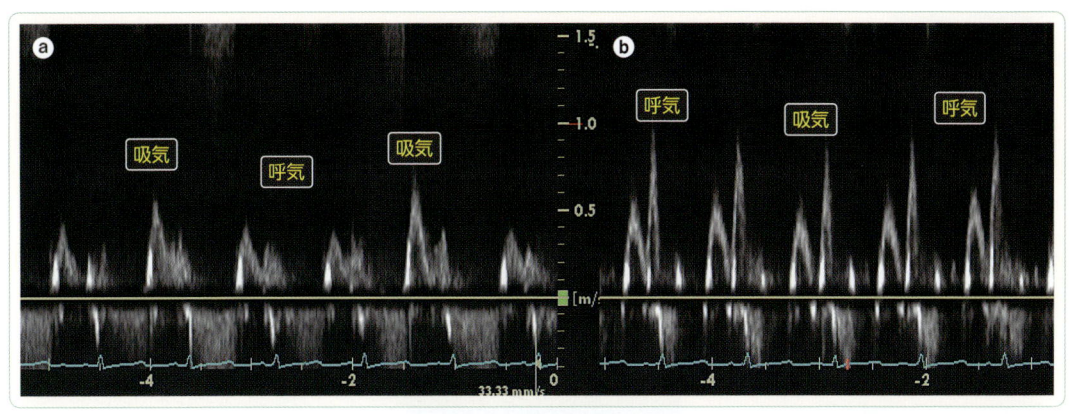

図10 心室流入血流の呼吸性変動
a:右室流入血流，b:左室流入血流.

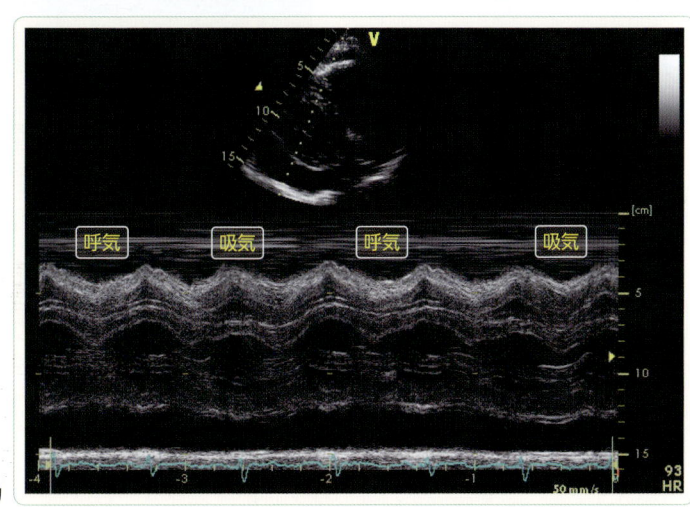

図11 心室中隔の呼吸性変動

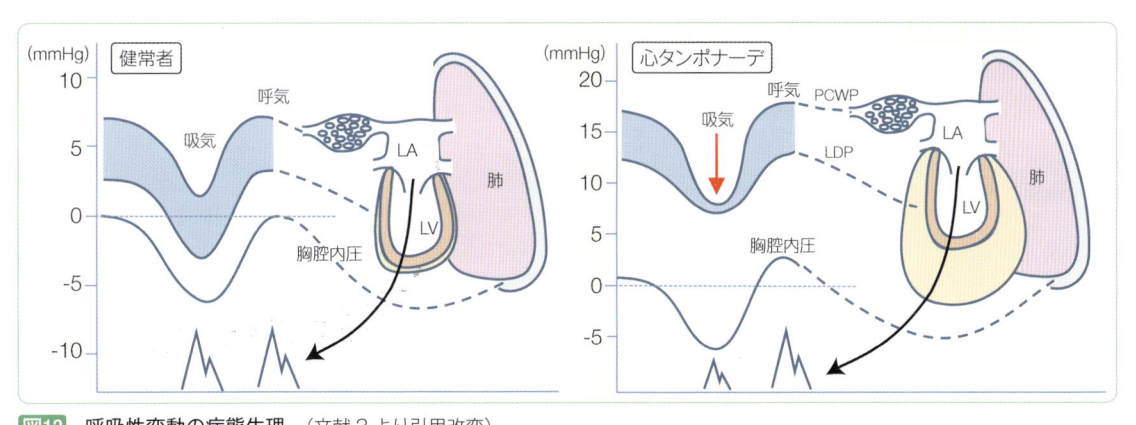

図12 呼吸性変動の病態生理 （文献3より引用改変）
LA:左房，LDP:左室拡張期圧，LV:左室，PCWP:肺動脈楔入圧

sure, LDP）は同程度低下して青色で示される左室充満圧較差は維持されるが，心タンポナーデでは，PCWPが著明に低下するのに対し，心膜腔内圧が高いため，左室拡張期圧が十分低下できず，左室充満圧較差は小さくなり，左室流入血流速度は低下する．

16 心タンポナーデ

139

下大静脈

- 拡大がみられる．呼吸性変動の著明な低下あるいは消失がみられる（図13）．

> **Pitfall**
> 低圧タンポナーデでは，体静脈圧の低下のため生じた病態であり，下大静脈の拡大や頸静脈怒張などの右心不全の所見は認めないが，心房・心室壁虚脱や心室流入血流の呼吸性変動などの所見は通常の心タンポナーデと同様である．

図13 下大静脈の拡大と呼吸性変動の低下
IVC：下大静脈

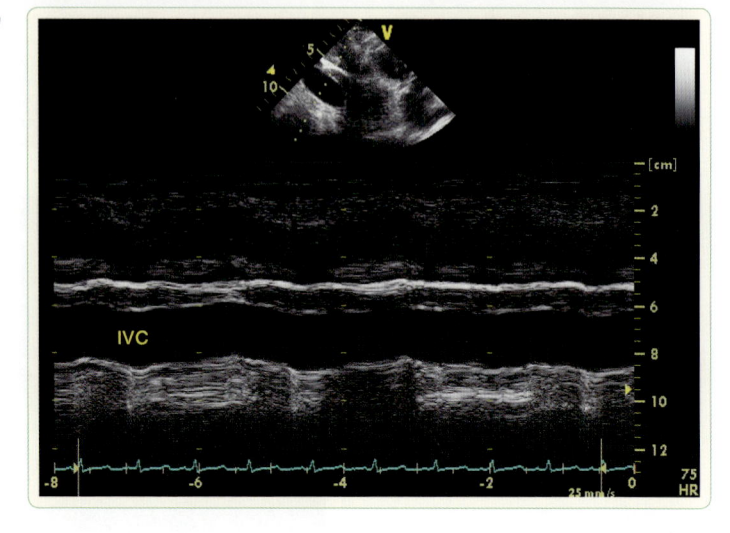

コアグラタンポナーデのエコー所見

- 心房または心室を圧排，変形させる**凝血塊（コアグラ）**の検出（図14）．
- **小さい左室**．
- 左室収縮能は保たれている．
- 心室拡張早期流入血流 E 波の減速時間短縮．

> **Point**
> 右房や右室前面の限局した部位に，切開部や周辺組織からの滲出性出血が入り込みコアグラ化することが多い．術後早期ということもあり，創部や胸部内含気などの影響で経胸壁からの描出は困難なことが多いが，左室拡大がないにもかかわらず，低心拍出量が疑われる場合は経食道心エコー図法によるコアグラ検索が有用である．

図14 ▶動画
コアグラタンポナーデ
心周期を通して，RA を圧排する凝血塊（△）が認められる（経食道心エコー図法）．
Ao：大動脈
LA：左房
RA：右房
RVOT：右室流出路

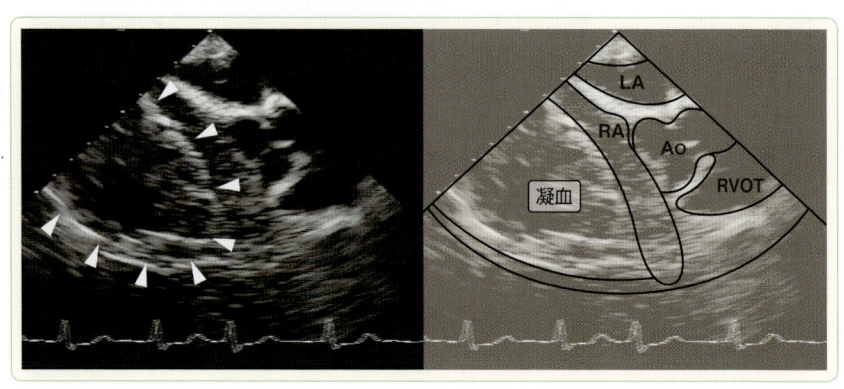

16 心タンポナーデ

検査の進め方

	Bモード法 ➡基礎と撮り方 P14, 27, 86	Mモード法 ➡基礎と撮り方 P32, 78	パルスドプラ法 ➡基礎と撮り方 P36, 96
胸骨左縁左室長軸断面	□心膜液 □右室虚脱 □左房虚脱	□右室虚脱 □左房虚脱 □心室中隔の呼吸性変動	
胸骨左縁左室短軸断面	□心膜液 □右室虚脱	□右室虚脱	
右室流出路長軸断面	□右室流出路虚脱	□右室流出路虚脱	
心尖部四腔断面	□右房虚脱 □右室虚脱 □左房虚脱	□右房虚脱	□<u>右室流入血流速度</u> □<u>左室流入血流速度</u>
心尖部長軸断面			□<u>左室流入血流速度</u>
心窩部四腔断面	□右房虚脱 □右室虚脱	□右房虚脱 □右室虚脱	
心窩部下大静脈	□<u>下大静脈径</u> □呼吸性変動	□呼吸性変動	

下線：計測項目

文献

1) 日本循環器病学会：循環器病の診断と治療に関するガイドライン（2007-2008年度合同研究班報告）．循環器医のための心肺蘇生・心血管救急に関するガイドライン．
2) 日本循環器病学会：循環器病の診断と治療に関するガイドライン（2010年度合同研究班報告）．急性心不全治療ガイドライン（2011年改訂版）．
http://www.j-circ.or.jp/guideline/pdf/JCS2011_izumi_h.pdf
3) Sharp JT, et al: Hemodynamics during induced cardiac tamponade in man. Am J Med 29: 640-646, 1960

16 心タンポナーデ

topics

心膜液穿刺排液法

心エコーによる心膜液貯留の評価

- 心エコーは心膜液貯留を描出する最も感度が高い方法の一つで，心膜液貯留の疑われる場合，最初に実施すべき検査である[1]．経胸壁心エコーでは15〜35 mL の心膜液から検出することができる．
- 心エコー法は心膜液の存在のみならず血行動態への影響も評価でき，心タンポナーデの診断にも必須である．心タンポナーデの診断のための心エコー法は日本循環器学会のガイドラインではクラスⅠ，エビデンスレベル C の適応とされる[2]．
- 2D エコーでは心膜液は臓側心膜と壁側心膜の間のエコーフリースペースとして描出される．**拡張末期**でのエコーフリースペースから心膜液貯留の程度を 表1 のように評価する[3]．ただし CT/MRI で計測した心膜液より少なく評価する傾向がある．
- 心膜液と心臓周囲の脂肪組織との鑑別が問題となることがある．脂肪組織は心筋よりも高輝度に描出されることが多く，心臓に一致して動く．心膜液はエコーフリースペースとして描出され動かない[1]．

表1 心膜液貯留の程度評価[3]

	拡張末期でのエコーフリースペース
微量	収縮期のみに認める
少量	10 mm 未満
中等量	10〜20 mm
多量	>20 mm
非常に多量※	>25 mm

※ 20 mm 以上で心臓の圧迫を認めるものとする場合もある[4]．

心嚢穿刺の適応

- 欧州心臓病学会（ESC）のガイドラインでは心嚢穿刺の適応は 表2 のように規定される[4]．
- それ以外に心タンポナーデを伴う反復性の心膜液貯留，ステロイドにより重度の副作用が出現する場合，細菌性または癌性心膜炎が疑われる場合なども適応とされる．
- 特発性心嚢炎で心膜液貯留を繰り返す場合への心嚢穿刺の有効性は疑わしい．ただし留置カテーテルによる持続的ドレナージが有効な場合もある．
- ESC のガイドラインでは急性大動脈解離に対する心嚢穿刺は絶対禁忌とされる[4]．日本循環器学会のガイドラインでは急性大動脈解離による出血

表2 心嚢穿刺の適応（欧州心臓病学会ガイドラインによる）[4]

適応	心タンポナーデ	クラスⅠ，レベル B，
	心エコーで拡張期に 20 mm より多い心嚢液貯留	クラスⅡa，レベル B
	拡張期で 20 mm 以下の例に対する診断目的の穿刺 （穿刺液・組織の検査，pericardioscopy，心膜・心外膜生検）	クラスⅡa，レベル B
絶対禁忌	急性大動脈解離※	
相対禁忌	未治療の凝固能異常 抗凝固療法実施中の症例 50,000/mm³ 未満の血小板減少症 心嚢液が少量，後壁側に位置，被包化している場合	

※日本循環器学会のガイドラインでは必ずしも禁忌ではない[2]．本文参照．

性のタンポナーデでは，心囊穿刺は血行動態の一時的な改善により手術までの時間を稼ぐだけであると限界を認めるも必ずしも禁忌としていない[2]．あらゆる手段をもって救命すべき状況であり，やむを得ない処置として考慮すべきであろう．
- ▸ 穿刺により血圧が急激に上昇することがあり，穿刺後ただちに血液の吸引はしない．血圧をモニターしながら少量ずつ心膜液の吸引をし，穿刺後の目標血圧は 80 mmHg 程度以上とする[2]．穿刺時には静注降圧薬を bolus 投与できるように準備をしておくことが望ましい．

心囊穿刺における心エコー法

- 心囊穿刺はイメージング下に行うことで安全性を高めることができる．カテーテル室で透視下に行う方法と心エコーガイドで行う方法がある．
- 心エコーガイドにて行うことにより，穿刺の方向，距離および肝臓などの臓器の位置を確認でき，高い成功率を達成することができる．ベッドサイドでも実施できることも利点である（図1）．
  - ▸ 局在化した心膜液貯留でも心エコーを用いることで確実に穿刺できる．心臓穿孔による心タンポナーデに対しても心エコー下の心囊穿刺により 99 ％の例でタンポナーデを解除でき，82 ％の症例では決定的な治療法であった[4]．
- 心囊穿刺の最大の合併症は心筋および冠動脈の損傷や穿孔である．その他には空気塞栓，気胸，不整脈（徐脈が多い），腹膜腔・腹部臓器の損傷などがある．
- 心エコー下での穿刺の重大な合併症の発生率は 1.3 ～ 1.6 ％とされる[4]．
- 心エコーガイドと透視を併用することにより，より安全に心囊穿刺を行うことが可能である．カテーテル室では血行動態をモニターすることも可能である．心エコー装置をカテーテル室へ持ち込むことになるが，携帯型の心エコー装置を使うと簡便に行うことができる．

心囊穿刺の準備

- 穿刺部位としては剣状突起下または心尖部付近で行う（図1）．
  - ▸ 剣状突起下からの穿刺が安全であるが，心膜液の分布や肝臓の位置によって困難な場合，左腋窩線第 7 ～ 8 肋間からの心尖部付近の穿刺を行う．この場合は気胸に注意する．
- ルートを確保し，心電図モニターを装着する．可能であれば動脈圧モニターを行う．急変の可能性を考えて蘇生に必要な機材も手近に準備する．
- 穿刺は清潔な環境で行う．ベッドサイドでの穿刺であっても術者は清潔手袋のみならず，必ず清潔術衣，マスク，帽子を着用する．
  - ▸ 透視を併用できることに加え，清潔面，安全面からも可能であればカテーテル室で実施することが望ましい．
- 穿刺部位を消毒し，穴あきオイフを掛ける．
- 試験穿刺の場合はエラスター針などの長い静脈留置針を用いる．持続吸引を行う場合はカテーテル留置を行うが，ピッグテール・カテーテルを用いるのが安全である．心囊内留置専用のピッグテール・カテーテルキットが便利である．

▶ topics

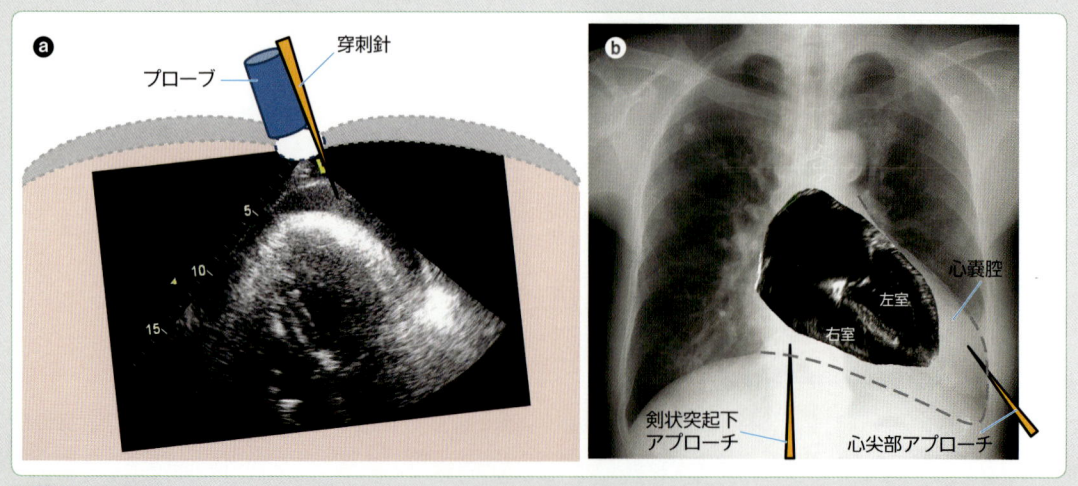

図1 心嚢穿刺
a：穿刺とプローブの関係．b：剣状突起下／心尖部アプローチの違い．

心嚢穿刺のためのエコー装置の準備

- エコーガイド下での穿刺ではプローブを清潔に操作する必要がある．図2 に示すような滅菌したプローブカバーを用いてプローブおよびコードを清潔に扱うようにする．
- 専用のプローブカバーがない場合，ラテックスの清潔手袋などで代用することもできる．表面側に接触しないように手袋の中へプローブを挿入する．この場合コード部分が不潔なまま露出することになるので，介助者が持ってオイフなどの清潔部分に接触しないようにする必要がある．
- エコーゼリーの代わりにイソジンゲルを用いて描出を行う．

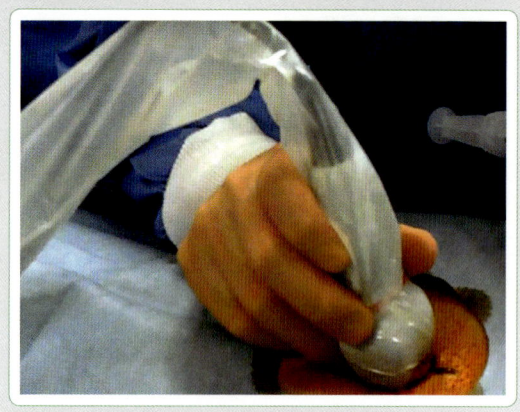

図2 心嚢穿刺に用いる心エコープローブ
滅菌したプローブカバーを用いて清潔に操作する．エコーゼリーの代わりにイソジンゲルを用いる．

エコーガイド下心嚢穿刺の実際

① 清潔な操作で剣状突起下などの穿刺部位にプローブを当て，心嚢穿刺に必要な量の心膜液があり，針の進むべき経路に肺や肝臓などの臓器がないことを確認する．
② エコープローブを動かし，心膜液までの安全で最短のルートが描出されるプローブの方向・角度，心嚢腔までのおおよその距離を決定する．
  ▶ このプローブの方向・角度が穿刺針の進むべき方向であり，心嚢穿刺で最も重要な情報である．自信が持てるまで何度でも確認し，方向をよく覚える．
  ▶ 動画①，動画②は同じ症例の剣状突起下からの描出である．動画①では心尖部までの距離が近すぎて穿刺は危険である．動画②を描出したプローブの方向に穿刺する．
③ 局所麻酔用リドカインのシリンジを付けたカテラ

topics　心膜液穿刺排液法

ン針を，少しずつ局所麻酔をしながら，覚えたプローブの方向・角度に向けて進めていく．
- おおよその距離に近づいたら少し陰圧にして心膜液が戻ってくるかを確認しながら進めていく（図3）．
- 一般には剣状突起と左肋軟骨の境界部分から穿刺，右肩の方向へ針先下向きにして進める．途中で適宜エコーで確認しながら進めるとよい（図4）．
- 針先の位置の確認には後述のコントラストエコー法も有用である．

④カテラン針が心嚢腔に達し心膜液が吸引できたら，その方向・距離へ穿刺針を挿入する．
- 方向・距離を確認したらカテラン針は抜去し，覚えた角度に合わせて穿刺針を再度刺入するのが一般的である．しかし安全のためにカテラン針を少し引き抜いた位置で残し，その方向に沿って穿刺針を刺入してもよい．
- 穿刺針を刺入する前にもう一度エコーで方向を確認するのもよい．

⑤試験穿刺の方向に沿って穿刺針を進める．少しずつ吸引しながら進め，心膜液が吸引できたら，もう少しだけ進めた後，外筒を進めながら内筒針を抜く．

⑥試験穿刺などカテーテルを留置しない場合：外筒を十分進めた位置で固定し，心膜液を必要量吸引する．

⑦カテーテルを留置する場合：外筒を進めたら，その中を通してガイドワイアを心嚢内に進める．ワイアが十分進んだら，ワイアを留置して外筒を抜去する．留置したワイアを介してダイレータを進め，刺入部を広げる．ワイアを留置してダイレータを抜去し，ついでワイアを介してピッグテール・カテーテルを心嚢内へ進める（図5）．ワイアを抜去，心膜液を吸引できることを確認してカテーテルを固定・留置する．
- ワイアの位置を透視にて適宜確認することで，より安全に穿刺を行うことができる．ワイアの進行やカテーテルの留置に際しては不整脈の出現に注意する．

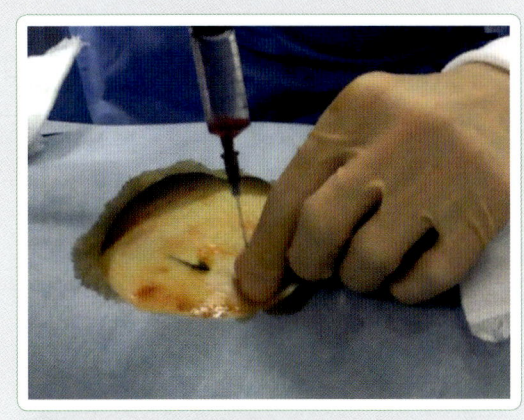

図3 穿刺のための針の刺入
心膜液までの安全で最短のルートが描出されるプローブの方向・角度に向かって穿刺針を進めていく．

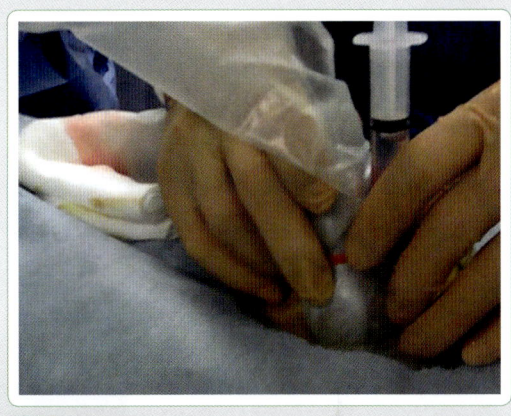

図4 刺入方向の確認
刺入方向に自信がなければ，適宜心エコーで確認しながら進めていくのも安全に刺入する方法である．

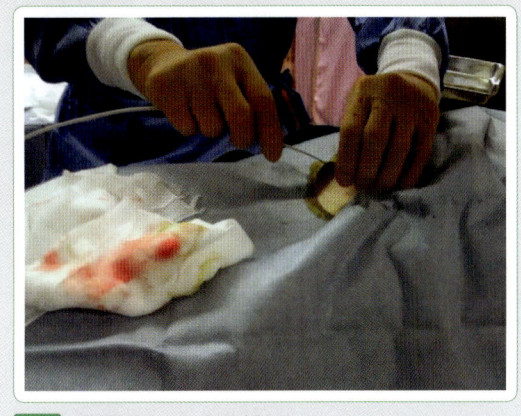

図5 留置カテーテルの挿入
穿刺針の外筒を介してワイアを進める．ダイレータで刺入部を広げた後，ワイアを介してピッグテール・カテーテルを心嚢内へ進める．ワイアを抜去，心膜液を吸引できることを確認してカテーテルを固定・留置する．

心膜液穿刺排液法

▶ topics

心嚢穿刺におけるコントラストエコー

- 穿刺針やカテーテルの位置を確認するためにコントラストエコーは有用である．
- 心膜液が血性の場合だと，吸引される内容物からは心室へ穿破しているかどうかがわからない．そのような場合にはコントラストエコーが有用である．
- コントラストエコーは空気の微小気泡を含む生理食塩水を注入して行う．少量の空気と生理食塩水を入れたシリンジを三方活栓に接続．三方活栓に接続したもう一つのシリンジとの間で内容物を素早く押し戻しして撹拌し（ハンドアジテーション），微小気泡を作る（図6 ▶動画 ③）．
- 心嚢内にある（はずの）穿刺針やカテーテルに上記のように撹拌した生理食塩水を注入．穿刺ガイドと同じように準備した心エコーで，心腔内が染影されることを確認する（図7 ▶動画 ④）．万が一，穿刺針が心腔内に刺入されていた場合，心腔内が造影される．

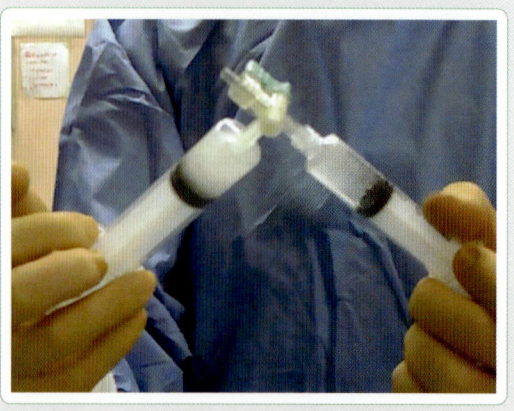

図6 ▶動画
コントラストエコーのための微小気泡の作成
コントラストエコーのための微小気泡は三方活栓に接続した2つのシリンジの間で少量の空気と共に生理食塩水を撹拌して作成する．

図7 ▶動画
コントラストエコーによる穿刺針先端の位置確認
a：注入前．b：微小気泡を含む生理食塩水を穿刺針より注入することにより心嚢内が造影される．

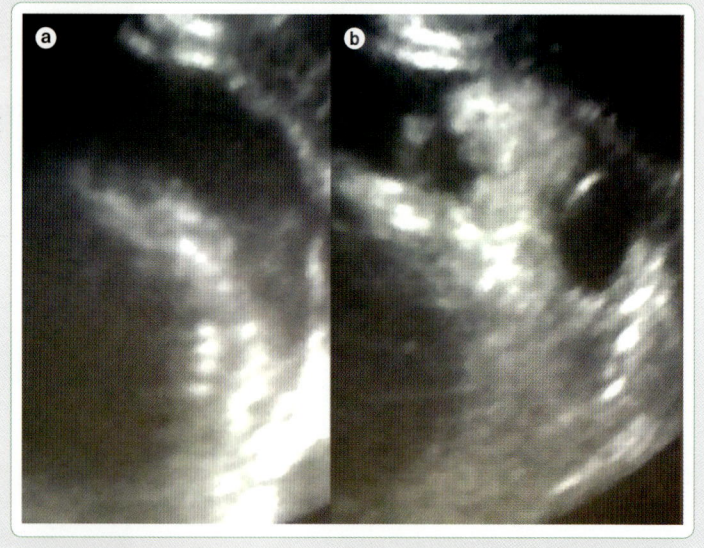

文献
1) Klein AL, et al: American Society of Echocardiography clinical recommendations for multimodality cardiovascular imaging of patients with pericardial disease: endorsed by the Society for Cardiovascular Magnetic Resonance and Society of Cardiovascular Computed Tomography. J Am Soc Echocardiogr 26: 965-1012, 2013
2) 笠貫 宏, 他：循環器医のための心肺蘇生・心血管救急に関するガイドライン．Circ J 73（Suppl. III）: 1361-1456, 2009
3) Weitzman LB, et al: The incidence and natural history of pericardial effusion after cardiac surgery—an echocardiographic study. Circulation 69: 506-511, 1984
4) Maisch B, et al: Guidelines on the diagnosis and management of pericardial diseases executive summary; The task force on the diagnosis and management of pericardial diseases of the European Society of Cardiology. Eur Heart J 25: 587-610, 2004

17 収縮性心膜炎
constrictive pericarditis

病態生理

- 収縮性心膜炎は，心膜（臓側心膜，壁側心膜）の肥厚，癒着，石灰化により，心室の拡張が障害される疾患で，心拍出量低下と全身うっ血症状がみられる．心室の収縮は通常は保たれている．

- 収縮性心膜炎の原因は膠原病や結核，悪性腫瘍などさまざまであるが，近年は特発性，開心術後，心膜炎後，放射線照射後などが多くみられる．

- 収縮性心膜炎は，拡張早期には上昇した心房圧により急峻な心室充満がなされるが，拡張が高度に制限された心室は短時間で容積を満たし，心室拡張は突然停止，拡張中期から後期にかけては心室圧の上昇はみられなくなる（dip and plateau）（図1）．

- 収縮性心膜炎は，心臓が硬く伸展性に乏しい心膜の中にあるため，心臓全体の内腔容積はほぼ一定で，一方の心室の容積が増すと，他方の心室は拡張できず小さくなる（心室間相互依存性；ventricular interdependence）．

- 収縮性心膜炎は，硬い心膜のために，呼吸による胸腔内圧の変化が心腔内に完全には伝わらない（胸腔内圧と心腔内圧の解離）．

- 収縮性心膜炎は，以上の病態により特徴的な血行動態を示し，心エコー検査でもそれに起因する所見を呈する（図2）．

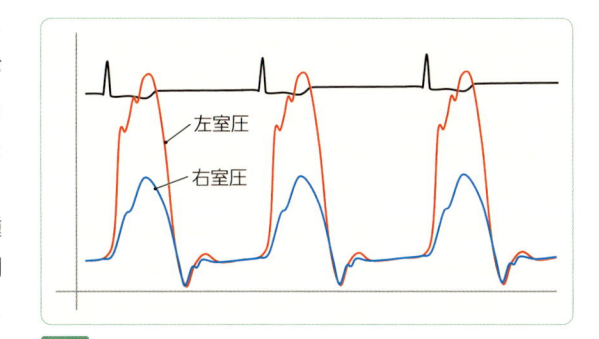

図1 dip and plateau
両室の圧曲線は，拡張早期に dip を形成し，中期〜後期は plateau となる．

図2 収縮性心膜炎の血行動態
収縮性心膜炎では，固い心膜のために呼吸による胸腔内圧の変化が心腔内に伝わらない（胸腔内圧と心腔内圧の解離）．このため，吸気時には胸腔内圧（肺静脈圧）低下により肺静脈と左房の圧較差が低下し，左房への血流が減少，左室流入血流速波形は減高する．限られた容積の中では左心血流の減少により心室中隔は左室側に偏位し，これにより右室流入血流を増加させる．
呼気時には胸腔内圧の上昇に伴って反対の現象を生じ，左室流入血流速波形の増高，右室流入血流速波形の減高が起こる．
また，肺静脈血流速波形は左室流入血流速波形と同様の変化を示し，肝静脈血流速波形は呼気時に拡張期波は減高または逆転する．
（文献3より引用改変）

147

身体所見

- **右心不全症状**：うっ血肝，下肢浮腫，腹水貯留，表在静脈怒張，低アルブミン血症
- **奇脈**：呼気時収縮期血圧－吸気時収縮期血圧＞10 mmHg
- 吸気時に増強する頸静脈怒張：吸気時に増加した静脈還流を十分に右室に流入させることができない（**Kussmaul 徴候**）．
- 聴診：拡張早期の心室急速充満期に一致した**心膜ノック音**

心電図　図3

- **低電位**
- 心房細動

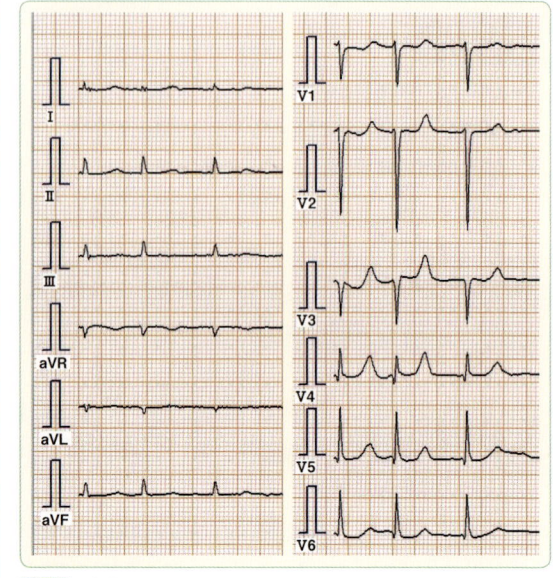

図3 心電図
四肢誘導は低電位で，心房細動を呈している．

胸部レントゲンなど　図4

- 心膜石灰化像
- 心膜肥厚像（CT・MRI）

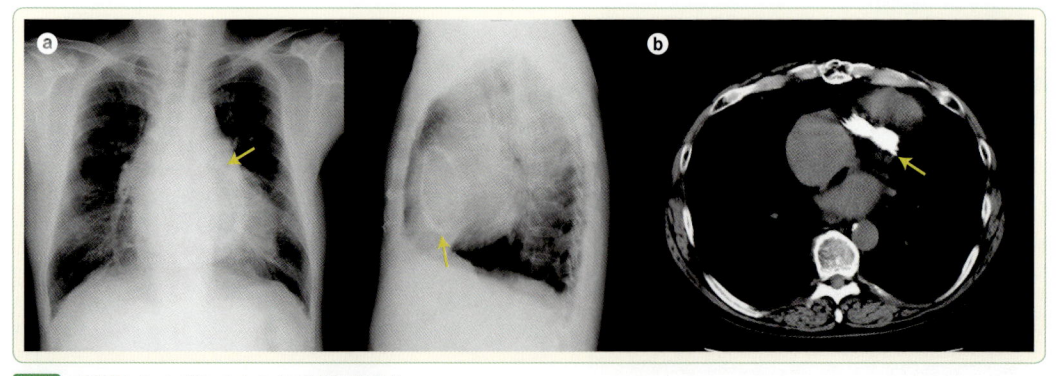

図4 胸部レントゲン(a)およびCT像(b)
心室基部付近で輪状の石灰化像が観察される．

治療法

- 心膜切除術

📢 心エコー所見

- 収縮性心膜炎の心エコー検査は，肥厚・石灰化した心膜のためにエコービームの透過性が低下し，明瞭な画像が得られないことも多い．しかし，そのことが収縮性心膜炎を疑うひとつの契機になることもある．
- 収縮性心膜炎の心エコー所見は，以下に示すように多くの指標があるが，そのすべてを満たす収縮性心膜炎はほぼ皆無であり，逆にそれだけで収縮性心膜炎と診断できる特異的な所見もない．

直接所見

- **心膜の肥厚，輝度上昇**：
    - 心エコーは，心膜の肥厚を直接描出可能であり，輝度上昇などの石灰化の所見も観察できる（図5 図6）．

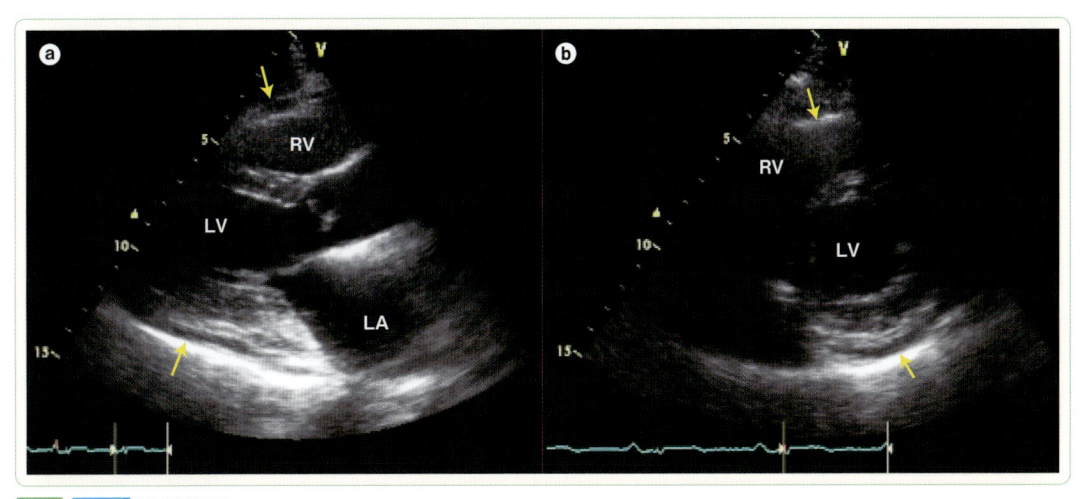

図5 ▶動画 心膜肥厚
胸骨左縁左室長軸断面（a），胸骨左縁左室短軸断面（b）において，左室後壁および右室前壁の心膜肥厚（矢印）が観察される．
LA：左房，LV：左室，RV：右室

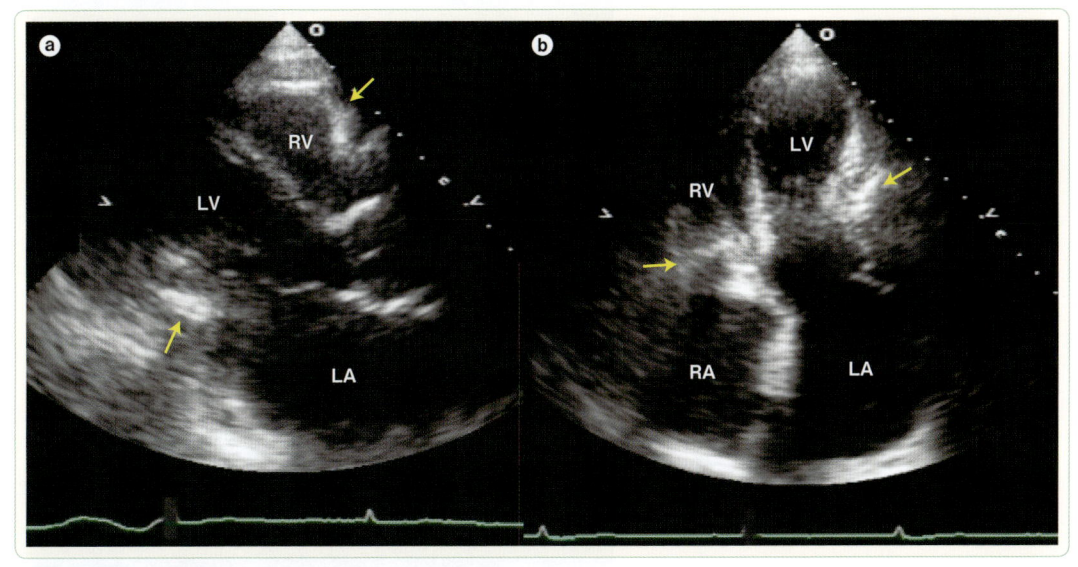

図6 ▶動画 心膜石灰化，大きな左房・小さな左室
胸骨左縁左室長軸断面（a），心尖部四腔断面（b）において，両心室基部付近の心膜石灰化（矢印）が認められる．また，拡張を制限された小さい両心室と拡大した両心房が観察される．
LA：左房，LV：左室，RA：右房，RV：右室

17 収縮性心膜炎

- **心膜癒着サイン**：
  - 臓側心膜と壁側心膜に癒着がない正常例では，心周期に応じて心臓の長軸方向に両者が滑るように動くが，癒着があるとこの動きが制限される．心窩部アプローチで右室自由壁を観察するとこの動きを観察しやすいとされる．左胸壁アプローチの左室長軸断面での左室後壁基部でも観察できる（図7 図8）．

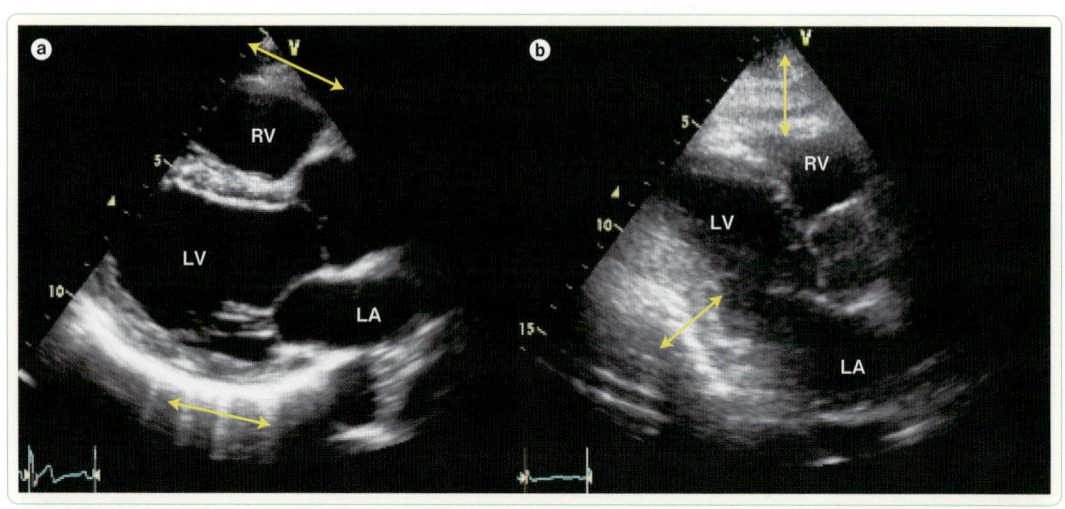

図7 ▶動画 心膜癒着
a：正常例，b：収縮性心膜炎症例．
aの心膜癒着のない正常例で胸骨左縁左室長軸断面において，左室後壁や右室前壁は心周期に応じて心臓の長軸方向に滑るような動きをする（矢印）のに対し，bの収縮性心膜炎の症例では，長軸方向の動きは消失し短軸方向に動くのみとなる（矢印）．
LA：左房，LV：左室，RV：右室

図8 ▶動画 心膜癒着
心膜癒着（矢印）は，心窩部アプローチで右室自由壁を観察すると判断しやすい．
LA：左房，LV：左室，RA：右房，RV：右室

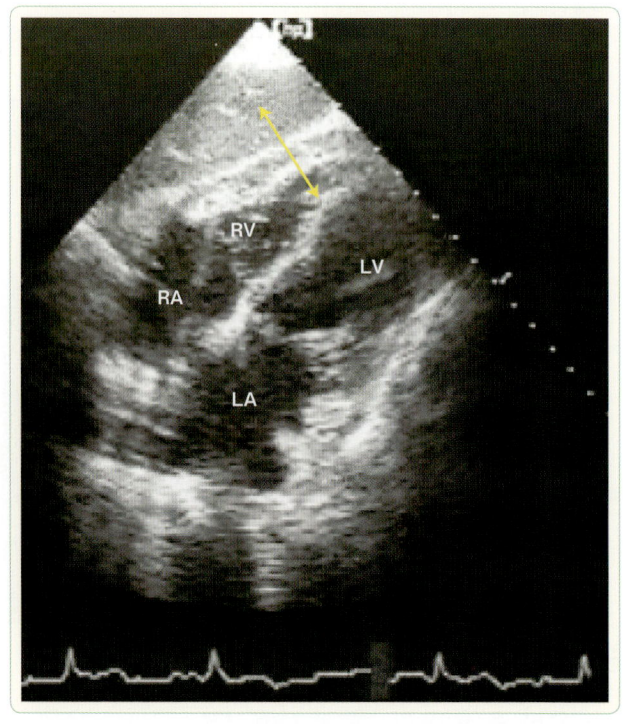

- **心房の拡大，心室の狭小化**：
    - 心膜により拡張を制限された心室は狭小化し，それに対して拡大した心房があり，大きさのバランスの心形態がみられる．心室の収縮は保たれている（図6）．
- 左室流入，右室流入血流拡張早期波の減速時間短縮：
    - 両室の流入血流は，血行動態を反映して拡張早期波（E波）の増高と急速な減速，心房収縮期波（A波）の減高がみられる．左室流入血流速波形E波の減速時間DcTは160 msec以下とされ，**拘束型あるいは偽正常化型パターン**を示す（図9）．
- 下大静脈の拡大と呼吸性変動の減弱：
    - 静脈圧の上昇により，下大静脈の拡大と呼吸性変動の減弱がみられる．
- 肝静脈血流波形の変化：
    - 肝静脈血流波形は右房圧を反映し，呼気時に拡張期波の減少や逆行性波形がみられる（図10）．

図9 左室流入血流(a)と中隔側僧帽弁輪運動速度(b)

80歳代男性の収縮性心膜炎患者．左室流入血流は偽正常化パターンを示すが，E'は8 cm/sと高度の低下はない．

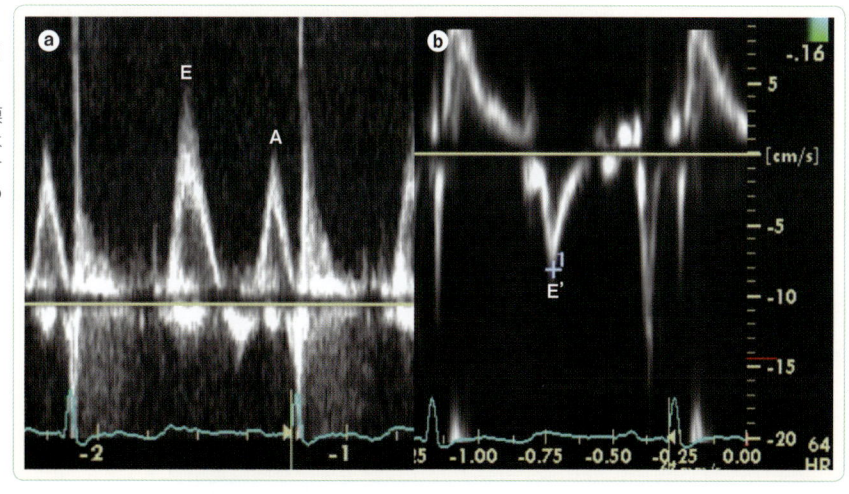

図10 肝静脈血流速波形

肝静脈血流速波形は，呼気時に拡張期波の減高がみられる．拡張期波が呼気時に逆流波となる症例もある．

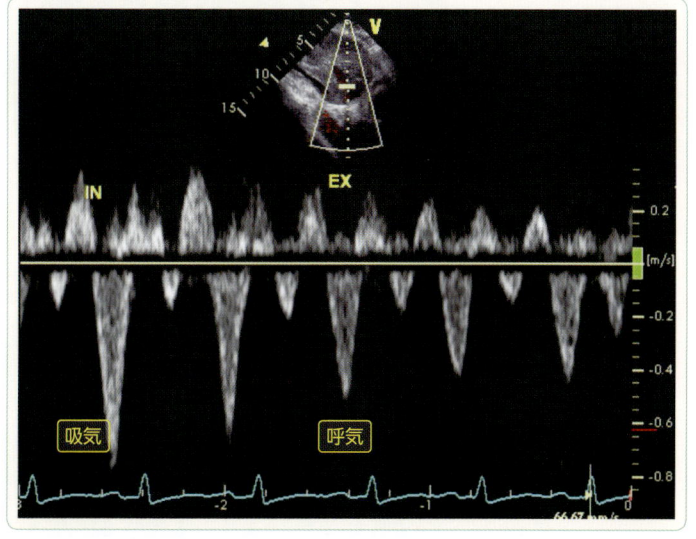

dip and plateau に起因する所見

図11
- 心室中隔の拡張早期動態：
  - Mモードにより，心室中隔の拡張早期の急峻な左室側への偏位（early diastolic septal dip）が観察される．
- 心室後壁の拡張中期〜後期平坦運動：
  - Mモードにより，拡張中期〜後期において左室後壁は平坦運動（diastolic plateau）が観察される．

図11 心室中隔の拡張早期dip（黄矢印）と左室後壁の拡張中期〜後期のplateau（緑矢印）

心室中隔の拡張早期dipは，拡張早期の右室圧（RV）と左室圧（LV）の相対的関係により生じる．

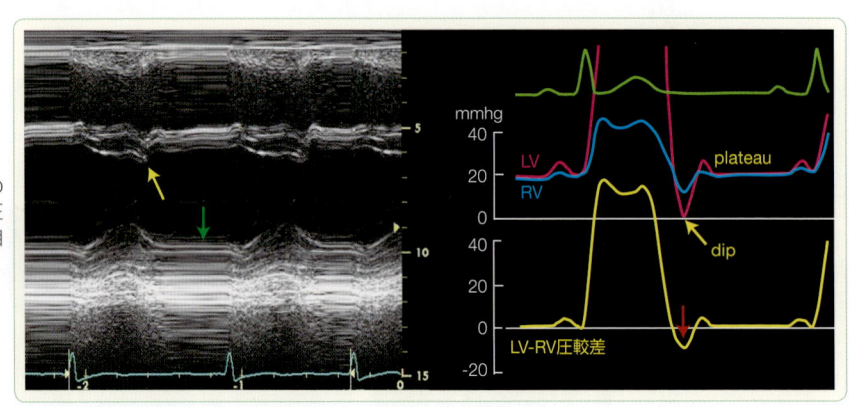

胸腔内圧と心腔内圧の解離および心室間相互依存性に起因する所見

- 両室流入血流拡張早期波高の呼吸性変動（図12）
  - 吸気時に胸腔内圧が低下し肺静脈圧が低下しても，硬い心膜のためその変化が心腔には十分伝わらずに左房・左室圧は低下せず（胸腔内圧と心腔内圧の解離），左

図12 呼吸による両室流入速波形の変化

a：左室流入血流速波形
b：右室流入血流速波形
左室流入速波形は吸気時に減高，呼気時に増高するのに対し，右室流入速波形は逆の変化を示している．

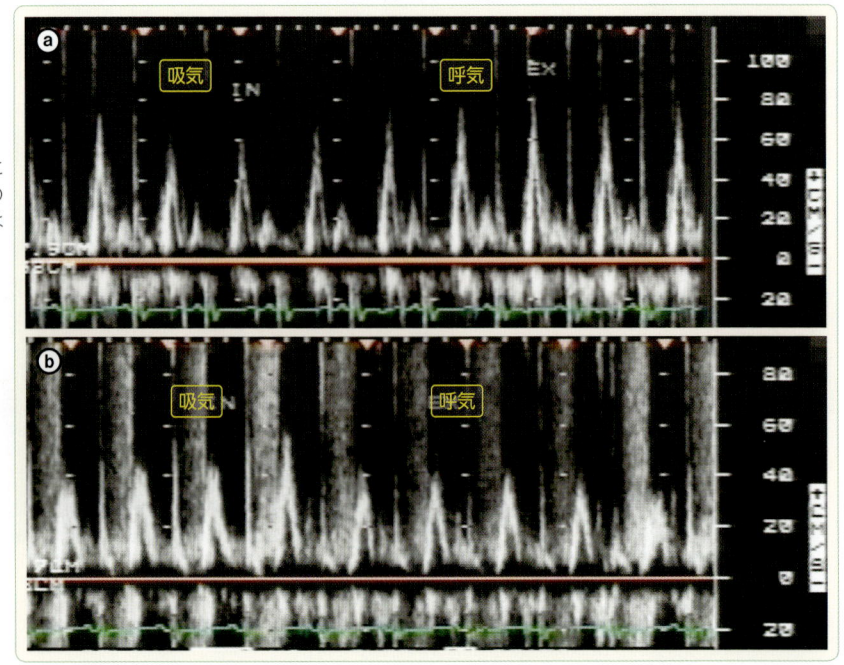

室の流入血流は吸気直後には減少する．
- ▶ 呼気時には肺静脈圧の上昇に伴い左室流入血流は増加する．吸気時の左室流入の制限は，胸腔内圧の低下による右室への流入を助長し，右室流入血流は増加する．
- ▶ 左室流入血流拡張早期波高は，吸気＜呼気で，25％以上の変化をもって有意とする．
- ▶ 右室流入血流拡張早期波高は，反対に吸気＞呼気で，40％以上の変化をもって有意とする．

● 心室中隔の呼吸性動態（図13　図14）
- ▶ 呼吸による両室流入血流の増減を反映し，硬い心膜の閉ざされた限られた空間の中で，心室中隔が吸気時に左室側へ，呼気時に右室側へ偏位する．この心室中隔動態を septal bounce という．Septal bounce は，左室 M モードや左室長軸，短軸，四腔断面などで観察する．

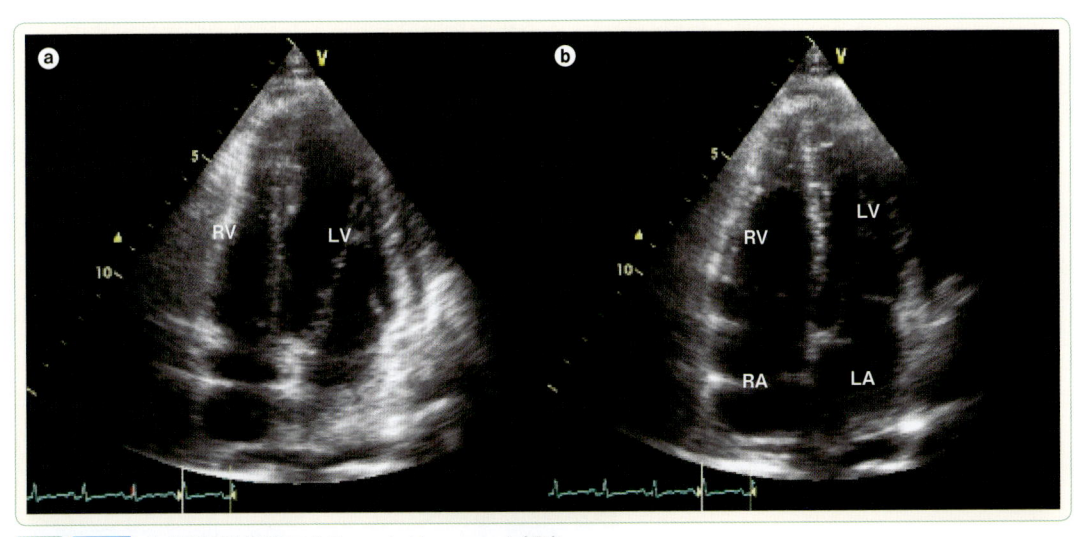

図13 ▶動画　心尖部四腔断面による septal bounce の観察
a：呼気時，b：吸気時．
a の呼気時には左室に比べて小さい右室が観察されるが，b の吸気時には両室のサイズは逆転し，心室中隔は左室側に凸となっている．
LA：左房，LV：左室，RA：右房，RV：右室

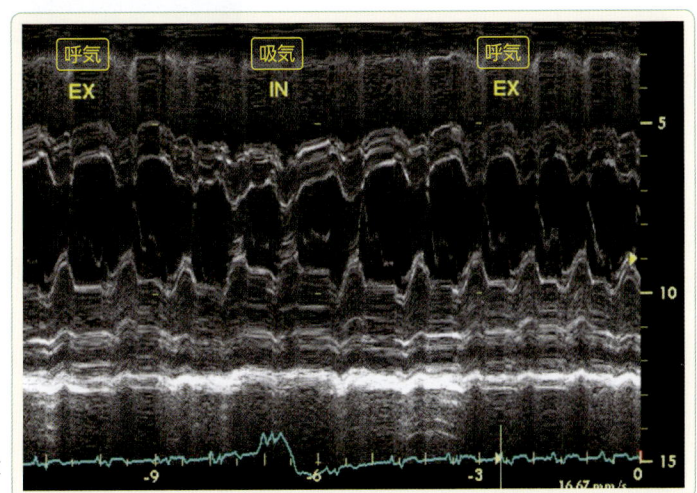

図14 左室 M モードによる septal bounce の観察
心室中隔は，呼気時に右室側へ，吸気時に左室側へ偏位している．

その他の所見	● 僧帽弁輪運動速度（E'）
	▶ 左室流入血流速波形が拘束型や偽正常型を呈しているにもかかわらず，**中隔側の僧帽弁輪運動速度（E'）は正常（8 cm/s 以上）**である．このことが，心筋自体に障害のある拘束型心筋症との鑑別に有用とされる．
	▶ 健常者のE'は，通常中隔側よりも側壁側で高値を示す．収縮性心膜炎では，硬化した心膜により自由壁の運動が制限されるため側壁側の方が低値（**側壁側 E' ＜中隔側 E'**）となることが多い．

浸出性収縮性心膜炎 図15	● **浸出性収縮性心膜炎（effusive constrictive pericarditis）**は，臓側心膜と壁側心膜の癒着がないが，臓側心膜の肥厚などによる心臓の軽度拘縮がある状態で，心膜腔液の貯留が起こり，両者の相互作用で，心臓の拡張が高度に制限された病態をいう．
	● 本症の本質は臓側心膜による心臓の拘縮であり，心膜腔液の貯留は副次的なものと考えられている．
	● 心膜腔液が除去された後，収縮性心膜炎に移行する．

図15 ▶動画　浸出性収縮性心膜炎
胸骨左縁下部肋間からアプローチした左室長軸断面．肥厚した臓側心膜（黄矢印）と貯留した心膜腔液（緑矢印）が観察される．これより心臓は高度の拡張制限を受ける．
LA：左房，LV：左室，RV：右室

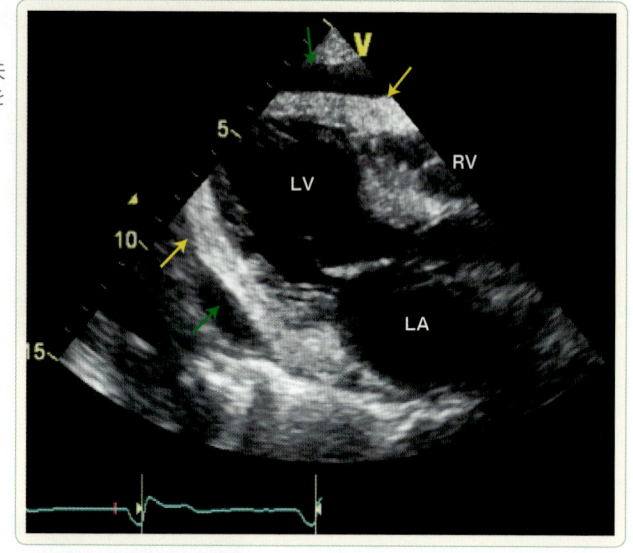

検査の進め方

	Bモード法 ➡基礎と撮り方 P14, 27, 86	Mモード法 ➡基礎と撮り方 P32, 78	ドプラ法 ➡基礎と撮り方 P36, 96 カラー	パルス	連続波
胸骨左縁左室長軸断面 胸骨左縁左室短軸断面	□心膜の肥厚，輝度上昇 □心膜癒着サイン □心房の拡大，心室の狭小化 □septal bounce □左室径	□心室中隔の early diastolic septal dip □左室後壁の diastolic plateau □septal bounce	□僧帽弁逆流 □大動脈弁逆流		
右室流入路長軸断面			□三尖弁逆流		□三尖弁逆流速度
心尖部四腔断面	□心房の拡大，心室の狭小化 □septal bounce □modified Simpson 法		□僧帽弁逆流 □三尖弁逆流	□両室流入血流の呼吸性変動 □僧帽弁輪運動速度	□三尖弁逆流速度
心尖部二腔断面	□modified Simpson 法				
心尖部長軸断面			□僧帽弁逆流 □大動脈弁逆流	□左室流入血流	
心窩部四腔断面	□心膜癒着サイン				
心窩部下大静脈・肝静脈	□下大静脈径・呼吸性径変動			□肝静脈血流波形	

下線：計測項目

大動脈弁逆流 ➡心臓弁膜症 P32
僧帽弁逆流 ➡心臓弁膜症 P60

17 収縮性心膜炎

文献

1) Braunwald E：Heart Disease, 9th ed, WB Saunders, 1661-1665, 2011
2) Oh JK, et al：The Echo Manual, 3rd ed, Lippincott-Raven Publishers, 294-309, 2006
3) Oh JK, et al：Diagnostic role of Doppler echocardiography in constrictive pericarditis. J Am Coll Cardiol 23：154-162, 1994
4) Ha JW, et al：Differentitation of constrictive pericarditis from restrivtive cardiomyopathy using mitral annular velocity by tissue Doppler echocardiography. Am J Cardiol 94：316-319, 2004
5) Veress G, et al：Mitral and tricuspid annular velocities before and after pericardiectomy in patients with constrictive pericarditis. Circ Cardiovasc Imaging 4：399-407, 2011
6) 板岡憲一：収縮性心膜炎―どのような所見で本症と診断できるか―. 心エコー 13：414-420, 2012

18 心膜欠損症
pericardial defect

病型

- 先天性心疾患では稀な疾患であり，男女比は約3:1で男性に多い．
- **左側欠損が約7割**を占め，その中に**全欠損**と**部分欠損**があり，その頻度は同等である（図1）．
- 完全欠損が1割，横隔膜面形成不全が2割であり，右側欠損はほとんどない．
- 左側欠損は，胎生期5週以前の左総主静脈の早期に退縮することが原因で左心膜の欠損を起こすとされている．
- 欠損を有する3割は心臓や肺に先天性異常があるとされる．

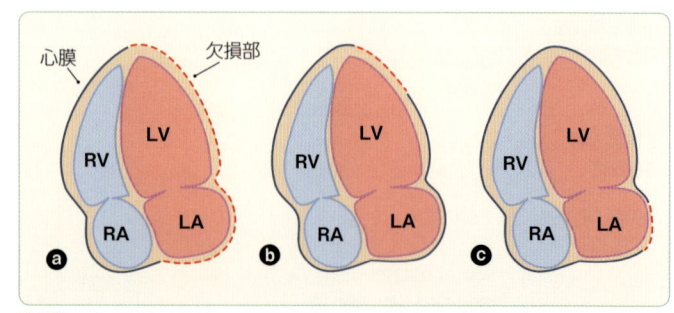

図1 代表的な心膜の欠損部位（実線：心膜，点線：欠損部）
a：左側完全欠損．b：左側部分欠損（左室）．c：左側部分欠損（左房）．
左側欠損が多く，部分欠損では症例により欠損部位の位置や大きさが異なる．
頻度は少ないが，ほかに完全欠損，横隔膜面形成不全，右側欠損がある．
LA：左房，LV：左室，RA：右房，RV：右室

病態

- 心膜機能の一つである**心室拡張に対する抑制作用が欠如**している．
- 左側欠損例では，左側臥位の体位をとると，**心臓が胸郭内で大きく下垂**する．
- 心膜抑制作用がなく，また，左側臥位では心室が心房よりも低位にあるため，拡張期により多くの血液が流入し，心室は過剰に拡張する．
- 左側欠損例では，右側臥位の体位をとると，右心膜による保持のため通常の位置となり，正常に近い動きとなる（図2）．

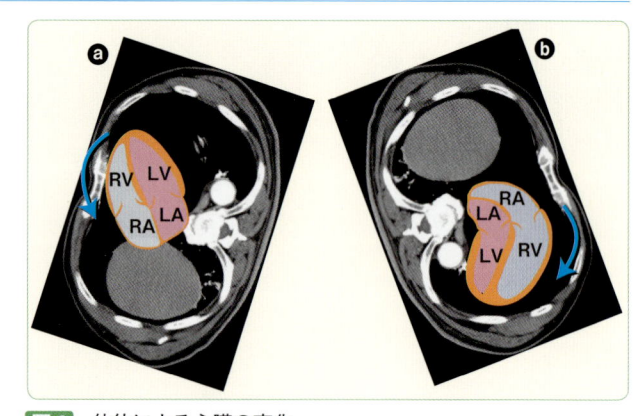

図2 体位による心臓の変化
a：右側臥位．b：左側臥位．左側欠損例では，左側臥位で左背方に下垂し，右側臥位で正常に近い位置に戻る．
LA：左房，LV：左室，RV：右室，RA：右房

症状

- 特異的な症状はないが，狭心症様症状，呼吸苦などを訴える症例がある（心臓の大きな動きによる大血管の捻じれや牽引によるものと考えられている）
- 部分欠損例では，**欠損孔への陥頓**により突然死する例もある．

身体所見

聴診所見

- 幅広いII音と収縮期の駆出性雑音が左胸骨縁または肺動脈領域にある．
- 心音が呼吸や体位に変動されやすい．

心電図　図3

- 右軸偏位
- 右室負荷または肥大，不完全右脚ブロック
- **QRS の波高（voltage）の周期的変動**（心膜欠損のため，呼気，吸気時に胸郭の運動や肺の動きで心臓の動揺が起こっているため，心電図の電位に周期的な差が生じると考えられる）．
- 一般に部分欠損例では，心電図所見はみられないとされている．

図3　心電図
不完全右脚ブロックと QRS 波高の周期的変動を認める．

鑑別疾患

- 中等度以上の三尖弁閉鎖不全
- 心房中隔欠損

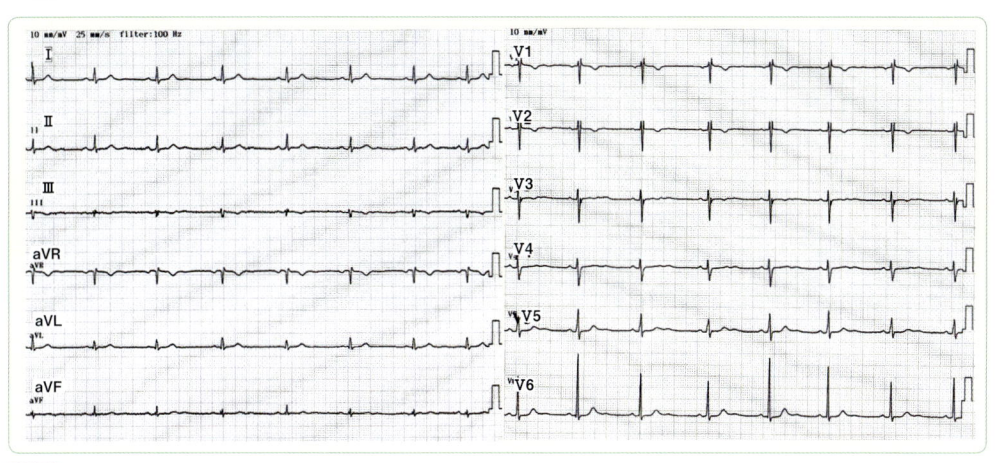

胸部レントゲン　図4

- 心陰影が左方に偏位し，**左第4弓の突出**を認める．
- **正中線より右方に右心陰影を欠如**する．

図4　胸部レントゲン
心陰影の左方偏位と右心陰影の減少（白矢印）を認め，左第4弓の突出（黄矢印）が観察される．

MRI，CT

- MRI で心膜欠損部位の同定．
- CT で心臓の左後方への偏位と大動脈弓－肺動脈の間隙の拡張．

治療法，手術適応

- 外科治療：心膜形成術
- 心膜欠損による心臓の陥頓や虚血による症状を呈する場合にのみ外科治療の適応となる．
- 部分欠損例（特に欠損孔 2～5 cm）においては，左室や左房の一部が陥頓し突然死をきたすことがあるため，積極的な外科治療を必要とする．
- 左側全欠損例などの欠損部位が大きな症例では陥頓のリスクが低いため，経過観察となることが多い．

18　心膜欠損症

心エコー所見

直接所見
- 左側欠損の欠損孔の大きい部分欠損例や全欠損例では，**左側臥位にて，拡張期に左室後壁側が背方に落ち込むような動き**と，収縮期に元の位置に戻ろうとする動きを確認することで，心膜欠損の部位や範囲が同定可能（図5 図6）．

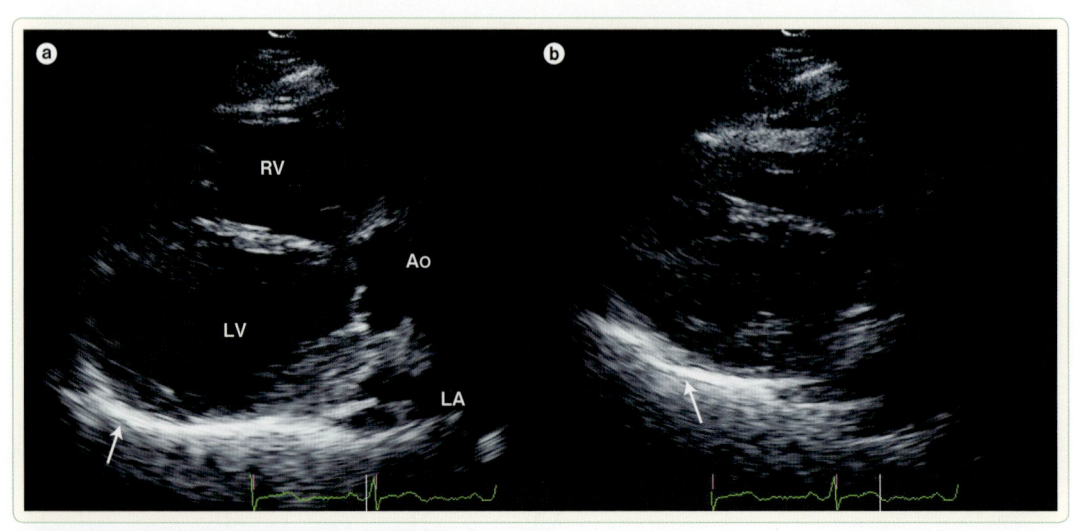

図5 ▶動画 胸骨左縁左室長軸断面（左側臥位）
a：拡張期，b：収縮期．拡張期に左室後壁側の背方に落ち込む動きと，収縮期に元の位置に戻ろうとする動きが観察される（矢印）．
Ao：大動脈，LA：左房，LV：左室，RV：右室

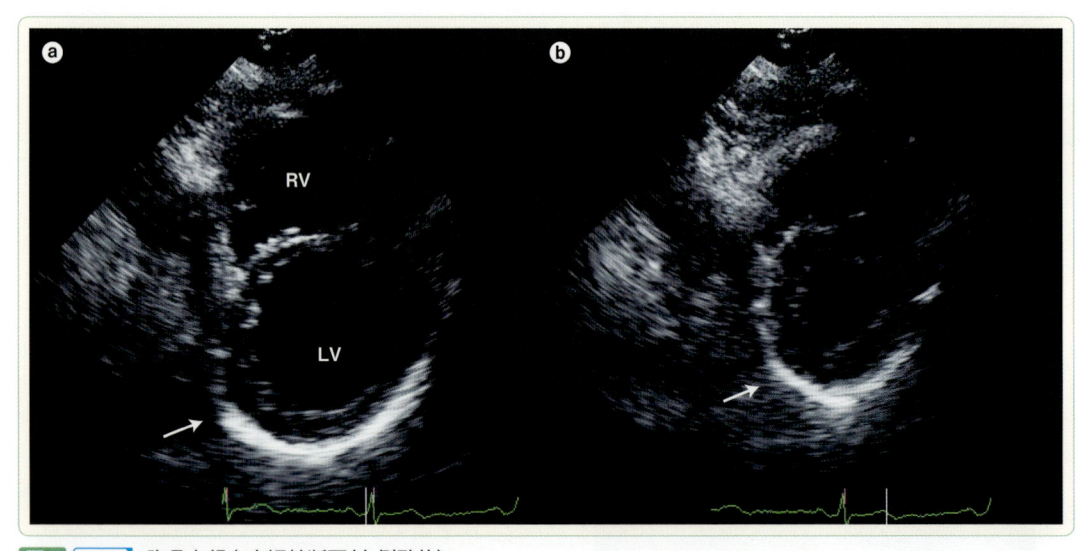

図6 ▶動画 胸骨左縁左室短軸断面（左側臥位）
a：拡張期，b：収縮期．胸骨左縁短軸断面では，左室後壁側は画面真下に落ち込む動きとして観察される（矢印）．
LV：左室，RV：右室

18 心膜欠損症

間接所見	●左側臥位にて以下の所見を認める.
	▶ **右室の拡大**（心室の過剰な拡張による）（図7 図8）.
	▶ **心室中隔の奇異性運動**（右室拡大と心臓の位置の変化による）
	▶ **左室後壁の過大な運動**（図9）.

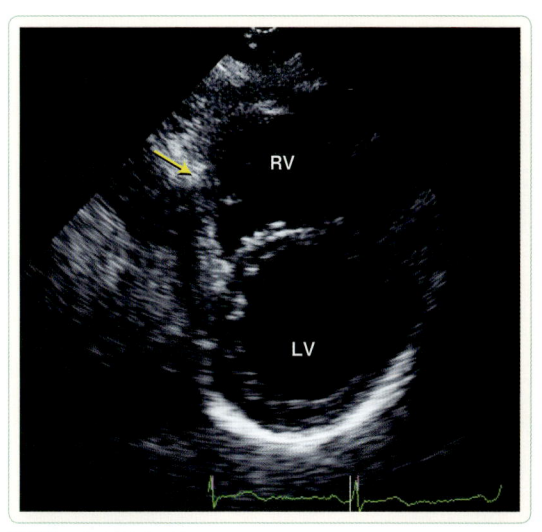

図7 右室拡大所見

胸骨左縁左室短軸断面. 左側臥位では，左室後壁の落ち込みに加え，右室が大きく拡大して観察される(矢印).
LV：左室，RV：右室

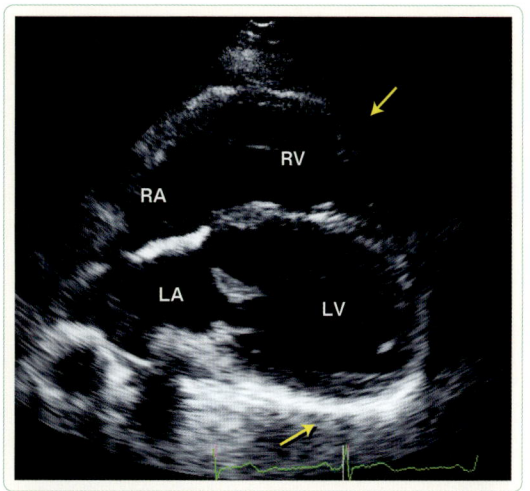

図8 ▶動画 左胸壁四腔断面(左側臥位)

心臓の四腔と心膜欠損症の特徴的な所見を明瞭に観察できる断面である(矢印).
LA：左房，LV：左室，RV：右室，RA：右房

図9 左室Mモード（左側臥位）

心室中隔の奇異性運動（白矢印）と左室後壁の過大な動きを認める（黄矢印）.
IVS：心室中隔，LV：左室，
PW：左室後壁，RV：右室

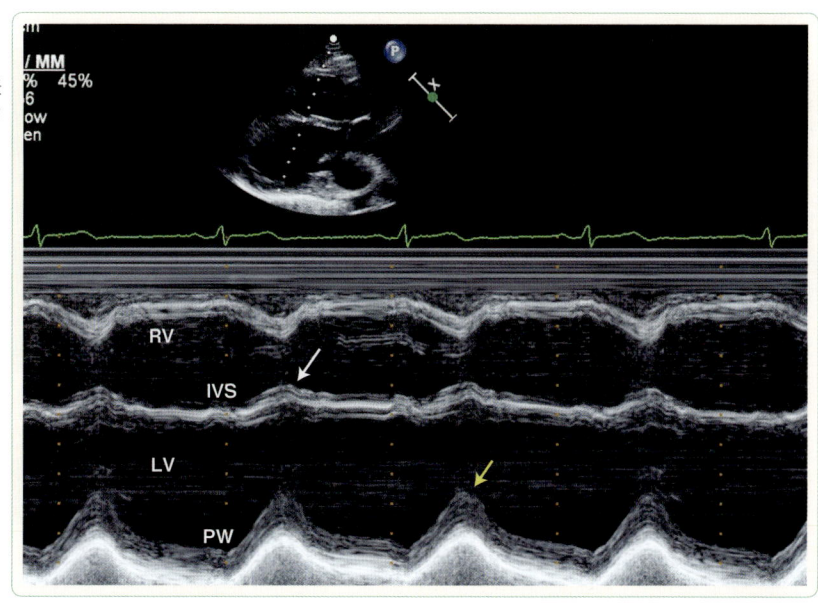

> **⚠ Pitfall** 右室の拡大と心室中隔の奇異性運動は，心房中隔欠損や中等度以上の三尖弁逆流などの右心容量負荷疾患でも認めるため，鑑別に注意が必要.

18 心膜欠損症

| 右側臥位での記録 | - 左側欠損例において，左側臥位で認めた特徴的な所見は，検査体位を**右側臥位にすることで，消失または軽減する**（図10 図11）．
- 右側心膜が存在し，心室拡張に対する抑制作用のため体位による変化を認める．
- 心膜完全欠損例は例外． |

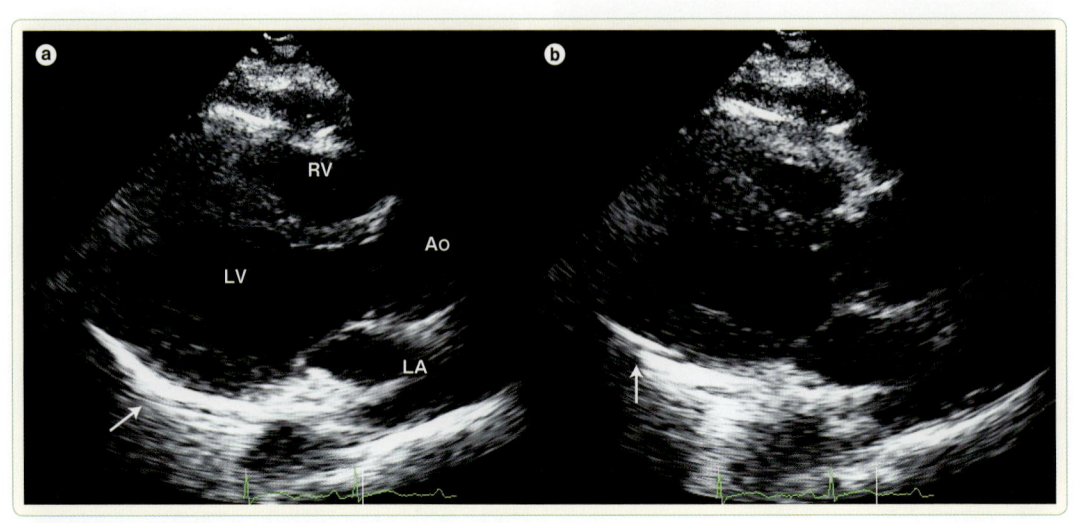

図10 ▶動画 胸骨左縁左室長軸断面（右側臥位）
a：拡張期，b：収縮期．右側臥位では，左側臥位で観察された特徴的な所見が消失している（矢印）．
Ao：大動脈，LA：左房，LV：左室，RV：右室

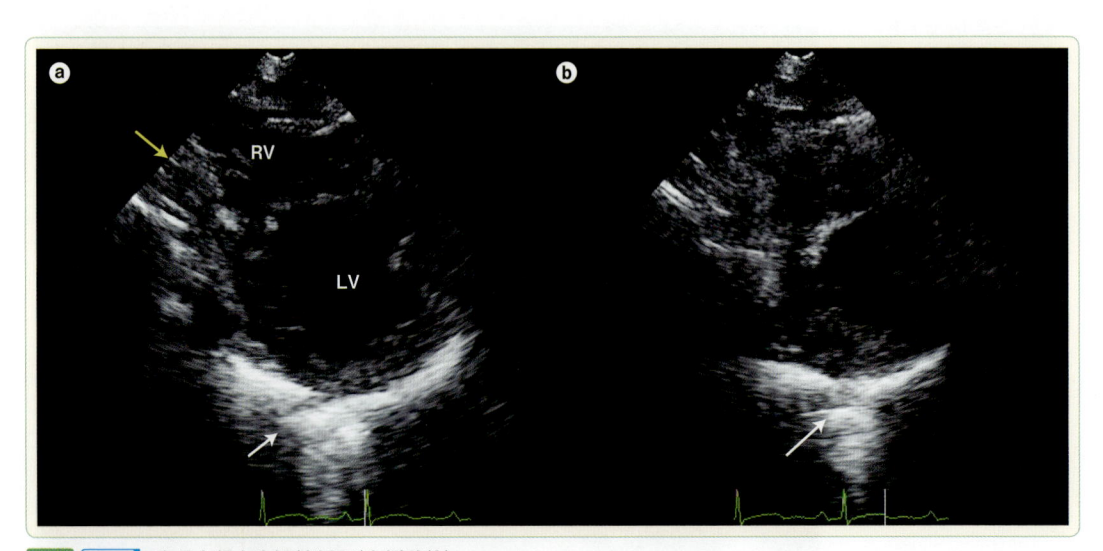

図11 ▶動画 胸骨左縁左室短軸断面（右側臥位）
a：拡張期，b：収縮期．左室後壁の落ち込む動きは消失し（白矢印），右室も縮小している（黄矢印）．
LV：左室，RV：右室

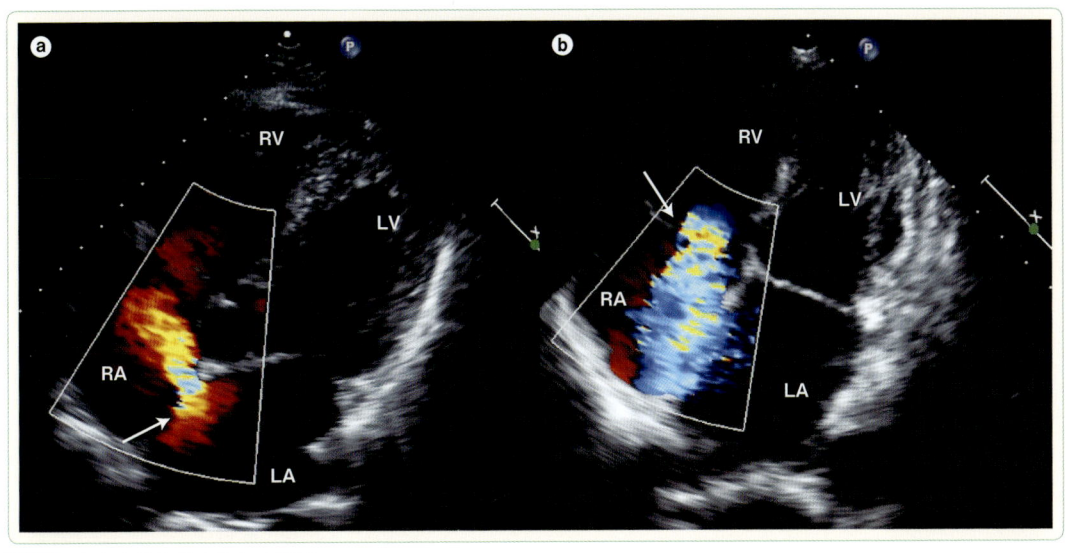

図12 右心容量負荷疾患との鑑別
a：心房中隔欠損，b：三尖弁逆流．カラードプラ法を用いることで，右心容量負荷疾患との鑑別が容易である．左胸壁四腔断面は，その鑑別に適した断面である．
LA：左房，LV：左室，RV：右室，RA：右房

> **Point** 心膜欠損症の特徴的なエコー所見と，右側臥位での記録を行う知識があれば，左側欠損の診断は比較的容易である．

> **Pitfall** **右心容量負荷疾患との鑑別**
> 右心容量負荷疾患である心房中隔欠損 ➡先天性心疾患 P8 や，中等度以上の三尖弁逆流 ➡心臓弁膜症 P72 との鑑別を行う場合，心房中隔欠損では二次孔以外に欠損がある症例や，三尖弁逆流では弁中心部以外または偏位して吹く逆流があるため，隅々まで詳細に観察する必要がある（図12）．

検査の進め方

		Bモード法 ➡基礎と撮り方 P14, 27, 86	Mモード法 ➡基礎と撮り方 P32, 78	ドプラ法 ➡基礎と撮り方 P36, 96		
				カラー	パルス	連続波
左側臥位	胸骨左縁左室長軸断面	□右室拡大 □左室後壁の下垂 □心室中隔奇異性運動 □<u>左室径, 左房径, 大動脈径</u>	□心室中隔奇異性運動 □<u>左室径, 左房径, 大動脈径</u>	□僧帽弁逆流		
	胸骨左縁左室短軸断面	□右室拡大 □左室後壁の下垂 □心室中隔奇異性運動				
	左胸壁四腔断面	□右室拡大 □左室後壁の下垂		□三尖弁逆流 □心房中隔短絡血流の有無		□<u>三尖弁逆流速度</u>
	心尖部四腔断面	□右室拡大 □左室後壁の下垂 □<u>modified Simpson法</u>		□僧帽弁逆流 □三尖弁逆流	□<u>僧帽弁輪速度波形</u>	□<u>三尖弁逆流速度</u>
	心尖部二腔断面	□<u>modified Simpson法</u>				
	心尖部長軸断面			□僧帽弁逆流	□<u>左室流入血流速度波形</u>	
仰臥位	心窩部断面	□<u>下大静脈径</u> □下大静脈の呼吸性変動				
右側臥位	胸骨左縁左室長軸断面	□右室の縮小 □左室後壁の下垂軽減 □心室中隔奇異性運動の軽減				

下線：計測項目

僧帽弁逆流 ➡心臓弁膜症 P60
三尖弁逆流 ➡心臓弁膜症 P72

文献
1) Oki T, et al: Cross sectional echocardiographic demonstration of the mechanisms of abnormal interventricular septal motion in congenital total absence of the left pericardium. Heart 77: 247-251, 1997
2) Fisher FD, et al: Congenital pericardial defect. JAMA 188: 78-81, 1964
3) Beppu S, et al: Significance of postural alterations in the echocardiographic diagnosis of congenital complete absence of the left pericardium. J Cardiovasc Ultras 7: 335-339, 1988

19 レフラー心内膜炎
Löffler's endocarditis

病態生理

- Hypereosinophilic syndrome（好酸球増加症候群）は，①末梢血中の好酸球増加（1500/mm³ 以上）が 6 カ月以上持続し，②心臓，神経，皮膚や肺などに臓器障害を認め，③好酸球増加の原因としてアレルギー疾患，膠原病，寄生虫感染や悪性腫瘍などが除外された場合に診断される[1,2]．
- 好酸球増加症候群に心病変の合併を認めた例は，Löffler 心内膜炎（レフラー心内膜炎）と呼ばれる．
- レフラー心内膜炎は，好酸球増加症候群の 50％前後に認め[3]，好酸球浸潤に伴う心内膜の線維化により，拘束型心筋症様の血行動態を呈することがあり，予後は不良である．

病期分類

- レフラー心内膜炎は，①心筋壊死期，②血栓形成期，③心筋線維化期の 3 段階に分類される（表1）[4]．

表1　レフラー心内膜炎の病期分類

分類	特長
心筋壊死期	臨床的には無症状 心エコー検査上，ほぼ正常 診断：心筋生検（病理所見上，好酸球の心内膜浸潤，心筋壊死，微小膿瘍形成を認める）
血栓形成期	心内膜の障害部位に血栓が形成される（両心室の心尖部が好発部位） 診断：心エコー検査，心臓 MRI
心筋線維化期	心筋の線維化が進行し，拘束型心筋症になる僧帽弁尖や腱索が硬化し，僧帽弁逆流を生じる 診断：心エコー検査，心臓 MRI

身体所見

- 症状は血栓形成期と心筋線維化期において認め，呼吸困難，胸痛，咳，動悸が主である[5]．
- 僧帽弁逆流を合併した例では，汎収縮期雑音を聴取する．

胸部レントゲン

- 心不全や僧帽弁逆流を合併した例では，肺血管陰影の増強，心陰影の拡大や両側の胸水貯留を認めるが，明らかな異常所見を示さないこともある（図1）．

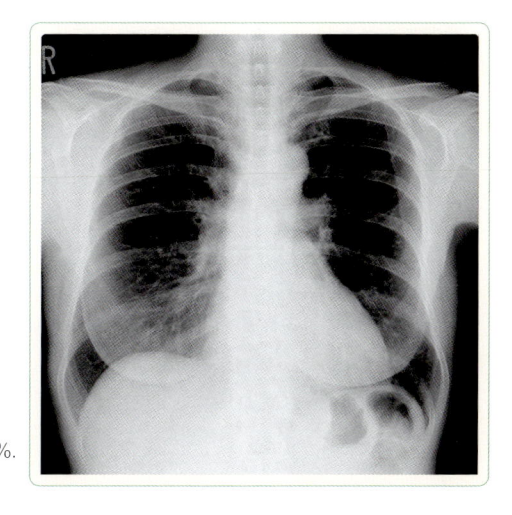

図1　レフラー心内膜炎例の胸部レントゲン
心陰影の拡大や胸水貯留は認めない．心胸郭比 49％.
画像提供：高田裕之先生（北関東循環器病院）

163

心電図

- T波陰転化，左房拡大，左室肥大，**右脚ブロック**（図2），**左軸偏位**，心室性期外収縮やⅠ度房室ブロックを認める[5]．

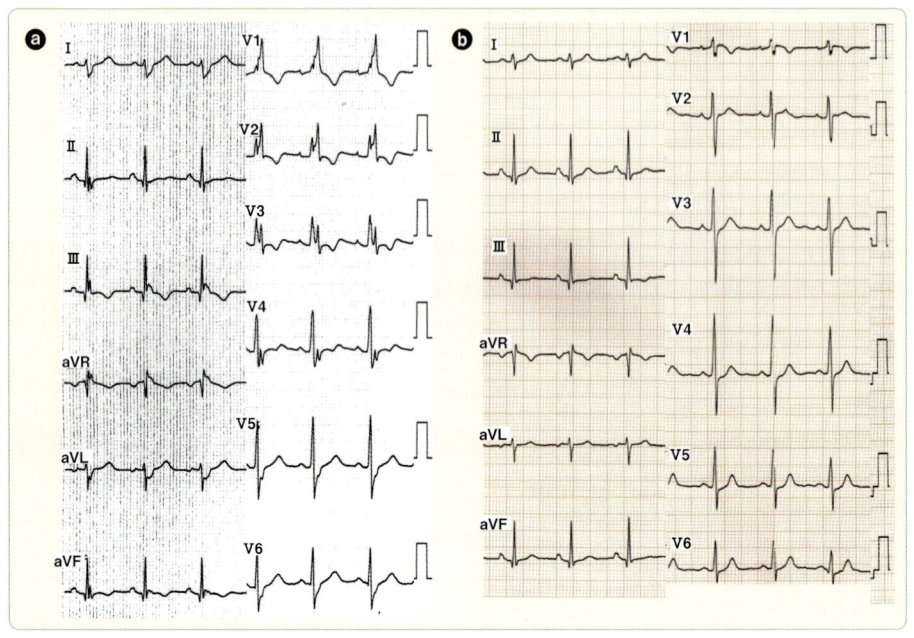

図2 レフラー心内膜炎例の心電図
a：入院時の心電図では，完全右脚ブロックと右軸偏位を認める．
b：ステロイド加療開始1カ月後の心電図では，完全右脚ブロックの改善を認める．
画像提供：高田裕之先生（北関東循環器病院）

治療法

- **ステロイド治療**〔プレドニゾロン（0.5〜1 mg/kg/日）〕を開始し，好酸球数減少の程度を目安に投与量を調整する．ステロイド治療抵抗例では，抗悪性腫瘍薬であるハイドロキシウレアやインターフェロンαが投与される．
- あるパターンの遺伝子変異を有した例では，分子標的治療薬であるイマチニブが有用である[2]．
- 心不全を合併した例では，通常の心不全例と同様，利尿剤，β遮断薬，レニン・アンジオテンシン系阻害薬などを投与する．
- 塞栓症の予防として抗凝固薬（ワルファリン）を投与する．
- 高度な僧帽弁逆流を合併した例では，外科的僧帽弁置換術が考慮される．

心エコー所見

- レフラー心内膜炎の特徴的な心エコー所見として，以下が挙げられる．
  - 左室もしくは右室心内膜の肥厚（図3 図4 図5 図6）．
  - 左室もしくは右室（図7）心尖部の壁在血栓．
  - 僧帽弁尖および腱索の肥厚や，それに伴う僧帽弁逆流[3]．

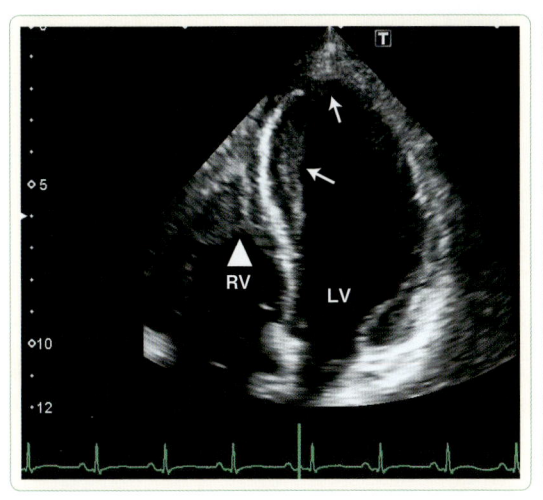

図3 ▶動画 レフラー心内膜炎例の心尖部四腔断面
左室中隔(中部と心尖部)の肥厚(白矢印)および右室心尖部の血栓(白矢頭)を認める．
画像提供：高田裕之先生(北関東循環器病院)
LV：左室，RV：右室

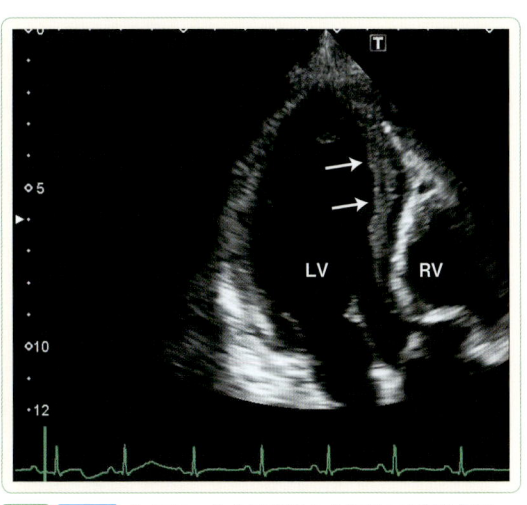

図4 ▶動画 レフラー心内膜炎例の心尖部左室長軸断面
左室前壁中隔(中部と心尖部)の肥厚(白矢印)を認める．
画像提供：高田裕之先生(北関東循環器病院)
LV：左室，RV：右室

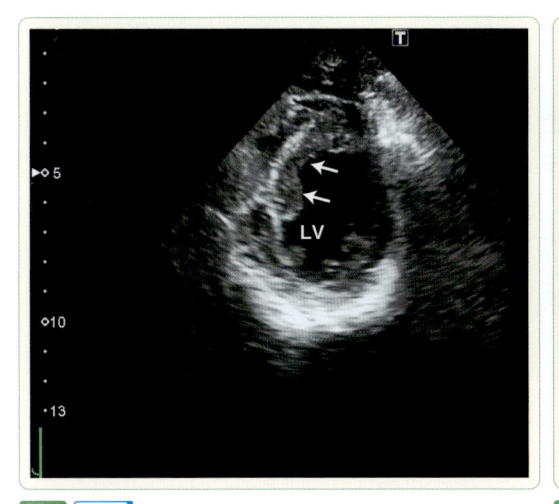

図5 ▶動画
レフラー心内膜炎例の胸骨左縁左室短軸断面
左室中隔および前壁中隔の肥厚(白矢印)を認める．
画像提供：高田裕之先生(北関東循環器病院)
LV：左室

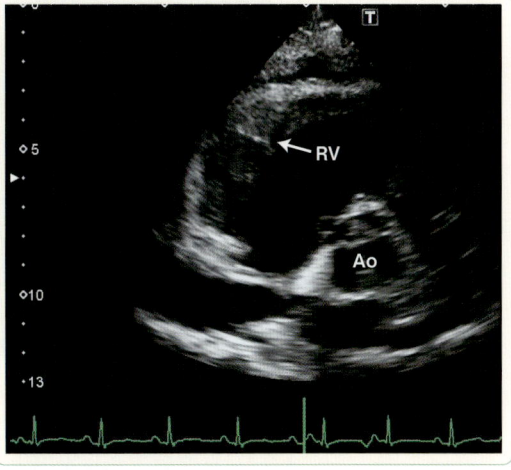

図6 ▶動画 レフラー心内膜炎例の大動脈短軸断面
右室中部の肥厚(白矢印)を認める．
画像提供：高田裕之先生(北関東循環器病院)
Ao：大動脈，RV：右室

図7 ▶動画 レフラー心内膜炎例の傍胸骨四腔断面
左室中隔（中部）の肥厚（白矢印）および右室心尖部の血栓（白矢頭）を認める．
画像提供：高田裕之先生（北関東循環器病院）
LV：左室，RV：右室

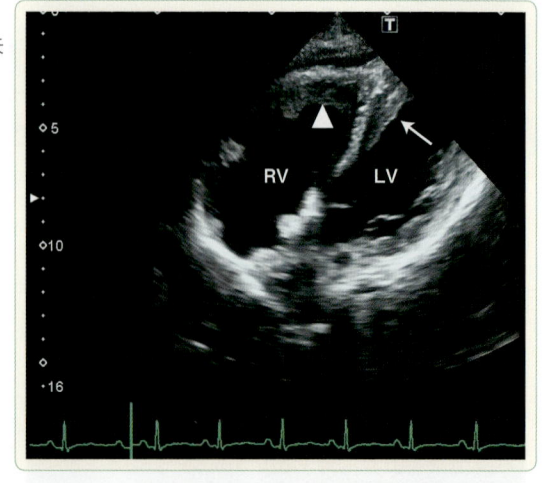

- 心内膜の肥厚および線維化が広範囲に及んだ例では，**拘束型心筋症様**のドプラ所見〔拡張早期波（E波）と心房収縮期波（A波）の比 E/A 2以上，E波減速時間（DcT）の短縮，**拡張早期僧帽弁輪部速度（E'）の低下**〕や心房拡大を認める（図8）．

図8
レフラー心内膜炎例の組織ドプラ所見
左室側壁の拡張早期僧帽弁輪部速度（E'）は6.8 cm/sと低下を認める．
画像提供：高田裕之先生（北関東循環器病院）

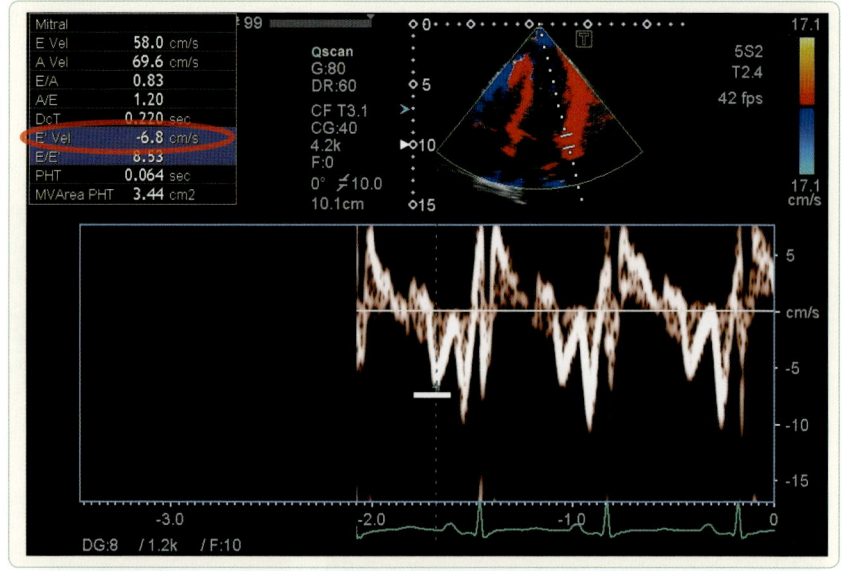

- **好酸球増加症候群**では，初回の心エコー検査で正常所見でも，定期的に検査を行い，重要な予後規定因子である心病変の合併（つまりレフラー心内膜炎の出現）の有無を評価することが重要である．

💡 **Point** 両心室の大きさや収縮能および血栓の有無だけでなく，心筋組織性状（炎症や内膜の線維化）も評価可能な **心臓 magnetic resonance imaging（MRI）** は，レフラー心内膜炎の診断に有用[6]とされる．**レフラー心内膜炎**が疑われる例では，心エコー検査に加えて心臓MRIを施行するとよい．

検査の進め方

	Bモード法 ➡基礎と撮り方 P14, 27, 86	Mモード法 ➡基礎と撮り方 P32, 78	ドプラ法 ➡基礎と撮り方 P36, 96 カラー	パルス	連続波
胸骨左縁左室長軸断面	□内膜肥厚部厚 □僧帽弁尖，腱索の肥厚 □心膜液貯留 □左房拡大	□左房径 □左室径 □左室壁厚	□僧帽弁逆流		
胸骨左縁左室短軸断面	□内膜肥厚部厚 □左室壁運動				
右室流入路長軸断面	□内膜肥厚部厚 □右室心尖部血栓厚		□三尖弁逆流		□三尖弁逆流速度
左胸壁四腔断面	□内膜肥厚部厚 □右室心尖部血栓厚		□三尖弁逆流		
心尖部四腔断面	□左室駆出率 　（modified Simpson 法） □内膜肥厚部厚 □左室および右室心尖部血栓厚 □左室壁運動		□僧帽弁逆流 □三尖弁逆流	□僧帽弁輪部速度波形	□三尖弁逆流速度
心尖部二腔断面	□左室駆出率 　（modified Simpson 法） □内膜肥厚部厚 □左室心尖部血栓厚 □左室壁運動				
心尖部長軸断面	□内膜肥厚部厚		□僧帽弁逆流	□左室流入血流速波形	
心窩部下大静脈断面	□下大静脈径				

下線：計測項目
僧帽弁逆流 ➡心臓弁膜症 P60
三尖弁逆流 ➡心臓弁膜症 P72

19 レフラー心内膜炎

文献
1) Chusid MJ, et al: The hypereosinophilic syndrome: analysis of fourteen cases with review of the literature. Medicine (Baltimore) 54: 1-27, 1975
2) Kleinfeldt T, et al: Cardiac manifestation of the hypereosinophilic syndrome: new insights. Clin Res Cardiol 99: 419-427, 2010
3) Ommen SR, et al: Clinical and echocardiographic features of hypereosinophilic syndromes. Am J Cardiol 86: 110-113, 2000
4) Leiferman KM, et al: Hypereosinophilic syndrome: case presentation and update. J Allergy Clin Immunol 113: 50-58, 2004
5) Parrillo JE, et al: The cardiovascular manifestations of the hypereosinophilic syndrome: peospective study of 26 patients, with review of the literature. Am J Med 67: 572-582, 1979
6) Porto AG, et al: Diagnosing cardiac involvement in the hypereosinophilic syndrome by cardiac magnetic resonance. Am J Cardiol 112: 135-136, 2013

20 悪性リンパ腫／白血病
malignant lymphoma/leukemia

頻度

- 心臓の原発性腫瘍はもともと稀な疾患である．剖検記録から調べた研究によれば，心臓の原発性腫瘍は0.02％と言われている．
- 心臓原発性のリンパ腫はさらに稀であるといわれている．その有病率は原発性心臓腫瘍の1〜2％であるとされている[1]．
- 一方，胸腔内あるいは胸腔外の悪性リンパ腫が，心臓にも出現することは，比較的よく遭遇することであるので，リンパ腫自体が心臓に出現することは稀であるとはいえない．心臓の転移性腫瘍の13.6％がリンパ腫であるという報告や，剖検で，ホジキンリンパ腫の18％，非ホジキンリンパ腫の18％に心臓浸潤があったという記載もある[2]．
- リンパ腫は生検が必須であり，診断がつかなければ，強力な化学療法も実施できない．原発性心臓悪性リンパ腫のように，心臓だけにしか病巣がない悪性リンパ腫は確定診断が困難で，原発性心臓リンパ腫は，浸潤も強い上に進行が早いので，急速に進行し生命予後も不良である．いかに早く診断するかが，その生命予後を握っているといってもよい．
- 悪性リンパ腫は，社会の高齢化に伴い，遭遇する機会が増えてきている．心臓の原発腫瘍で悪性リンパ腫が占める割合は非常に少ないと多くの統計は記載しているが，実際には，診断されずに不幸の転機をたどっている患者が多いため，その実数はもっと多いのであろうと思われる．
- 房室ブロックで発症することが多いが，急性冠症候群の形で発症するものもいる．

白血病と心臓浸潤

- 造血器系腫瘍の心臓浸潤は，圧倒的にリンパ腫が多いが，白血病の髄外浸潤もみられる．急性白血病で，腫瘍細胞が心臓に浸潤し，臨床症状をきたすことは少ない．急性骨髄性白血病の**顆粒球肉腫**が心臓に出現することもあり得るが稀である．
- 慢性骨髄性白血病では，心臓や心膜への白血病細胞の浸潤は比較的よくみられるが，臨床症状が出現することは急性白血病よりも稀である．

基礎知識

- 原発性心臓悪性リンパ腫は，心膜あるいは心臓にのみ発現するリンパ腫である．組織学的には，T細胞性リンパ腫，未分化細胞性リンパ腫，形質芽細胞性リンパ腫もあるが，圧倒的に多いのが**びまん性大細胞型B細胞性リンパ腫**（diffuse large B-cell lymphoma）である．びまん性大細胞型B細胞性リンパ腫は化学療法によく反応すると記載されている．
- 原発性心臓悪性リンパ腫は，免疫力が低下した患者，（AIDSや，免疫抑制剤を使用している患者，心移植患者）に生じることが一般的である．
- しかし，免疫能正常な患者でも生じることがある[3]．原発性心臓悪性リンパ腫は通常，40歳代以降に起きる．子供の発症は稀である．
- AIDS患者では圧倒的に男性の発症が多い．またHIV感染者に発症する原発性心臓悪性リンパ腫は，より浸潤性が強いものが多い免疫芽細胞性リンパ腫が多い．

- 原発性心臓悪性リンパ腫は右心系を犯しやすい．右房が最も高頻度に犯される心腔である[4]．
- 好発部位は，**右房，右室，左室，左房，心室中隔の順**であると 2011 年に多くの報告をまとめた総説に記載されている．稀に三尖弁輪と三尖弁から生じるという記載もある．どうしてこのような好発部位になるのかは，わかっていない．
- 心エコー図で検出しやすい部位は大動脈周囲，心房中隔，右室，左室（室間溝の近傍）ではないかと思われる．

臨床症状

- 特徴的な症状があるわけではない．
- 症状は，どの心臓の部分にリンパ腫が出現するかに依存している．
- 頻度の高い臨床症状は，**心膜液貯留，房室ブロック**，心不全である．ただし，下大静脈や上大静脈の閉塞症状，大動脈弁狭窄，収縮性心膜炎様の病像を呈するという報告もある．
- 右室流出路を閉塞して，低心拍出量状態の心不全で発症する例もある．このような例では，生前診断が困難である．
- 心臓の症状のほかに，体重減少や発熱，盗汗のような症状や塞栓症状を伴うこともある．
- 表1 に今までに報告された症状を列記した．

表1 臨床症状

臨床症状	患者数	%
呼吸困難	17	20
顔面浮腫	8	10
喘鳴	8	10
頸静脈怒脹	8	10
末梢浮腫	7	8
失神	6	6
盗汗	6	6
空咳	4	5
発熱	4	5
神経学的所見	4	5
体重減少	3	4
奇脈	3	4
肝腫大	2	2
腹水	2	2
肺基部の呼吸雑音	1	1
眩暈	1	1
全身掻痒感	1	1
合計	85	100

文献 4 より引用．

診断

- 症状が多彩で，疾患自体が稀であるから，想起すらされないことが多く，診断は，なかなかつかないことが多い．
- 心エコー図をとれば診断されるであろうが，体重減少や喘鳴だけでは，なかなか心エコー図検査の実施に至らないことも稀ではない．
- 診断の遅れは，原発性心臓悪性リンパ腫の予後を不良にする．よって，早期にリンパ腫を想起し，正しい診断をつけるために臨床的な評価が必要である．

心電図

- 心電図ではさまざまな所見が出現するが，原発性心臓悪性リンパ腫に特徴的な所見があるわけではない．
- 完全房室ブロックは原発性心臓悪性リンパ腫の最も多い心電図所見である．心電図所見は，化学療法が奏功すると改善する．特に房室ブロックは化学療法とともに改善することが一般的である．
- 表2 に示したような所見がみられる．文献によっては，心臓リンパ腫の患者で，房室ブロックで患者の状態が安定してれば，ペースメーカー植え込みを遅らせて，先に化学療法をしてもよいというような記載もみられるが，筆者はそうは思わない．
- 心臓のリンパ腫はかなり進行が早く，1週間単位で進行し，あっという間に致命的になることが稀でないからである．
- 図1 は，心房細動を呈しており，トロポニンT陽性と胸部不快感で紹介された症例2（90歳女性）の心電図である．心房細動を示し，Ⅱ，Ⅲ，aVFでSTが上昇している．V1とV2はQS波形で，胸部誘導は時計方向回転を示している．左軸偏位があり，一見すると右室負荷のようにも見えるが，ST上昇の説明がつかない．この症例は右房，右室壁に腫瘍があり，右室腔をほとんど閉塞してしまうくらいであった（図5b 図9 参照）．
- 図2 は症例3（61歳男性）の心電図である．PQ時間が異常に延長しており，さらに2：1の房室ブロックを示している．時にブロックはさらに悪化し，高度房室ブロックを呈することもあった．この症例は電気軸も，胸部誘導の移行帯も正常であるが，左胸部誘導のR波が減高している．これは心膜液の貯留によるものである．化学療法により，房室ブロックや低電位は消失した．

表2 心電図

臨床症状	患者数	%
完全房室ブロック	6	19
QRS波 低電位	5	16
徐脈	4	13
心房粗動	4	13
右脚ブロック	4	13
心房細動	3	10
2度の房室ブロック	2	7
T波の逆転	2	7
期外収縮	2	7
合計	32	100

文献4より引用．

図1 心電図（症例2）
心房細動で，肢誘導では左軸偏位，胸部誘導では大きく時計方向回転を示している．

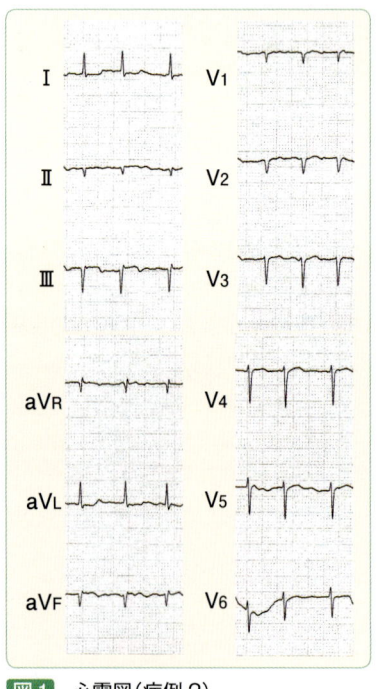

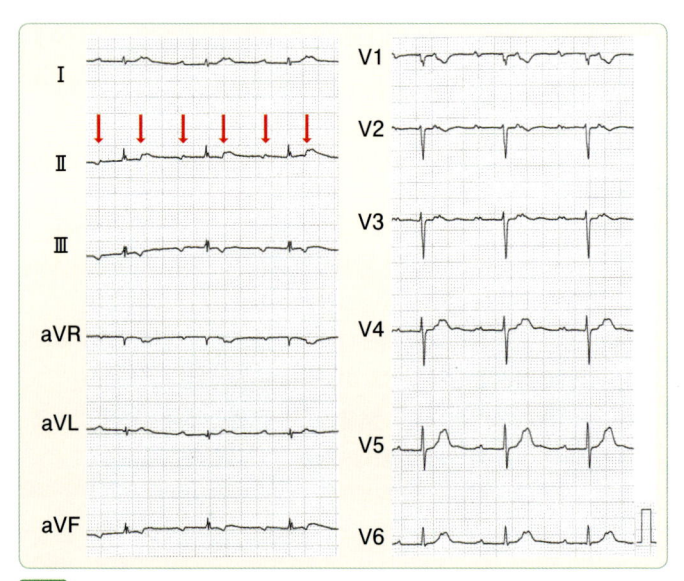

図2 心電図（症例3）
心拍数は57/分であるが，矢印で示したように114/分のP波がみられ，2：1房室ブロックであることがわかる．またV5，V6のR波が減高している．

胸部レントゲン

- 心膜液が貯留していれば，心拡大を認める．右心系の内腔のみならず，心外膜にも腫瘍が発育することがあるので，縦隔陰影の異常がみられることもある．

血液学的所見

- 赤沈やCRPは増加していることがあるが，必須ではない．
- LDHが増加している場合が多いが，その程度は比較的軽度で，非特異的として看過されることがある．
- 白血球増加や肝機能異常も報告されているがどれも非特異的である．

ガリウムシンチグラム

- 悪性リンパ腫では，ガリウムの強い取り込みが観察される．よって，悪性リンパ腫を疑ったら，まずガリウムシンチを行う（図3）．
- 横紋筋肉腫ではガリウムの取り込みはないのが一般的である．

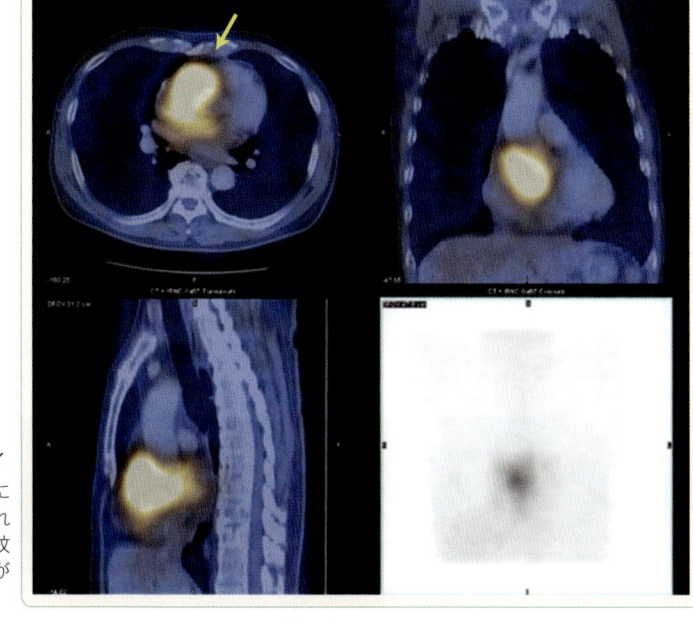

図3 症例3のガリウムシンチグラフィ
ガリウムシンチグラムでは，心臓（右心系）に一致して強い取り込みが観察される．これは悪性リンパ腫の特徴的な所見であり，横紋筋肉腫ではガリウムの取り込みはないのが一般的である．

生検

- 化学療法を実施するにあたっては，生検による組織診断が必要となる．
- 心膜液が採取できる場合は，心膜液から細胞を得ることができることがある．
- 心膜液の量が少ない場合には，心膜穿刺ができないので，心筋生検を実施することになる．開胸して生検するか，カテーテル的に生検するかは，心エコー図で腫瘍が心臓のどこに存在するかをみた上で，さらに心内膜下に腫瘍があるか心外膜に近い部分にあるかを判断して，生検を実施する．

治療法

- 外科的な切除は困難であるので，化学療法が中心となる．びまん性大細胞型B細胞性リンパ腫の場合，CHOP（cyclophosphamided, oxorubicin, vincristine and prednisone）療法にリツキシマブを加えたR-CHOPが標準的な治療である．

心エコー所見

- 心臓の腫瘍の種類を心エコーだけで確定診断することは不可能である．粘液腫や乳頭状線維弾性腫は，頻度も多いし，好発部位や性状から，ある程度診断可能である．
- リンパ腫も，その特徴を知れば，リンパ腫ではないかと想起することが可能となる．
- 原発性心臓悪性リンパ腫は心臓腫瘍の中でも稀であると記載されているが，実際はかなり遭遇する機会が多い．これは，社会の高齢化によりその頻度が増えたことと，心エコーを実施しないこと，また心エコーで見逃していること，心エコーで腫瘍を見つけたが，進行が速いために診断がつく前に他界してしまうことなどが考えられる．
- 筆者は4例の原発性心臓悪性リンパ腫を経験している．全例が60歳以上であり，2例は85歳以上（症例2，4）であった．特に免疫機能低下を有する患者でもなかった．

長軸像

- 長軸像で見逃してはいけないポイントは，大動脈の基部である．図4から図7まで4例の長軸像を示したが，ここで特徴的な部分は大動脈と左房の間に腫瘍がみられることである．
- この部分にリンパ腫は高頻度に出現する．大動脈の前方で右室に接した部分にも腫瘍がみられる症例もいるが，初期の所見は，大動脈と左房の間にみられることが多いのではないだろうか．

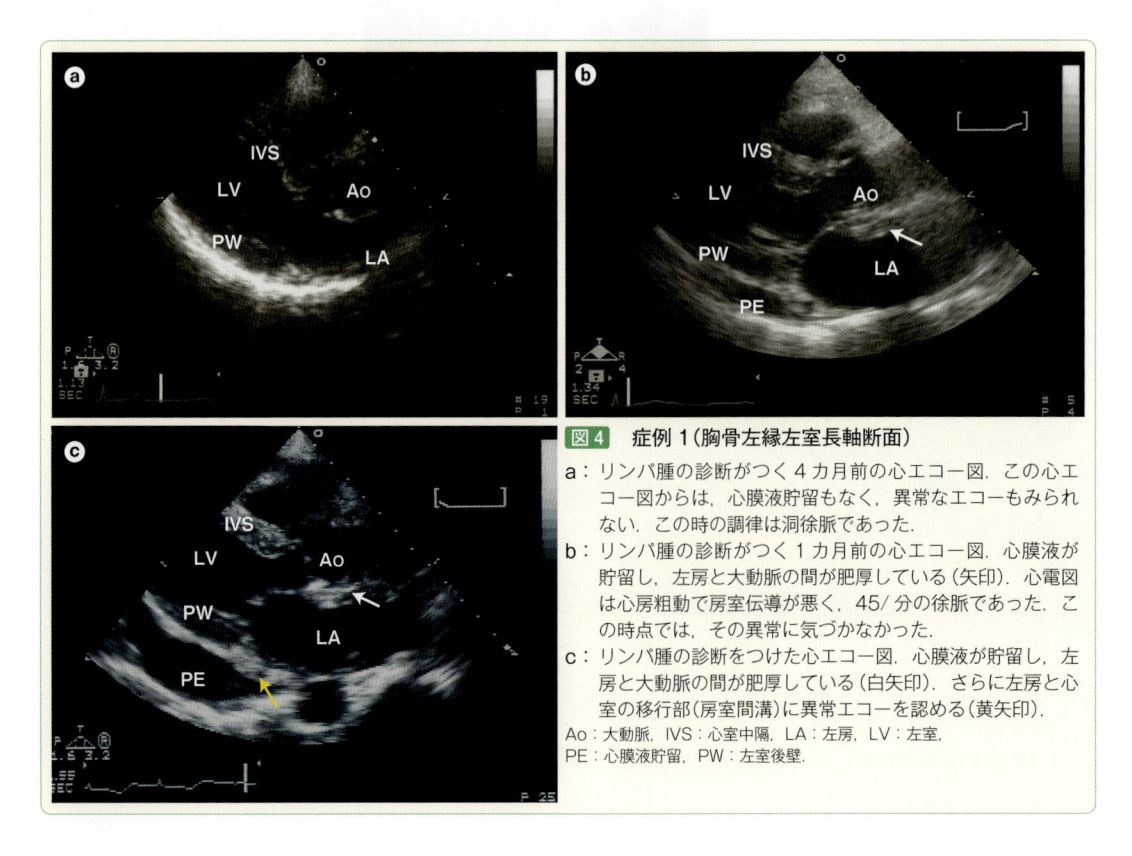

図4　症例1（胸骨左縁左室長軸断面）

a：リンパ腫の診断がつく4カ月前の心エコー図．この心エコー図からは，心膜液貯留もなく，異常なエコーもみられない．この時の調律は洞徐脈であった．

b：リンパ腫の診断がつく1カ月前の心エコー図．心膜液が貯留し，左房と大動脈の間が肥厚している（矢印）．心電図は心房粗動で房室伝導が悪く，45/分の徐脈であった．この時点では，その異常に気づかなかった．

c：リンパ腫の診断をつけた心エコー図．心膜液が貯留し，左房と大動脈の間が肥厚している（白矢印）．さらに左房と心室の移行部（房室間溝）に異常エコーを認める（黄矢印）．

Ao：大動脈，IVS：心室中隔，LA：左房，LV：左室，PE：心膜液貯留，PW：左室後壁．

172　20　悪性リンパ腫／白血病

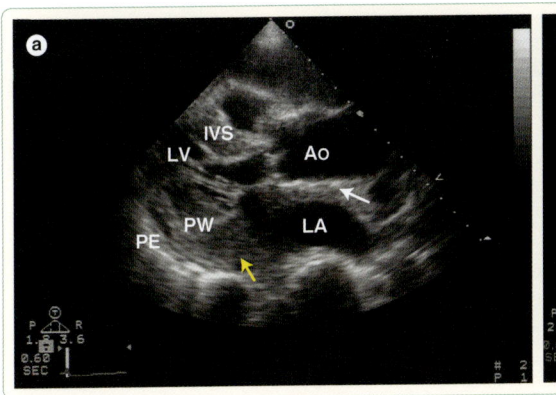

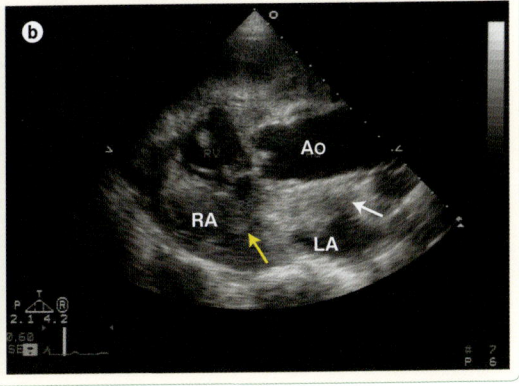

図5 症例2(胸骨左縁左室長軸断面)

a：少量の心膜液がみられる．左房と大動脈の間が肥厚している(白矢印)．さらに左房と心室の移行部(房室間溝)に異常エコーを認める(黄矢印)．
b：aの画像を少し傾けると，大動脈を囲むように腫瘍が広がっていることがわかる(白矢印)．さらに右房にも腫瘍を認める(黄矢印)．
Ao：大動脈，IVS：心室中隔，LA：左房，LV：左室，PE：心膜液貯留，PW：左室後壁，RA：右房

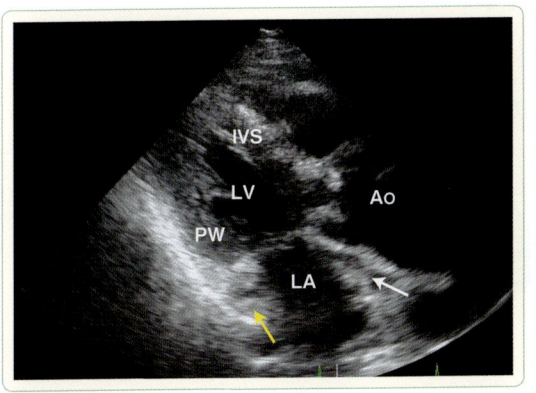

図6 症例3(胸骨左縁左室長軸断面)

左房と大動脈の間に腫瘍が見える(白矢印)．さらに左房と心室の移行部(房室間溝)に異常エコーを認める(黄矢印)．心膜液はみられない．心電図は高度房室ブロックを示していた．
Ao：大動脈，IVS：心室中隔，LA：左房，LV：左室，PW：左室後壁

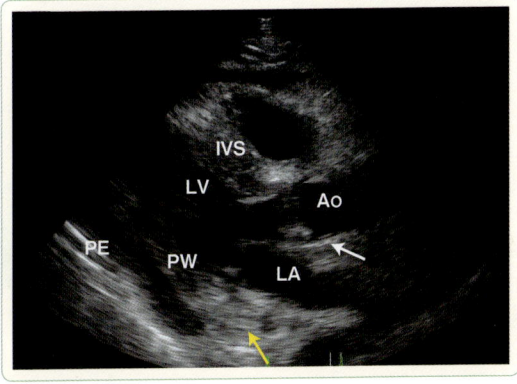

図7 症例4(胸骨左縁左室長軸断面)

左房と大動脈の間に腫瘍が見える(白矢印)．さらに左房と心室の移行部から左房後方に腫瘍を認める(黄矢印)．心膜液を少量認める．
Ao：大動脈，IVS：心室中隔，LA：左房，LV：左室，PE：心膜液貯留，PW：左室後壁

短軸像	● 短軸像を 図8 から 図11 までに示した．短軸像においてみられる腫瘍分布は，長軸像で認められた大動脈と左房の間隙以外は，さまざまである．
	● とはいっても，右心系に圧倒的に多く腫瘍が分布していることがわかる．三尖弁輪から，右室流出路，心房中隔が主な分布領域である．
	● 提示した4例の中で，最も腫瘍が広範に浸潤していた症例は，症例2である．
	● 図9 に示したように，右房から右室にまで広がっている．
	● 図11 に示した症例4も同じような分布をしている．
	● 図8 に示した症例1では，右室後壁から室間溝，左室下壁にかけて腫瘍が広がっている．

20 悪性リンパ腫／白血病

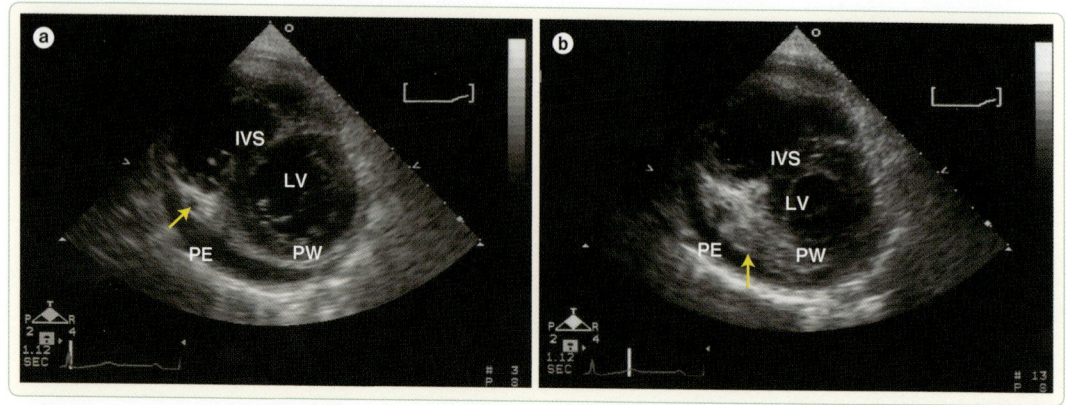

図8 症例1（胸骨左縁左室短軸断面）

IVS：心室中隔，LV：左室，PE：心膜液貯留，PW：左室後壁

a：図4cで示した長軸像と同時期に記録した拡張期短軸像である．心膜液がみられる．さらに室間溝に異常エコーを認める（黄矢印）．
b：aの収縮期である．少量の心膜液がみられる．室間溝に大きな腫瘍が確認できる（黄矢印）．

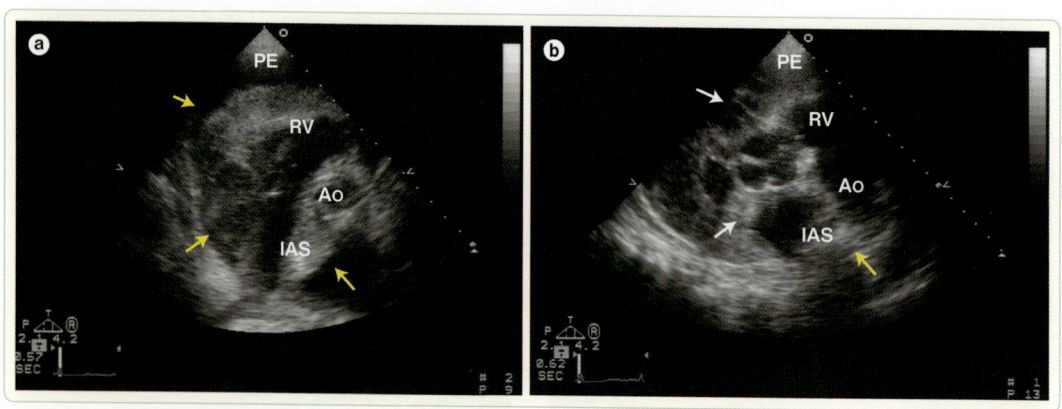

図9 症例2（胸骨左縁左室短軸断面）

Ao：大動脈，IAS：心房中隔，PE：心膜液貯留，RV：右室

a：血圧低下を示して入院した症例．右室前面に心膜液がみられる．さらに右室前面に腫瘍があり，三尖弁輪から右房まで広がっている．大動脈の周囲から，心房中隔にも腫瘍が広がっている（黄矢印）．
b：aを少し上に傾けた画像．右房から右室流出路にかけて腫瘍が内腔を占拠している（白矢印）．心房中隔にも腫瘍が広がっている（黄矢印）．

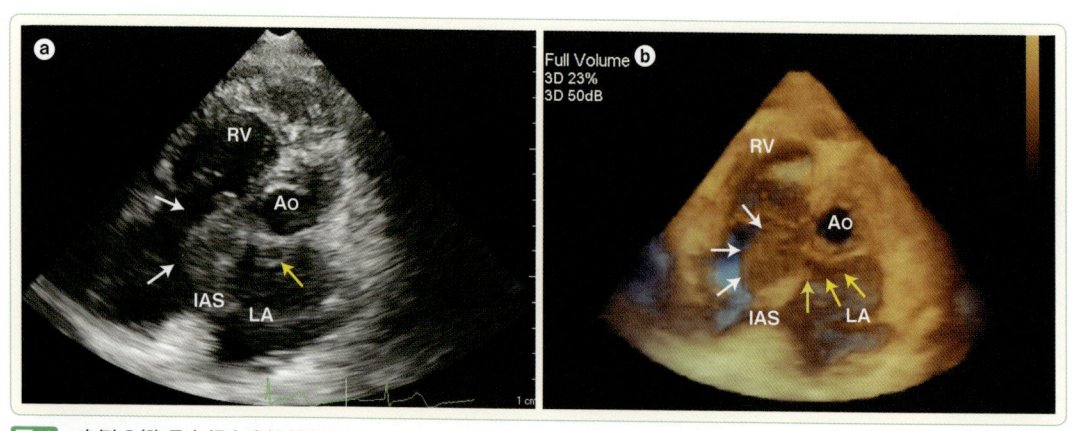

図10 症例3（胸骨左縁左室短軸断面）

Ao：大動脈，IAS：心房中隔，LA：左房，RV：右室

a：高度房室ブロックを呈した症例3では，大動脈無冠尖から三尖弁付着部，心房中隔付近から右房内に突出するように腫瘍がある（白矢印）．ちょうど，このあたりが房室結節にあたる部分である．また，大動脈後壁―左房前壁にも腫瘍が存在する（黄矢印）．
b：aを三次元エコーで観察すると，右房内に突出する腫瘍が明らかである（白矢印）．また，大動脈後壁―左房前壁に見えていた腫瘍は，右房内に突出していた腫瘍と連続していることがわかる（黄矢印）．

図11　症例4（胸骨左縁左室短軸断面）

症例4は，発熱で入院となった93歳男性である．発熱精査の過程で，心エコー図が実施され，診断にいたった．少量の心膜液貯留があり，右室前面から三尖弁輪にいたるまで腫瘍が広がっている．腫瘍は右室，右房内にも広がり，右室内の腫瘍は可動性を有した塊であった（白矢印）．大動脈の周囲から肺動脈にいたるまで腫瘍が広がっている（黄矢印）．この患者は発熱精査中にどんどんと呼吸循環の状態が悪化し，人工呼吸器をつけるまでにいたった．心膜穿刺液から，びまん性大細胞型B細胞性リンパ腫が検出されR-CHOP療法を実施した．著効し，2週間後に抜管した．
Ao：大動脈，IAS：心房中隔，LA：左房，RV：右室．

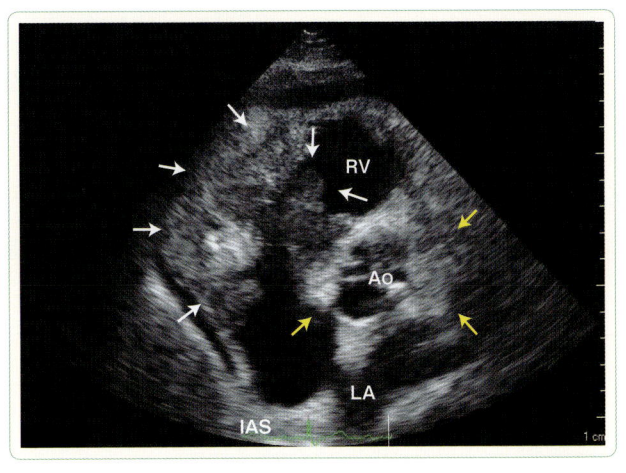

四腔像	● 長軸像と短軸像で，ほぼ腫瘍の分布はわかる．図12に症例3の四腔像を示したが，右房内の腫瘍が確認できる．

図12　症例3（四腔像）

図10 に示した症例3の四腔像である．右房内に腫瘍がみられる（白矢印）．また僧帽弁輪にも腫瘍があることがわかる（黄矢印）．
LA：左房，LV：左室，RA：右房．RV：右室．

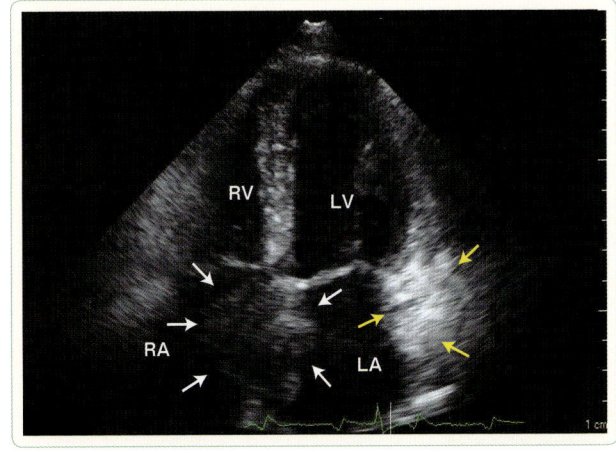

心膜液貯留	● 心膜液の貯留はよくみられる．心膜液の量はさまざまであるが，振り子様運動を呈するような大量の心膜液は少ない．

検査の進め方

	Bモード法 ➡基礎と撮り方 P14, 27, 86	Mモード法 ➡基礎と撮り方 P32, 78	ドプラ法 ➡基礎と撮り方 P36, 96	
			カラー	連続波
胸骨左縁左室長軸断面	□大動脈と左房の間に異常エコー □大動脈周囲に異常エコー □左房と心室の移行部（房室間溝）に異常エコー □左房後方に異常エコー □心膜液貯留	□心膜液貯留		
胸骨左縁左室短軸断面	□右室前面に異常エコー □三尖弁輪から右房におよぶ異常エコー □心房中隔の肥厚（異常エコー）	□心膜液貯留		
心尖部四腔断面	□右房，右室にみられる異常エコー		□三尖弁逆流	□<u>三尖弁逆流速度</u> （肺高血圧の有無を見る）

下線：計測項目

三尖弁逆流 ➡心臓弁膜症 P72

文献
1) Chim CS, et al: Primary cardiac lymphoma. Am J Hematol 54: 79-83, 1997
2) O'Mahony D, et al: Cardiac Involvement with Lymphoma: A Review of the Literature. Clin Lymphoma Myeloma 8: 249-252, 2008
3) Ceseroli GL, et al: Primary cardiac lymphoma in immnocompetent patients. Cancer 80: 1497-506, 1997
4) Miguel CE, et al: Primary cardiac lymphoma. Int J Cardiol 149: 358-363, 2011

心エコーハンドブック 心筋・心膜疾患 | 索引

あ
悪性リンパ腫	168
圧負荷	45
アドリアシン	112
アミロイドーシス	3, 44
アルギU細粒	102
アルコール依存症	82
アントラサイクリン心筋症	112

い
異常Q波	55, 76, 95, 113
イソジンゲル	144
一次性心筋症	2
陰性T波	10, 95

う
右脚ブロック	74, 76, 164
右軸偏位	157
右室拡大の評価	39
右室拡張能の評価	41
右室収縮能の評価	40
右室心内膜の肥厚	165
右室性Ⅲ音	46
右室の虚脱	137
右室負荷	157
右室面積変化率	40
右心不全	54
右心不全症状	46
右心容量負荷疾患	159
右側臥位	156
右房圧	62
右房の虚脱	136
埋め込み型除細動器	19

え
エコーフリースペース	136, 142
エルカルチン錠	102

遠心性左室肥大	68

か
回転楕円体	27
化学療法	168
拡張型心筋症	1, 25, 80, 103, 119
拡張期順行波	5, 50
拡張機能傷害	66
拡張早期の最大運動速度	5
拡張早期波	5, 17, 41, 50, 126, 151, 166
拡張相肥大型心筋症	4, 98
拡張中期波	17
拡張能の指標	31
過収縮	84
家族性突然死症候群	4
下大静脈径	107
脚気心	82
ガリウムシンチ	170
顆粒球肉腫	168
カルチノイド	44
簡易ベルヌーイ式	32
肝静脈血流波形	151
完全房室ブロック	170
冠動脈支配領域	58

き
奇異性運動	159
起坐呼吸	25
偽前壁心筋梗塞パターン	46
奇脈	134, 148
脚ブロック	122
逆流性収縮期雑音	25, 75
球状血栓	33
求心性左室肥大	68
求心性モデリング	68
急性心筋炎	6, 119
急性心膜炎	7

177

胸郭変形	89
胸腔内圧	138
胸腔内圧と心腔内圧の解離	147, 152
局所壁運動異常	80
虚血性心筋症	54
虚血性僧帽弁逆流評価	59
虚脱	131, 136〜138
筋ジストロフィー	87
筋生検	103

く

腔の硬さ	5
駆出性雑音	156

け

経皮的中隔心筋焼灼術	20
外科的心筋切除術	20
劇症型心筋炎	6, 119
血管新生阻害薬	112
血行動態	4
血栓形成期	163
血栓塞栓症	44
ゲノムワイドシークエンス	103
原発性心臓悪性リンパ腫	168

こ

コアグラタンポナーデ	133, 140
抗癌剤	44
抗凝固療法	47
高血圧性心筋症	66
高血圧性心疾患	4
好酸球増加症	44
好酸球増加症候群	163
高心拍出量状態	82
拘束型心筋症	1, 44, 163, 166
酵素補充療法	95
高電位	66
高度房室ブロック	74, 76
呼吸性変動	138
コントラストエコー	22, 145, 146

さ

左脚ブロック	46, 55
サザンプロット解析	103
左軸偏位	164
左室充満圧	70
左室16分画	58
左室 longitudinal strain	50
左室拡張気圧	138
左室拡張能障害	94
左室拡張能の評価	17, 30
左室拡張末期圧	30
左室駆出率	4
——が維持された心不全	69
——が低下した心不全	69
——の評価	69
左室形態の分類	68
左室高電位	26
左室後壁基部の菲薄化	97
左室収縮能障害	94
左室収縮能の評価	28
左室収縮不全	74
左室充満圧	5
——の評価	70
左室心内膜の肥厚	165
左室側高電位	95
左室緻密化障害	89
左室内血栓	44, 63, 107
左室肥大	66, 68, 94
左室びまん性収縮機能低下	25
左室リモデリング	59
左室流出路狭窄	4
左室流入血流	5
左室流入血流速波形	30, 70
左心不全	54
左心不全症状	94
左側欠損	156
左房内血栓	50
左房の虚脱	138
サルコイドーシス	44
産褥心筋症	106
三尖弁逆流速度波形	126
三尖弁輪収縮期移動距離	40

三尖弁輪壁運動速度	41

し

弛緩能	5
軸変位	76
四肢浮腫	83
肢帯型筋ジストロフィー	92
湿性ラ音	84, 106, 121
周産期心筋症	106
収縮期右室圧の推定	32
収縮期雑音	8, 54, 94
収縮期順行波	5, 50, 91
収縮性心膜炎	7, 147
収縮早期過剰心音	8
出血性タンポナーデ	135
上室性期外収縮	95
上室性頻拍	95
徐脈	113
心Fabry病	4, 94
心アミロイドーシス	44
心エコーガイド	143
心外膜下脂肪	131
心機能	4
心胸郭比	10, 26, 35, 55
心筋	1
心筋壊死期	163
心筋炎	6, 119
心筋症	1, 100
心筋生検	103
心筋線維化期	163
心腔内圧	133
心腔内血栓	32, 38
心サルコイドーシス	73
心室間相互依存性	147, 152
心室細動	107
心室性期外収縮	76, 95, 164, 55
心室性不整脈	36
心室中隔部の菲薄化	74, 78
心室内伝導障害	55, 95
心室内ブロック	26
心室頻拍	36, 76, 95, 107, 113, 122
心室不整脈	76
心室壁肥厚	74
心室瘤	74, 78
浸出性収縮性心膜炎	153
心尖部の壁在血栓	165
心臓拡大	83
心臓原発性のリンパ腫	168
心臓再同期療法	57
心タンポナーデ	7, 133, 142
心伝導障害	122
心毒性	113
心内膜下心筋線維症	44
心嚢	128
心不全	56
心不全病態評価	80
心房細動	113, 148
心房収縮期逆行波	50
心房収縮期波	5, 17, 41, 50, 126, 151, 166
心膜	1
心膜液	142
心膜液穿刺排液法	142
心膜液貯留	6, 50, 79, 142
心膜液貯留量の推定	130
心膜炎	128
心膜機能	156
心膜腔内圧	139
心膜腔	128
心膜腔内圧	133
心膜欠損症	156
心膜疾患	6
心膜ノック音	148
心膜摩擦音	128
心膜癒着サイン	150

す

ステロイド治療	163
ストレイン	6
スペックルトラッキング法	6, 91
スポーツ心臓	3

せ

繊維化	89
線維性心膜	128

遷延性心筋炎	6
穿刺針	145
穿刺部位	143
全収縮期雑音	94
喘鳴	106

そ

僧帽弁逸脱	90
僧帽弁逆流の重症度評価	60
僧帽弁血流波形	91
僧帽弁収縮期前方運動	8, 19
僧帽弁輪運動速度	30, 154, 166
――の拡張期早期波	49
――の収縮期順行波	49
僧帽弁輪部組織ドプラ波形	70
組織ドプラ法	6

た

体静脈うっ血	54
大動脈解離	135
たこつぼ型心筋症	4
断続性ラ音	54

て

低圧タンポナーデ	133, 140
低血圧	46, 83
低電位	46, 134, 148
電気的交互脈	129, 134
典型的 Fabry 病	94

と

洞機能不全	95
洞性徐脈	95
洞性頻脈	88
ドキソルビシン	112
特定心筋疾患	25
特発性心筋症	4
ドブタミン負荷エコー	64
トラスツズマブ	112

な

内径短縮率	27, 49

に

二次性心筋症	2
乳酸	84
妊娠	106

の

脳性ナトリウム利尿ペプチド	87

は

ハーセプチン	112
肺うっ血	54, 55, 67, 107, 121
肺高血圧	84, 62
――の評価	62
肺静脈血流	5
肺静脈血流速波形	30, 70, 91
肺動脈楔入圧	138
肺動脈弁逆流速度波形	126
白血病	168
汎収縮期雑音	163
ハンドアジテーション	146

ひ

非乾酪性類上皮細胞肉芽腫	73
微小気泡	146
肥大型心筋症	1, 8, 19, 45, 71, 78, 96, 103
非対称性中隔肥大	12, 78
ビタミン B_1	82
ピッグテール・カテーテル	143, 145
非同期性	29
びまん性大細胞型 B 細胞性リンパ腫	168
びまん性壁運動低下	80
ビルビン酸	84
ピルビン酸ナトリウム	102
頻脈	113, 134

ふ

負荷心筋シンチグラフィ	57
不完全右脚ブロック	157
不顕性心筋炎	6
浮腫	46
不整脈	26, 113

不整脈原性右室心筋症	2, 35
振り子運動	136
プローブカバー	144
プロラクチン	106
分子標的薬	112

へ
ペースメーカー治療	20
壁運動評価	58
壁在血栓	33

ほ
房室内伝導障害	95
房室ブロック	46, 122, 168
放射線治療	44
母系家族	100
奔馬調律	25, 54, 75, 121

ま
末梢血管抵抗低下	82
慢性心筋炎	6, 119

み
ミトコンドリア DNA	100
ミトコンドリア心筋症	4, 100
ミトコンドリア心合併症	100

や
薬剤誘発性心筋症	112

よ
容量負荷	45

ら
ラ音	75

り
両側肺門リンパ節腫脹	73, 75

れ
レフラー心内膜炎	163

ろ
労作時息切れ	83

A
A	5, 17, 41, 50, 126, 151, 166
AR	50
arrhythmogenic right ventricular cardiomyopathy, ARVC	2, 35
asymmetric left ventricular hypertrophy	12
asymmetric septal hypertrophy, ASH	12, 78
ATTRm	44

B
Becker 型筋ジストロフィー	92
Beck の三徴	134
beriberi heart	82
bilateral hilar lymphadenopathy, BHL	75
binary appearance	98
BMD	92

C
cardiac amyloidosis	44
cardiac resynchronization therapy, CRT	57
cardiac sarcoidosis	73
cardiac tamponade	133
chamber stiffness	5
CHOP 療法にリツキマシブを加えた R-CHOP	171
collapse sign	131, 136
common terminology criteria for adverse events, CTCAE	114
constrictive pericarditis	147
CRT-D	57
CTCAE のグレード	114

D
D	5, 50
DcT	5, 17, 151
diastolic plateau	152
dilated cardiomyopathy, DCM	1, 25
dip and plateau	147, 152
dip and plateau pattern	47

double apical impulse	8
dP/dt	28
drug-induced cardiomyopathy	112
Duchenne 型筋ジストロフィー	87
dyssynchrony	80

E

E	5, 17, 41, 50, 126, 151, 166
E'	5, 41, 49, 154, 166
E/A	5, 17, 41, 126, 166
E/E'	5, 17, 41, 50
early diastolic septal dip	152
EDMD	92
effusive constrictive pericarditis	153
Emery-Dreifuss 型筋ジストロフィー	92
E 波減速時間	5, 17, 50, 151, 166

F

Fabry disease	94
Fabry 病	3, 94
fractional area change, FAC	40
fractional shortening, FS	49
fulminant myocarditis	119

G

granular sparkling pattern	48

H

heart failure with preserved ejection fraction, HFPEF	5, 69, 85
heart failure with reduced ejection fraction, HFREF	69
hypereosinophilic syndrome	163
hypertensive cardiomyopathy	66
hypertrophic cardiomyopathy, HCM	1, 8, 19
hypertrophic obstructive cardiomyopathy, HOCM	8, 11

I

implantable cardioverter defibrillator, ICD	19, 57
ischemic cardiomyopathy	54

K

Kearns-Sayre 症候群	101
Kussmaul 徴候	148

L

L	17
Löffler's endocarditis	163
left ventricular diastolic pressure, LDP	138
left ventricular ejection fraction, LVEF	4
left ventricular noncompaction	89
Leigh 脳症	101
leukemia	168
LGMD	92
light-chain associated, AL	44
low pressure tamponade	133

M

malignant lymphoma	168
Maron 分類	12
MELAS	101
MERRF	101
midventricular obstruction, MVO	15
mitochondrial cardiomyopathy	100
mitochondrial cardiac complication	100
modified Simpson 法	28
muscular dystrophy	87
myocarditis	119

P

pendulum motion	136
percutaneuos transluminal septal myocardial ablation, PTSMA	20
pericarditis	128
peripartum cardiomyopathy	106
poor R progression	46
post excitation wave	36
primary cardiomyopathy	2
pulmonary capilary wedge pressure, PCWP	138

Q

QRS 波の低電位	129
QRS 幅延長	36, 113

QS パターン	95
QTc 延長	113
Q 波	10, 88

R

R-CHOP	171
ragged-red/ragged-blue fibers	103
restrictive cardiomyopathy, RCM	1, 44
right ventricular myocardial performance index, RV MPI	41
R 波減高	107

S

S	5, 50, 91
S'	49
S/D	5
SAM	13
secondary cardiomyopathy	2
senile systemic amyloidosis, SSA	44
septal bounce	153
shuffle motion	92
sphericity index	27
spike & dome 波形	9
ST-T 異常	113, 122
ST-T 変化	26, 66, 95
ST 低下	10

swing motion	136
systolic anterior motion, SAM	8, 13, 19

T

tenting area	32, 59
tenting height	32, 59
tethering	59
trans-thyretine assoiciated, ATTR	44
tricuspid annular plane systolic excursion, TAPSE	40
T 波異常	107
T 波陰転化	36, 164

V

ventricular interdependence	147
Venturi 効果	13
Vit B$_1$	82
volumetric 法	61

その他

Ⅰ音	54
Ⅰ度房室ブロック	164
Ⅱ音	67, 156
Ⅲ音	8, 25, 54, 75, 94, 106, 121
Ⅲ音性ギャロップ	25
Ⅳ音	8, 25, 35, 54, 67, 94, 106
ε波	35, 36

《シリーズ》心エコーハンドブック

編集　竹中　克（日本大学板橋病院循環器内科／東京大学医学部附属病院検査部）
　　　戸出浩之（群馬県立心臓血管センター技術部）

- 基礎と撮り方
- 心臓弁膜症
- 先天性心疾患　〔編集協力〕瀧聞浄宏（長野県立こども病院循環器小児科）
- 冠動脈疾患
- 心筋・心膜疾患
- 心不全　〔編集協力〕石津智子（筑波大学医学医療系臨床検査医学）
- 血管エコーハンドブック　〔編集協力〕西上和宏（済生会熊本病院集中治療室）
- 別巻　心臓聴診エッセンシャルズ　〔著〕坂本二哉（日本心臓病学会創立者）

心エコーハンドブック
心筋・心膜疾患

2014年12月10日　第1版第1刷 ⓒ
2017年6月1日　第1版第2刷

編集	竹中　克　TAKENAKA, Katsu
	戸出浩之　TOIDE, Hiroyuki
発行者	宇山閑文
発行所	株式会社金芳堂
	〒606-8425 京都市左京区鹿ケ谷西寺ノ前町34番地
	振替　01030-1-15605
	電話　075-751-1111（代）
	http://www.kinpodo-pub.co.jp/
印刷	株式会社サンエムカラー
製本	有限会社清水製本所

落丁・乱丁本は直接小社へお送りください．お取替え致します．

Printed in Japan
ISBN978-4-7653-1622-4

JCOPY ＜(社)出版者著作権管理機構　委託出版物＞

本書の無断複写は著作権法上での例外を除き禁じられています．複写される場合は，そのつど事前に，(社)出版者著作権管理機構（電話 03-3513-6969, FAX 03-3513-6979, e-mail: info@jcopy.or.jp）の許諾を得てください．

●本書のコピー，スキャン，デジタル化等の無断複製は著作権法上での例外を除き禁じられています．本書を代行業者等の第三者に依頼してスキャンやデジタル化することは，たとえ個人や家庭内の利用でも著作権法違反です．